Urin – Eine Entdeckungsreise durch Niere, Blase und Co

Ilona Kühlmann

# Urin – Eine Entdeckungsreise durch Niere, Blase und Co

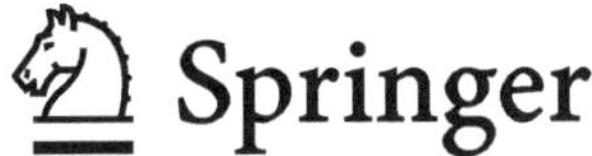

Ilona Kühlmann
Creglingen, Baden-Württemberg
Deutschland

ISBN 978-3-662-59686-9 ISBN 978-3-662-59687-6 (eBook)
https://doi.org/10.1007/978-3-662-59687-6

Die Deutsche Nationalbibliothek verzeichnet diese Publikation in der Deutschen Nationalbibliografie; detaillierte bibliografische Daten sind im Internet über http://dnb.d-nb.de abrufbar.



Fotonachweis Umschlag: © istock/newannyart
Umschlaggestaltung: deblik Berlin
Illustrationen: Dr. Ilona Kühlmann, Creglingen

Springer ist ein Imprint der eingetragenen Gesellschaft Springer-Verlag GmbH, DE und ist ein Teil von Springer Nature.
Die Anschrift der Gesellschaft ist: Heidelberger Platz 3, 14197 Berlin, Germany

*Für unsere Eltern, die das Wagnis eingegangen sind, eine Familie zu gründen und Kinder großzuziehen, nachdem sie gerade einen Krieg überlebt hatten. Und für unsere Lehrer, die, ebenfalls vom Krieg traumatisiert (und auch körperlich versehrt), es trotzdem schafften, ihre Begeisterung für die Welt der Geistes- und Naturwissenschaften (und auch für das damals noch etwas holprige Terrain der Fremdsprachen) an uns weiterzugeben. Sie konnten Hochdeutsch, obwohl sie Schwaben waren. Ich bedauere sehr, dass die meisten von ihnen dies nicht mehr lesen können.*

# Vorwort

Offenbar besteht in breiten Kreisen ein beträchtliches Interesse an den elementaren körperlichen Funktionen und das ganz zu recht – stellen sie doch die Basis unserer Gesundheit dar. Grundkenntnisse über die wichtigsten anatomischen und physiologischen Zusammenhänge können uns vor unsinnigen Verhaltensweisen schützen oder einfach der Befriedigung der Neugier dienen. Für viele Zeitgenossen stellt die Urinentstehung ein Mysterium dar. Jeder weiß, dass er Nieren hat. Und eine Blase, die drücken kann. Und auch Harnröhren und Harnleiter. Aber da fängt es schon an mit der Verwirrung: wie hängt das alles zusammen und was gehört wohin? Über das gesamte räumliche und funktionelle Zusammenspiel der Mitwirkenden bei der Harnbildung und -Entsorgung sind meist nur sehr nebulöse Vorstellungen vorhanden. Wo wird unser Urin gebildet und welche Wege nimmt er bis er unseren Körper wieder verlässt?

Mit diesem Buch möchte ich etwas Licht ins Dunkel unseres Harntrakts (wie er fachmännisch so schön heißt) bringen. Der vorliegende Text ist keine Lehrbuchlektüre. Trotzdem lassen sich einige wissenschaftliche Wortmonster nicht vermeiden, da nicht für alle Fachbegriffe ein geeignetes deutsches Wort zur Verfügung steht oder gebräuchlich ist. Lassen Sie sich nicht abschrecken, alles ist im Grunde ganz easy und wird verständlich erklärt. Textabschnitte, die dem Einen oder Anderen zu sehr ins Detail gehen, dürfen ungestraft übersprungen werden. Die Kapitel können im Übrigen je nach Lust und Laune in nahezu beliebiger Reihenfolge gelesen werden.

Ich wünsche Ihnen ein angenehmes Lesevergnügen!

Ilona Kühlmann

# Inhaltsverzeichnis

# 1
# Bauplan des Harntrakts: Ein erster Überblick

*Wenn du etwas verstehen willst, beobachte seinen Anfang und seine Entwicklung*
Aristoteles

## 1.1 Einleitung

Wo kommt er her, wo geht er hin, der Urin, welche Wege nimmt er und wie geht „Wasserlassen", darüber aufzuklären, ist das primäre Ziel des vorliegenden Buches. In acht Kapiteln wird die geheimnisvolle Welt der Urologie und der Nephrologie erhellt. Unter anderem erhält der Leser Antworten auf die folgenden spannenden Fragen:

- Auf welchen Wegen fließt das Wasser durch unseren Körper?
- Wie viel von dem, was oben reingeht, kommt unten wieder raus?
- Wann hat man die Blase voll?
- Wie tickt die Niere – hat sie einen Tagesrhythmus mit Ruhephasen?
- Was hat sie mit dem Blutdruck am Hut?
- Gibt es einen Zusammenhang zwischen Nierenfunktion und Knochenstabilität?
- Wer in uns steuert die Abläufe?


I. Kühlmann, *Urin – Eine Entdeckungsreise durch Niere, Blase und Co*,
https://doi.org/10.1007/978-3-662-59687-6_1

- Was läuft ab, wenn wir uns vor Lachen in die Hose machen?
- Welche Werte stecken im Urin?
- Was hat der Spruch „Geld stinkt nicht" in diesem Buch zu suchen?
- Kann Urin als Allheilmittel dienen?
- War die mittelalterliche Harnschau ein reiner Hokuspokus?
- Welche Betriebsstörungen treten im Harntrakt auf, wie werden sie entdeckt und wie behoben?
- Welches deutsche Erzeugnis machte die künstliche Blutwäsche möglich?
- Wie haben Düsenjets zur Steinbehandlung beigetragen?
- Was ist ein Steckenbrunzer?

Außerdem gibt es einiges über gute Umgangsformen mit den wichtigsten Modulen der Pinkelausrüstung und über umweltfreundliche Alternativen zur Pipientsorgung zu erfahren.

Für viele Zeitgenossen stellt die Urin-Entstehung ein ziemliches Mysterium dar. Jeder weiß, dass er Nieren hat. Und eine Blase, die drücken kann. Und auch Harnröhren und Harnleiter. Aber da fängt es schon mit der Verwirrung an: wie hängt das alles zusammen und was gehört wohin? Über das gesamte räumliche und funktionelle Zusammenspiel der Mitwirkenden bei der Harnbildung und -Entsorgung sind meist nur sehr nebulöse Vorstellungen vorhanden.

Es gab viel zu lachen und zu staunen, als ich in meinem Bekanntenkreis eine kleine Umfrage zu diesem Thema startete. Einige Wagemutige waren sogar nach einer anfänglichen Schrecksekunde bereit, eine Skizze anzufertigen. Hierbei offenbarte sich, dass eine abstruse Vorstellung von direkten Verbindungskanälen zwischen Darm und Niere weit verbreitet ist. Überschüssiges Wasser aus der Nahrung wird demnach über eine Art Main-Donau-Kanal direkt in den Harntrakt eingeleitet (Abb. 1.1).

Andere stellen sich die Sache noch wesentlich einfacher vor, etwa so wie es bei gewissen Babypuppen abläuft, bei denen die Flüssigkeit, die man oben mit einem Fläschchen einfüllt im direkten Durchlauf unten wieder rauskommt (Abb. 1.2).

Beide Vorstellungen sind gleichermaßen falsch. Welcher Bauplan liegt nun aber unserer Entsorgungseinrichtung zugrunde? Begeben wir uns für einen ersten Rundum-Blick zu den Orten des Geschehens.

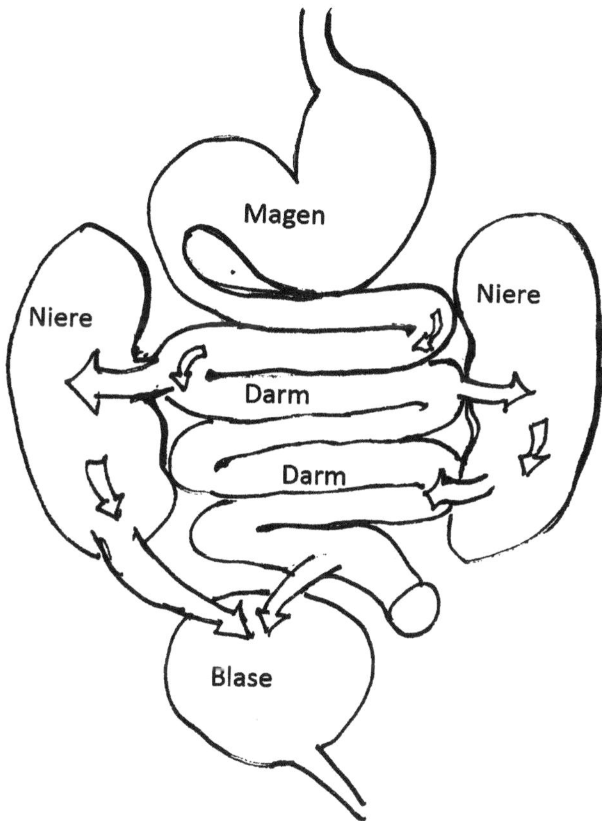


**Abb. 1.1** Gängige aber falsche Vorstellung über die Pipientstehung. (mit freundlicher Genehmigung von H. Ettenhuber)

Folgen Sie mir jetzt einfach in das geheimnisvolle Labyrinth des Harntrakts. Lassen Sie uns ganz entspannt einmal das gesamte Terrain von der Quelle bis zur Mündung auskundschaften. Sie müssen bei dieser ersten Erkundungstour noch nicht alles verstehen.

Soviel noch vorweg: Der vorliegende Text ist keine Lehrbuchlektüre. Der Stoff ist jedoch recht komplex und erfordert den einen oder anderen wissenschaftlichen Tiefgang. Lassen Sie sich nicht abschrecken! Alles ist im Grunde ganz easy und wird (hoffentlich) verständlich erklärt. Textabschnitte, die Ihnen zu sehr ins Detail gehen, dürfen auch ungestraft übersprungen werden.

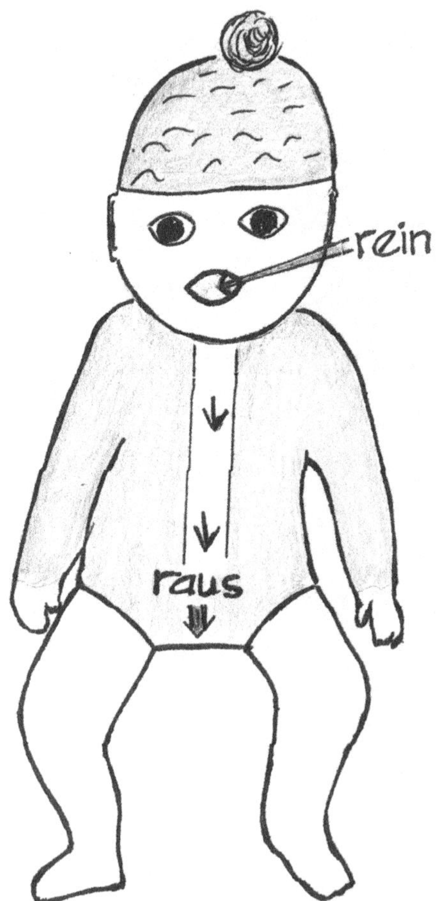


**Abb. 1.2** Der direkte Weg …

## 1.2 Von der Quelle zur Mündung: die Wege des Urins

Der Filmtitel „Aus der Mitte entspringt ein Fluss“ soll uns als Orientierungshilfe beim Aufsuchen der Urinquelle dienen. Urin wird in einem hochkomplizierten Mechanismus von den Nieren fabriziert – quasi in der Mitte unseres Körpers.

### 1.2.1 Sitz und Grobstruktur der Nieren

Die Niere ist ein paariges Organ, wir haben bekanntlich zwei davon (Abb. 1.3). Fast jeder von uns legt die Hände an die richtigen Stellen hinten am Rücken, wenn er seine Nieren lokalisieren soll. Ein wohliges Gefühl breitet sich unter den warmen Händen aus. Wärme scheint den Nieren gut zu tun. Liegen sie ja hinter der Bauchhöhle – retroperitoneal ist der Fachbegriff – relativ dicht unter der Körperoberfläche. Die Vor-

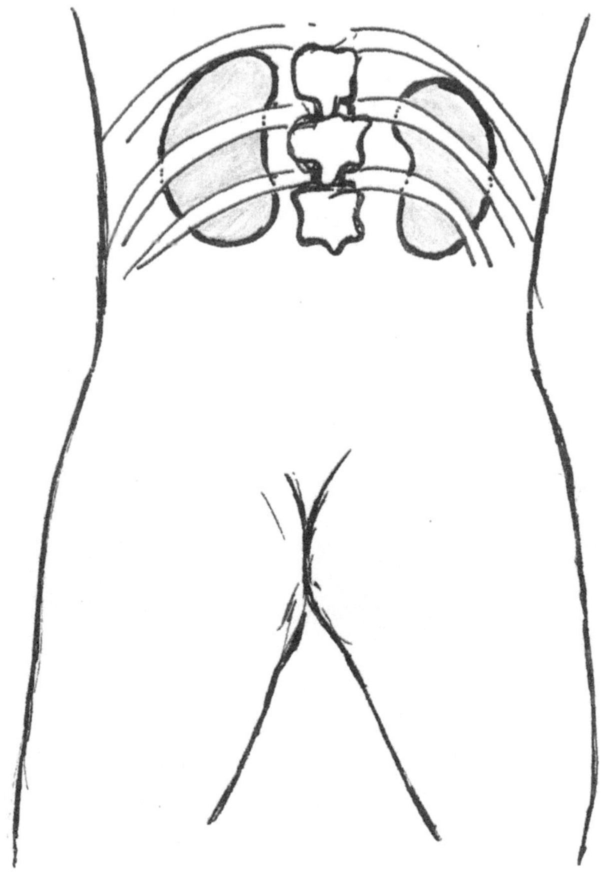

**Abb. 1.3** Der Sitz der Nieren (von hinten gesehen)

stellung, dass man sich die Nieren leicht unterkühlen kann, ist indes nicht ganz zutreffend, sie sind in eine wärmende Fettschicht eingepackt. Was wir viel eher spüren, sind die Rückenmuskeln, die sich durch Kälte unangenehm verspannen. Auf jeden Fall sollte diese Region in kälteren Jahreszeiten nicht unbedeckt bleiben – auch wenn es noch so sexy wirken mag. Tattoos mit der lästerlichen Bezeichnung „Arschgeweih" sind ohnehin nicht mehr in.

Die Form der Nieren hat sich sprachlich niedergeschlagen – sie sind eben nierenförmig. Wie zwei rote Riesen-Bohnen, jeweils ca. 120 – 300 Gramm schwer, ungefähr 12 Zentimeter lang, 6 Zentimeter breit und 4 Zentimeter dick, liegen sie unter dem Zwerchfell rechts und links der Wirbelsäule, mit ihrer inneren Krümmung einander etwas schräg zugewandt. Für das, was die Nieren ununterbrochen leisten, ist ihre Größe erstaunlich gering. Es handelt sich offensichtlich um Super-Luxus-Bauteile. Die Leber wiegt beispielsweise zehnmal so viel wie eine Niere! Es sollen hier aber keine Leistungen gegeneinander aufgerechnet werden.

Die rechte Niere liegt unterhalb der Leber, etwas tiefer als die linke. Die linke Niere ist unterhalb der Milz und hinter der Bauchspeicheldrüse eingebaut. Wie eine Kappe sitzt auf jeder Niere ein weiteres Organ, die Nebenniere. Weil es sich dabei um völlig eigenständige Funktionseinheiten handelt, deren Aufgabe die Produktion der Stresshormone ist, lassen wir sie außen vor.

Der eine oder andere hat vielleicht schon Nieren von Tieren beim Metzger betrachtet oder sie sogar als Mahlzeit zubereitet und verspeist. Die Struktur der Schweineniere ist der des Menschen sehr ähnlich (Abb. 1.4).

Auffällig sind unterschiedlich gefärbte Schichten. Die äußere Nierenrinde ist etwas heller als das innere Nierenmark. Eine schmerzempfindliche Bindegewebskapsel hält das Organ zusammen und das Ganze wird von der bereits erwähnten Fettschicht umhüllt (Abb. 1.5).

Ein kleines Problem gibt es noch: die Nieren sind nicht sehr gut an ihrem Platz verankert. Wenn wir uns aus sitzender Position erheben, rutschen sie ein wenig nach unten. Bei jedem Atemzug folgen sie der Bewegung des Zwerchfells – nach unten beim Einatmen und wieder nach oben zurück beim Ausatmen. Weil die Nieren also, anders als die Organe im Inneren des Bauchraums, relativ locker sitzen, sollten wir sie

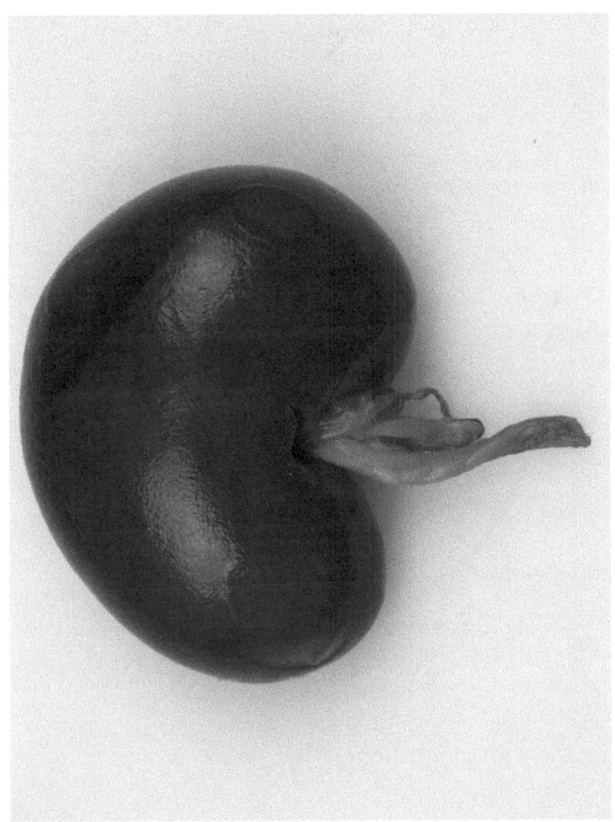

**Abb. 1.4** Schweineniere

keinen starken Erschütterungen aussetzen (www.medizinfo.de). Wenn sie zu sehr absacken, kann u. U. der Urin nicht mehr richtig abfließen. Durch den entstehenden Rückstau kann die Niere schweren Schaden erleiden. Deshalb ist es unbedingt empfehlenswert, beim Motorradfahren einen stützenden Nierengurt zu tragen.

**Alles klar?**

- Die Nieren sind Hochleistungsorgane mit etwa einem Fünftel des Gewichts der Leber (beide zusammen).

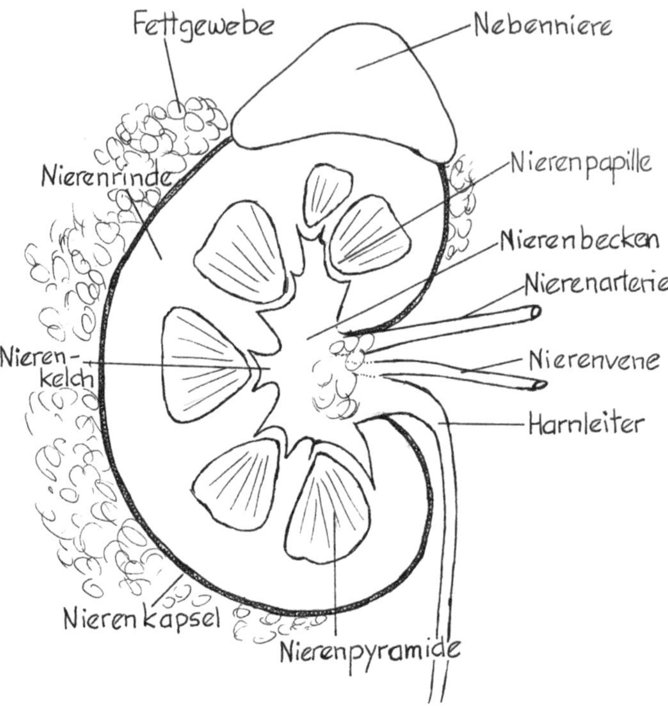


**Abb. 1.5** Die Niere im Längsschnitt

- In der Niere lässt sich eine hellere Rindenschicht von einer dunkleren Markschicht unterscheiden.
- Es empfiehlt sich, beim Motorradfahren einen stützenden Nierengurt zu tragen

## 1.2.2 Die Anschlüsse der Nieren

Auf der inneren Seite, zur Körpermitte hin, sind die Nieren stark eingebuchtet. Diese Stelle wird Nierenpforte oder Nierenhilum genannt. An jeder Niere sind hier drei Schläuche angebracht: Über die Nierenarterie fließt Blut in die Niere hinein, über die Nierenvene fließt es wieder heraus; über die Harnleiter oder Ureter wird der Urin zur nächsten Station weitertransportiert. An der Nierenpforte treten außerdem Nervenleitungen in die Nieren ein und aus, ähnlich einem USB-Anschluss beim Computer (Abb. 1.6).

Ein wenig schlauer sind wir nun schon, aber so richtig klar geworden sind die Zusammenhänge noch lange nicht. Betrachten wir den Ablauf der Urinbildung einfach mal ganz von Anfang an.

> Die Einbuchtung der Nieren heißt Nierenhilum und dort sind wichtige Anschlüsse angebracht: je eine Nierenarterie, eine Nierenvene, ein Harnleiter und Nervenbahnen.

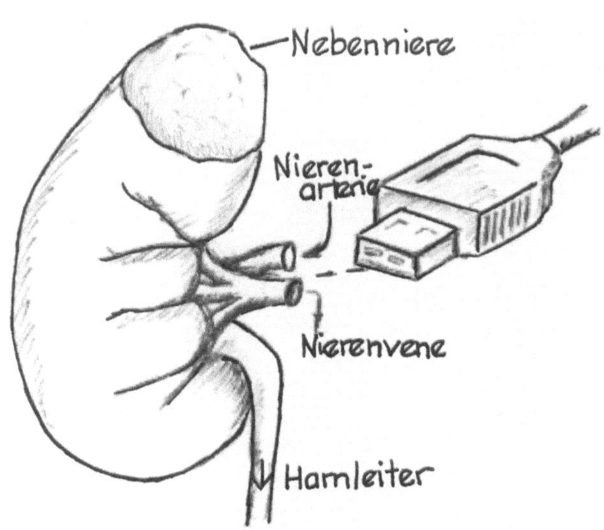


**Abb. 1.6** Niere mit Anschlüssen. (mit freundlicher Genehmigung von H. Ettenhuber)

### 1.2.3 Die Einbindung in den Blutkreislauf

Alle lebenden Körperzellen sind direkt oder indirekt an den Blutkreislauf angeschlossen. Unser Blut ist das universelle Transportmedium für Nähr- und Abfallstoffe, für Sauerstoff und Kohlendioxid, für Abwehrstoffe und Hormone, für Salze, Säuren, Basen und Mineralstoffe und auch für Medikamente. Aus allerhand unterschiedlichen Stoffwechselvorgängen zur Energiegewinnung und für den Strukturerhalt der Organe bleiben am Ende Abbauprodukte übrig, die zunächst im Blut umherschwimmen. Unsere stoffwechseltechnisch hoch begabten Leberzellen wandeln diese zwar in ungiftige, wasserlösliche und möglichst kleine Bausteine um, trotzdem fällt ein Sammelsurium an Substanzen an, die entsorgt werden müssen. Hier hat die Niere ihren Auftritt!

Stoffwechsel-Abfallprodukte und Gifte zirkulieren im Kreislauf nur für kurze Zeit, so lange, bis sie in der Niere ankommen. Dort werden sie aus dem Blut herausgefischt. Wie das im Detail abläuft und wie die Niere ihren vielfältigen Aufgaben als Ausscheidungsorgan, Wasserwächter und Zentralinstanz für den Ionen- und Mineralstoffgehalt sowie den pH-Wert des Blutes, als Hormon- und Vitaminproduzent und als Blutdruckregulator im Einzelnen nachkommt, werden Sie in Kap. 2 erfahren.

Frisch gereinigt und mit optimierter Rezeptur verlässt das Blut die Nieren über die oben erwähnten Nierenvenen und fließt über die untere Hohlvene zum Herzen zurück (Abb. 1.7).

### 1.2.4 Die Niere ist nicht das einzige Ausscheidungsorgan

Vom Herzen wird das Blut im kleinen Blutkreislauf zur Lunge gepumpt. Dort wird es mit Sauerstoff beladen und von Kohlendioxid (auf chemisch $CO_2$) befreit. Bei der „Verbrennung“ von einfachen Zuckermolekülen durch unsere Zellen bleibt nämlich am Ende – neben Wasser – nur Kohlendioxid übrig. Die Lunge ist also der Ort, an dem das mengenmäßig wichtigste Stoffwechselendprodukt durch einfache

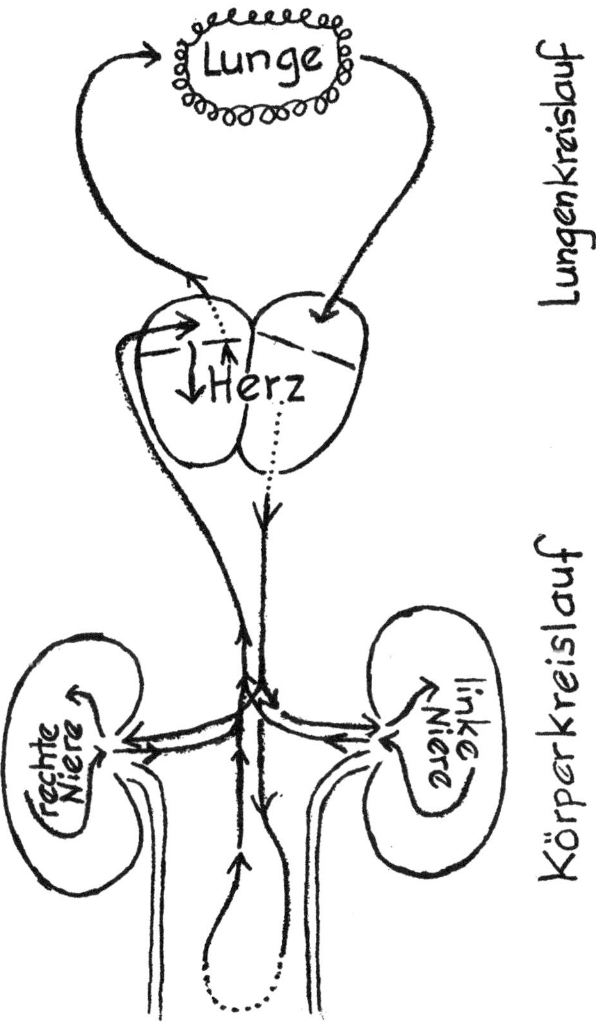


**Abb. 1.7** Einbindung der Nieren in den Blutkreislauf

Diffusion aus unserem Körper entweicht. Noch ein Organ mit Ausscheidungsfunktion!

Zuckermoleküle stellen also kein großes Problem für die Beseitigung von verbliebenen Resten nach ihrer Verwertung dar. Das gilt nicht für die anderen Energieträger aus unserer Nahrung. Paradebeispiel sind stickstoffhaltige Moleküle aus dem Eiweißstoffwechsel. Für deren Entsorgung sind allein die Nieren zuständig.

### 1.2.5 Der Primärharn

In der Niere wird zunächst sozusagen das Kind mit dem Bade ausgeschüttet (Mayer 2011). Aus der Quelle – sie sitzt im äußeren Bereich der Nierenrinde – sprudeln enorme Mengen an Flüssigkeit hervor, nämlich **150 bis 180 Liter pro Tag.** Diese Flüssigkeit trägt die Bezeichnung **Primärharn.**

Der Primärharn entstammt dem Blut. Die beiden Nierenarterien sind unmittelbar an die große Bauchschlagader, die Aorta, angeschlossen. 300 Mal am Tag – einmal pro fünf Minuten – fließt das gesamte Blut unseres Körpers durch die Nieren hindurch. Das sind rein rechnerisch über den Tag verteilt 1500 Liter. Daraus wird in der Filteranlage der Nierenrinde der Primärharn abgepresst.

Der Nierenfilter funktioniert nach dem Prinzip eines sogenannten Ultrafilters. Ultrafiltration ist eine Technologie mit zahlreichen Anwendungsbereichen. Sie wird bei der Trinkwasseraufbereitung und bei der Herstellung von Medikamenten eingesetzt. Mittels Druckunterschied wird eine Flüssigkeit durch einen Filter gepresst. Durch die Porengröße der verwendeten Filter ist festgelegt, welche Moleküle die Filtermembran passieren können. Der Primärharn ist ein direktes Ultrafiltrat aus dem Blut. Die Poren der Filtermembran einer gesunden Niere halten Blutkörperchen und Eiweißstoffe im Blut zurück. Alle kleinen Moleküle gehen in den Primärharn über.

**Alles klar?**

- 1500 Liter Blut durchströmen unsere Nieren täglich.
- Daraus werden 150 bis 180 Liter Primärharn abgefiltert. Das ist eine Badewanne voll!
- Der Primärharn ist ein direktes Ultrafiltrat aus dem Blutplasma

### 1.2.6 Die Aufbereitung des Urins

Direkt im Anschluss an die Filteranlage, noch im Bereich der Nierenrinde, befindet sich sinnvollerweise eine Rückpumpstation, die 99 % der Flüssigkeit durch einen Mechanismus, den man in der Technik Gegenstromprinzip nennt, wieder ins Blut zurückbefördert. Andernfalls wären wir ganztägig mit Trinken und Wasserlassen beschäftigt. Fleißige Zellspezialisten der Nierenrinde sortieren dabei zudem die für den Körper noch verwertbaren Stoffe aus dem Abwässerchen heraus, sie werden ebenfalls in den Blutkreislauf zurückverfrachtet. Man nennt diesen Vorgang „Rückresorption". Abfall- und Giftstoffe bleiben draußen im Abflusskanal. Das verbliebene Bächlein rinnt weiter über Sammelröhrchen durch das **Nierenmark** und landet als fertiger Urin im **Nierenbecken.**(Silbernagel et al. 2018).

### 1.2.7 Der Weg nach draußen

An das Nierenbecken jeder Niere sind die **Harnleiter** angeschlossen. Das sind zwei 25 bis 30 Zentimeter lange muskulöse Schläuche, die an der Bauchhöhlen-Rückwand entlang nach unten ziehen. Egal, ob wir stehen, liegen, oder einen Handstand machen, uns auf Meereshöhe, im Hochgebirge oder sogar in der Schwerelosigkeit des Weltraums befinden, befördern diese Harnleiter den Urin zur Sammelstation, der **Harnblase,** mit der uns die Natur sinnvollerweise ausgestattet hat. Die Blase ist ziemlich weit weg von den Nieren. Sie sitzt ganz unten im kleinen Becken, unterhalb des Bauchraums und über dem Beckenboden, beim Mann direkt über der Prostata Abb. 1.8. Die Harnblase ist ein äußerst dehnbares Hohlorgan. Ihr maximales Fassungsvermögen liegt bei einem bis anderthalb Litern. Wenn sie derart bis zum Platzen gefüllt ist, reicht sie im Extremfall bis zum Bauchnabel hoch. Dann will sie allerdings sehr notwendig entleert werden. Normalerweise drängt es uns bereits bei einer Füllmenge von ca. 300 Milliliter zur Toilette (www.netdoktor.de).

**Alles klar?**

- Die Harnblase ist ein enorm dehnbares Hohlorgan.
- Bei einem Füllstand von etwa 300 Milliliter verspürt der Mensch gewöhnlich Harndrang.
- Im Extremfall kann eine menschliche Harnblase bis zu anderthalb Liter Urin speichern.

Der Vorgang der Blasenentleerung ist ein komplexes, aber wunderbarerweise meistens optimal funktionierendes Zusammenspiel von willkürlichen und unwillkürlichen Mechanismen. Muskeln der Blasenwand kontrahieren sich und Schließmuskeln werden entspannt. Die Umschreibungen „Wasser lassen" oder, noch besser, „Wasser lösen" geben diesen Vorgang auf fast sinnliche Weise wieder.

Das bei Frau und Mann sehr unterschiedlich lange Abflussröhrchen zwischen Blase und Außenwelt heißt Harnröhre. Bei der Frau ist sie 3 – 5 Zentimeter lang und kerzengerade. Beim Mann weist sie eine stolze Länge von 20 – 25 Zentimeter auf, verläuft durch den Penis, besitzt zwei typische Krümmungen und fungiert ab der Prostata als kombinierte Harn- und Samenleiter.

---

» **Die Harnröhre eines Mannes ist bis zu achtmal so lang wie die einer Frau. Kein so kleiner Unterschied!**

---

### 1.2.8 Das Urogenitalsystem

Wir haben mittlerweile bereits einen ersten Hinweis bekommen, weshalb Harnorgane und Geschlechtsorgane in einem gemeinsamen Begriff – Urogenitaltrakt bzw. Urogenitalsystem -zusammengefasst werden. Es gibt funktionelle Beziehungen und durch die enge räumliche Nähe können auch Erkrankungen leicht von dem einen Teilbereich auf den anderen übergreifen. So geht der Mann zum Urologen (wenn auch meistens ungern), ob er nun Beschwerden beim Wasserlassen oder beim Sex hat. Die Urologie ist also der medizinische Fachbereich für die

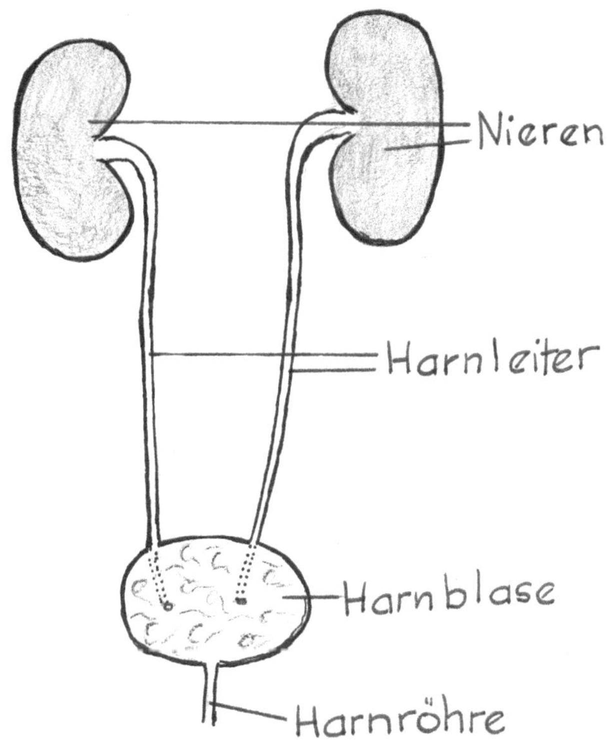


**Abb. 1.8** Der Bauplan des Harntrakts

harnbildenden und harnableitenden Organe bei beiden Geschlechtern und zusätzlich für Krankheiten der Geschlechtsorgane beim Mann. Für die weiblichen Geschlechtsorgane ist ein eigener Fachbereich, die Gynäkologie, zuständig. Geschlechtertrennung in der Medizin – sinnreich wegen der großen Folgeerscheinungen des kleinen Unterschieds.

## 1.3 Einblick in die fabelhafte Welt der Embryonalentwicklung

Lassen Sie uns einen kleinen Abstecher in das wundersame Terrain der Embryonalentwicklung machen. Ein Teil der geheimnisvoll anmutenden Zusammenhänge zwischen beiden Organsystemen liegt hier verborgen: Ihre frühe Entwicklung ist eng verflochten. Wir lernen an dieser Stelle, dass der Mensch als Embryo eine Kloake besitzt. In der Biologie ist das kein anrüchiger Abwassertümpel, sondern ein gemeinsamer Körperausgang der Verdauungs-, Exkretions- und Geschlechtsorgane. Viele Tiere wie Amphibien, Reptilien und Vögel sind damit lebenslang ausgestattet. Wie es der Filmtitel „Das Ei ist eine geschissene Gottesgabe" deutlich macht: Das Frühstücksei stammt aus der Kloake des Huhns! Bei höheren Säugetieren ist diese Kloake zum Glück (nicht wahr?) nur eine vorübergehende Erscheinung in der frühen Embryonalentwicklung.

Hier haben wir es mit einem eindrücklichen Beispiel der „Biogenetischen Grundregel", die Ernst Haeckel bereits 1866 formuliert hat (und die immer noch gilt) zu tun. (Olsson et al. 2017). Als Embryo entwickeln wir uns im Zeitraffertempo vom Fisch über einen Lurch und eine Echse zum Säugetier. Vorübergehend haben wir sogar Kiemen! Sonderbarerweise scheint sich also das, was die Natur in Jahrmillionen hervorgebracht hat, in der Embryonalentwicklung wiederholen zu müssen. Nicht vollständig, aber doch in vielen Facetten. Vielleicht sind Ihnen bei der Betrachtung von Abbildungen menschlicher Embryonen auch schon Ähnlichkeiten mit fischartigen Lebensformen aufgefallen.

Menschen sind der Wirbeltierklasse der Amnioten, auch Nabeltiere genannt, zugehörig. Damit sie sich unabhängig vom ursprünglichen Lebensraum Wasser fortpflanzen können, haben Landtiere mit dem Fruchtwasser eine Art Privatteich angelegt. Das vorgeburtliche Leben findet somit auch bei ihnen im Wassertümpel statt. Erst nach und nach findet die Umformung zu einem Landlebewesen statt. In diesem Zuge ist auch eine Anpassung der Ausscheidungsorgane nötig.

Beim Menschen geht es entwicklungstechnisch folgendermaßen weiter:

Die embryonale Kloake spaltet sich in einen vorderen **Urogenital-** und einen hinteren **Anorektalkanal** auf. Der Urogenitalkanal ist ein Bauwerk mit drei Etagen. Bei beiden Geschlechtern entstehen daraus die ableitenden Harnwege. Aus der oberen Etage wird die Blase. Die mittlere Etage wird beim weiblichen Organismus zur Harnröhre. Im Falle männlicher Ausprägung entsteht hieraus nur der obere Abschnitt derselben, der bis zum Durchtritt durch die Beckenbodenmuskulatur reicht. Aus diesem Harnröhrenabschnitt bildet sich dann ab der dritten Woche der embryonalen Entwicklung die Prostata heraus. Die Harn-Samenröhre entwickelt sich aus der untersten Etage. Bei der Frau wird diese zum Scheidenvorhof umgeformt.

### 1.3.1 Vorniere – Urniere – Nachniere

Auf dem Weg zum Landlebewesen entstehen in der Embryonalentwicklung nacheinander drei Generationen von Nieren. (Cunha und Baskin 2018; Mayer 2011). Gestartet wird dieses Bauprojekt in der vierten Woche. Zuerst entwickeln sich aus dem vordersten Teil der Nierenanlagen sogenannte **Vornieren.** Sie werden bald wieder zurückgebildet und von den **Urnieren** abgelöst. Diese haben schon eine sekretorische Funktion und sind über Kanälchen an den paarigen Urnierengang angeschlossen, der sich parallel entwickelt hat und der in der weiteren Abfolge der Ereignisse eine überraschend neue Rolle übernehmen wird. Bei Fischen und Amphibien bleiben die Nieren auf dieser Entwicklungsstufe stehen. Bei uns „Nabeltieren" geht die Entwicklung weiter.

Der hinterste Abschnitt der Nierenanlage, die **Nachniere** (sie heißt so wegen der räumlichen Herkunft und der zeitlichen Abfolge der Entwicklung), wird schließlich zur endgültigen Niere umgebaut. Streng genommen entsteht die Nachniere aus zwei getrennten Unter-Anlagen, aus denen die Nierenschichten mit ihren funktionellen Teilbereichen und weitere harnableitende Strukturen hervorgehen. Einer dieser Teile nennt sich „Ureterknospe", weil daraus unter anderem die bleibenden (sekundären) Harnleiter herauswachsen. Teile des nunmehr überholten Modells der Urniere vereinigen sich mit der Anlage für die Geschlechtsdrüsen.

Die Nieren werden im Beckenbereich angelegt (übrigens werden Transplantate auch hierhin verpflanzt) und wandern dann – halb gezogen durch das fetale Längenwachstum und halb geschoben durch die lang und länger werdenden Harnleiter – in ihre Endposition im Lendenbereich.

**Alles klar?**

- Als Embryo entwickeln wir uns von einem Wasser- zu einem Landlebewesen.
- Im Frühstadium sind wir mit einer Kloake ausgestattet.
- Die Ausscheidungsorgane werden stufenweise an die spätere Lebensform angepasst.

### 1.3.2 Die embryonale Pubertät

Parallel zur Nierenentwicklung läuft auch in den anderen urogenitalen Strukturen ein vermeintliches Wirrwarr an Aus- und Umbauten ab, bis sich am Ende alles zu funktionstüchtigen Körperteilen in ihrer menschlichen Endausfertigung zusammenfügt.

Ein System von Verbindungskanälchen bildet sich schon zusammen mit den Vornieren aus. Bald entsteht ein Urnierengang, in den die Kanälchen einmünden und der das Anschlussstück an die Kloake darstellt. Das ist der berühmte **„Wolffsche Gang“** aus dem sich Samenleiter, Samenbläschen und ein paar weitere Strukturen entwickeln können. Vollständigkeitshalber entsteht neben diesem Wolffschen Gang noch ein weiterer paariger Gang, der ebenfalls in den Urogenitalkanal mündet und der **„Müllerscher Gang“** heißt. (Die Bezeichnung entspricht jeweils den Namen der Entdecker). Aus dem Müllerschen Gang können sich Eileiter, Gebärmutter und oberer Vaginalbereich entwickeln. Beide Gänge gehören zu den embryonale Anlagen der Geschlechtsorgane, die zunächst bei beiden Geschlechtern vorhanden sind.

In der Nachbarschaft zur Urniere entsteht eine ebenfalls anfänglich indifferente Anlage der Keimdrüsen, die ab der siebten Woche anfängt, sich in Richtung Eierstöcke oder Hoden zu differenzieren. Ist ein Y-Chromosom vorhanden, entwickeln sich Hoden, ohne Y-Chromosom entstehen aus der Anlage Eierstöcke. Die Hodenbildung wird durch ein Gen gesteuert, das auf dem Y-Chromosom sitzt und SRY (sex-determining region of Y-Gen) heißt.

Ohne die Einwirkung eines Y-Chromosoms, sozusagen autonom, entwickelt sich die Keimdrüse zum Eierstock. Demnach wäre das primäre Geschlecht also weiblich. Durch Östrogene beeinflusst entwickeln sich dann aus dem Müller-Gang Eileiter, Gebärmutter und Vagina und der Wolffsche Urnierengang verschwindet. Haben sich hingegen Hoden entwickelt, starten die männlichen Feten mit der Testosteronproduktion und der Müller-Gang bildet sich zurück.

Die primären Geschlechtsmerkmale werden also in einer Art fetaler „Pubertätsphase“ ausgebildet, während sich in der eigentlichen Pubertät am Ende der Kindheit die sekundären Geschlechtsmerkmale entwickeln und die Keimdrüsen ihre Funktion aufnehmen.

---

» Männliche Feten produzieren bereits eine ansehnliche Menge an Testosteron!

---

**Alles klar?**

- Bei beiden Geschlechtern sind Anlagen sowohl für weibliche als auch für männliche Geschlechtsorgane vorhanden.
- Ein Gen auf dem Y-Chromosom gibt den Anstoß zur Entwicklung von Hoden.
- Männliche Feten produzieren bereits Testosteron.
- Eierstöcke entwickeln sich autonom.
- Daraus lässt sich ableiten: Das primäre Geschlecht ist weiblich.

Insgesamt eine ziemlich verwickelte Geschichte. Wir ändern unseren Bauplan zwar nicht so drastisch wie dies bei der Umwandlung von Raupen in Schmetterlinge passiert. Dennoch wird einiges auf- und wieder abgebaut und ein paarmal neu zusammengewürfelt. Es ist einfach genial, wie sich alles zu den funktionstüchtigen Körperteilen zusammenfügt, die uns später lebenslang zur Verfügung stehen. Die Frage eines Kindes, warum die Katze genau dort Löcher im Fell habe, wo die Augen sitzen, hat durchaus ihre Berechtigung. Entwicklungsphysiologie ist magisch! – und manchmal auch sonderbar. Nicht immer läuft alles nach Schema F ab. Jede Entwicklung ist einzigartig.

Wie der Urin entsteht, wo er herkommt und wie er aus dem Körper geleitet wird, ist uns nun in groben Zügen bekannt. Und wohin geht er dann? Na ja, meistens in die Kanalisation. Ob das sinnvoll ist, sei dahingestellt.

## Literatur

Cunha GR, Baskin L (2018) Development of human male and female urogenital tracts. Differ 103:1–4

Mayer G (2011) Die Evolution der Nierenfunktion. J Hyperton – Austrian J Hypertens 15:9–12

O'Shaughnessy PJ, Fowler PA (2014) Development of the human fetal testis. Ann Endocrinol (Paris) 75:48–53

Olsson L, Levit GS, Hoßfeld U (2017) The „Biogenetic Law" in zoology: from Ernst Haeckel's formulation to current approaches. Theory Biosci 136:19–29

Segerer K, Wanner C (2014) Niere und ableitende Harnwege. (Springer-Lehrbuch). Springer, Berlin

Silbernagel S, Despopoulos A, Draguhn A (2018) Taschenatlas Physiologie. Thieme, Stuttgart

## Internetquellen

Die Funktion der Niere bei der Wasserausscheidung (2019) www.roche.de/about/stories/funktion-der-niere-bei-der-wasserausscheidung.html. Zugegriffen: 6. Juli 2019

Die Niere – Hauptorgan des Harnsystems (2018) https://www.lecturio.de/magazin/niere/. Zugegriffen: 6. Juli 2019

Gödel C (2016) https://www.netdoktor.de/krankheiten/reizblase/. Zugegriffen: 6. Juli 2019

KfH Kuratorium für Dialyse und Nierentransplantation e.V. https://www.nierenwissen.de/. Zugegriffen: 6. Juli 2019

Manski D (2019) Online Lehrbuch für Ärzte https://www.urologielehrbuch.de/index.html. Zugegriffen: 6. Juli 2019

http://www.medizinfo.de/nieren/anatomie/lage.shtml. Zugegriffen: 6. Juli 2019

# 2
# Multitalent Niere – Hochleistungsfilter mit Sonderaufgaben

*Was ich hier sehe, ist nur eine Hülle.*
*Das Eigentliche ist unsichtbar…*
aus: „der kleine Prinz“ von Antoine de Saint-Exupery

Neben dem Herzen galten die Nieren über die Jahrhunderte als Sitz der Seele und der Emotionen. Im Mittelalter war die Angst den Nieren zugeordnet, aber auch den Geschlechtstrieb hat man dort verortet. Ehebrechern wurde als Therapiemaßnahme schon mal kurzerhand eine Niere herausgeschnitten. Obwohl man grundsätzlich mit nur einer Niere gut leben kann, hat der Delinquent die Therapie meistens nicht überlebt. Die Redewendung „auf Herz und Nieren prüfen“ findet sich schon in der Bibel und dort können wir auch den Spruch Salomons: „mein Sohn, meine Nieren sind froh, wenn deine Lippen reden, was recht ist“ nachlesen.

Bei den Chinesen hat die Lebensenergie ihren Sitz in der Niere. Tatsächlich werden wir ja auch müde und schlapp, wenn die



I. Kühlmann, *Urin – Eine Entdeckungsreise durch Niere, Blase und Co*,
https://doi.org/10.1007/978-3-662-59687-6_2

Nierenfunktion gestört ist – aber das ist natürlich aus chinesischer Sicht etwas zu simpel geschlussfolgert.

Ganz davon abgekommen sind wir nicht, die Niere mit Emotionen in Zusammenhang zu bringen. Wenn es uns besonders hart trifft, „geht es uns an die Nieren", oder „es frisst uns an den Nieren". Stress wirkt sich indessen tatsächlich, wenn auch indirekt, auf die Leistung der Nieren aus. Unsere Befindlichkeit, unsere Lebensqualität und auch unser Aussehen hängen unmittelbar von der Funktionalität unserer Nieren ab!

Wie die Niere arbeitet und welche zusätzlichen Aufgaben ihr zukommen – nicht zuletzt ist sie maßgeblich an der Blutdruckregulation beteiligt – das Allgemeinwissen darüber ist eher dürftig. Lassen wir uns überraschen!

## 2.1 Basisfunktionen: Die Entsorgung von Bio-Restmüll und die Aufrechterhaltung des inneren Milieus

Als Hochleistungsfilter mit Rückgewinnungsfunktion befreit die Niere den Körper mit ausgeklügelten Mechanismen von den Abfallprodukten des Stoffwechsels und sorgt im gleichen Aufwasch für eine ausgeglichene Haushaltsbilanz hinsichtlich Wasser und Mineralstoffen.

Um Sinn und Zweck dieser Nierenfunktionen zu verstehen, müssen wir uns zunächst einmal die Bedürfnisse von lebenden Zellen vor Augen führen. Dazu besuchen wir ein Labor, das sich mit Zellkultur beschäftigt.

### 2.1.1 Anzucht von Zellen in der Zellkultur

Die Anzucht von Säugetierzellen dient vielen biologischen und medizinischen Forschungszwecken. Der Einsatz der Zellkultur kann oftmals Tierversuche ersetzen. Der deutsche Mediziner und Biologe **Wilhelm Roux** hat bereits 1885 das grundlegende Prinzip demonstriert, wie Zellen außerhalb des Organismus am Leben erhalten werden können.

Die ersten Nährmedien waren an Suppenrezepte angelehnt. Nach und nach wurden die Rezepturen verfeinert und an den speziellen Bedarf unterschiedlicher Zelltypen angepasst. Heutzutage kennt man die Wachstumsbedingungen für unterschiedlichste Zellarten von Säugetieren ziemlich gut.

Für die Anzucht bringt man die Zellen in ein geeignetes Glas- oder Plastikbehältnis – das können auch größere Bioreaktoren sein – und gibt Nährmedium dazu. Basis aller Nährmedien (und übrigens auch die von Infusionslösungen, Augentropfen, Kontaktlinsenaufbewahrungsflüssigkeiten, Nasenspüllösung) ist die **physiologische Kochsalzlösung.** Sie entspricht dem, was physiologisch ist, das heißt, wie es auch in unseren Körperflüssigkeiten anzutreffen ist.

**Die physiologische Kochsalzlösung**

Eine physiologische Kochsalzlösung besteht aus dem Salz Natriumchlorid in einer Konzentration von 0,9 %. Natriumchlorid ist das, was wir zum Kochen verwenden – daher der Name – und es stammt immer aus dem Meer, ob frisch daraus gewonnen oder aus uralten Ablagerungen in den Salzminen. Der Salzgehalt unserer Körperflüssigkeiten ist ein Relikt aus dem Urmeer, in dem sich unsere biologischen Vorfahren vor hunderten von Millionen Jahren getummelt haben.

Für die Herstellung einer physiologischen Kochsalzlösung werden 9 Gramm Kochsalz in 1 Liter Wasser aufgelöst (Die Prozentangabe gibt an, wie viel Gramm in 100 Millilitern gelöst sind). Weil die physiologische Kochsalzlösung die gleiche Anzahl von Salzmolekülen wie die Körperflüssigkeiten enthält, sagt man auch **isotone** oder **isoosmotische Kochsalzlösung** dazu.

Vertut sich der Zellzüchter in der Salzkonzentration, gehen seine Zellen schon in der ersten Stunde ein. Bei zu wenig Salz im Medium dringt Wasser in die Zellen ein und sie schwellen an, weil der osmotische Wert innen höher ist als außen. Unter Umständen können sie sogar platzen. Enthält das Medium zu viel Salz, verlieren die Zellen Wasser. Sie schrumpfen und bekommen ein stacheliges Aussehen (Abb. 2.1).

Die nächste Anforderung an unser Nährmedium ist ein pH-Wert im neutralen Bereich, damit die zellulären Stoffwechselprozesse optimal funktionieren können (Der pH-Wert gibt an, ob wir uns im sauren,

richtige
Salzkonzentration
zu viel Salz im Medium
die Zellen schrumpfen
zu wenig Salz im Medium
die Zellen quellen auf

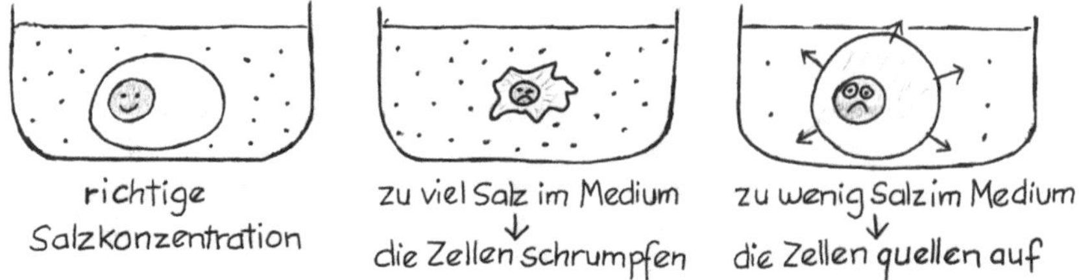

**Abb. 2.1** Auswirkungen falscher Salzkonzentrationen auf Zellen

neutralen, oder basischen Milieu befinden. Was sich genauer dahinter verbirgt, wird weiter unten erklärt). Unsere Rezeptur muss deshalb Puffersubstanzen vorsehen. Puffer können bis zu einem gewissen Grad die durch den Stoffwechsel der Zellen entstehenden Säuren und Basen abfangen und dadurch den pH-Wert eine Weile konstant halten. Auch unser Blut enthält solche Puffer.

Jetzt fehlen uns noch Nährstoffe als Energielieferanten und Baustoffe für die Zellvermehrung wie z. B. Aminosäuren und alle für die Stoffwechselprozesse notwendigen Mineralstoffe und Spurenelemente.

Ideale Ausgangsbedingungen haben wir nun geschaffen. Eine Wohlfühltemperatur von 37 °C sollte ebenfalls eingehalten werden. Dafür stellt man die Zellkultur in einen Brutschrank. Außerdem muss natürlich dafür gesorgt werden, dass alles schön keimfrei bleibt, da ja extrakorporal keine Verteidigung gegen Mikroben in Form der Immunabwehr bereitsteht. Unsere Zellen freuen sich ihres Lebens und fangen an, sich zu vermehren, indem sie sich munter teilen. Spätestens nach ein paar Tagen ist die Welt in unserer Zellkulturflasche jedoch nicht mehr in Ordnung. Die Nährstoffe sind aufgebraucht und entstandene Stoffwechselprodukte haben das Medium in eine lebensfeindliche, meistens saure Brühe verwandelt. Wir müssen eingreifen und das Medium erneuern. Im einfachsten Fall wird es mit einer Pipette abgesaugt, anschließend wird neues Medium auf die Zellen gegeben (Abb. 2.2). Dieser Vorgang nennt sich „Zellen füttern". Neben der Nachlieferung von allen notwendigen Verbrauchsmaterialien haben wir damit gleichzeitig die entstandenen Abfallstoffe entsorgt.

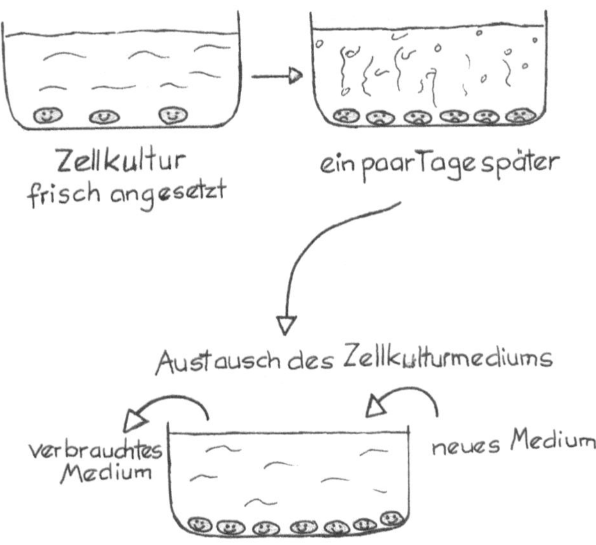


**Abb. 2.2** Austausch des Zellkulturmediums

» Die Nachlieferung von Nährstoffen und die Abfallentsorgung erfolgen in der Zellkultur durch Austausch des Nährmediums.

### 2.1.2 Aufrechterhaltung eines lebensfreundlichen Milieus im Organismus

Unser Körper ist – rein materiell betrachtet – ein äußerst komplexer Bioreaktor. Als Nährmedium fungieren dabei unsere inneren Körperflüssigkeiten. Im gesamten Körper sind die Zellen von einer Gewebeflüssigkeit umgeben, der **Extrazellullärflüssigkeit** (Es ist die wässrige Flüssigkeit, die das Schnitzel beim Braten verliert). Wie das Nährmedium in der Zellkultur gibt diese Extrazellulärflüssigkeit Nährstoffe direkt an die Zellen ab und nimmt deren Abfallprodukte auf.

Genauso wie in der Zellkultur braucht diese Nährflüssigkeit andauernd Nachschub an verbrauchten Nährstoffen und sie muss von den Abfallstoffen gereinigt werden.

## Die Anlieferung von Verbrauchsmaterialien

Unsere Körperzellen benötigen eine ständige Versorgung mit Verbrauchsmaterialien aller Art. Dazu gehören Nährstoffe, Mineralstoffe und Spurenelemente. In der Zellkultur ist es relativ einfach, optimale Bedingungen aufrechtzuerhalten. Man muss nur regelmäßig das Nährmedium erneuern. Im tagtäglichen Normalbetrieb, wenn wir nicht gerade an der Sonde hängen oder uns mit Astronautenkost ernähren, ist die Zufuhr äußerst variabel. Wir futtern frei nach Schnauze das unterschiedlichste Zeug in uns hinein und trinken, um unseren Durst oder auch darüber hinausgehende Gelüste zu stillen. Die einen salzen ihre Suppe mehr, die anderen weniger. Insgesamt treiben wir einen beträchtlichen Aufwand für unsere Mahlzeiten, probieren raffinierte Rezepte aus oder gehen in angesagte Restaurants.

Unser Körper ist vor die Riesenaufgabe gestellt, die Zusammensetzung des körpereigenen „Nährmediums" bei sehr schwankendem Nachschub konstant zu halten. Sofern unsere Nahrung alle essenziellen Stoffe in ausreichender Menge enthält und kein Wasserdefizit vorliegt, schafft er das auch. Vorweg darf verraten werden, dass auch dafür die Niere zuständig ist. Wie sie das macht, werden wir gleich erfahren.

Für den Transfer der in Speis und Trank enthaltenen Bedarfsgüter in den Innenbereich des Körpers ist der Darm zuständig. Er ist darauf programmiert, alles Nahrhafte in verträgliche Bruchstücke zu zerlegen und zusammen mit dem zugeführten Wasser und den enthaltenen Mineralstoffen ins Blut bzw. in die Lymphbahn zu befördern. Der Darm sorgt lediglich dafür, dass der Nahrungsbrei möglichst gut ausgenutzt wird. Er hat jedoch keine Kenntnis darüber, was gerade gebraucht wird oder was überflüssig ist.

Im Blut angekommen, geht es mit der Warenlieferung rasant weiter Richtung Umschlagsstation Leber. Hier werden organische Bestandteile unter die Lupe genommen. Aminosäuren, Fettkörper und

Zuckermoleküle werden bedarfsgerecht ab- und umgebaut, Überschüsse werden als Speicher angelegt. Als weitere lebenswichtige Serviceleistung baut die Leber schädliche Abfallprodukte in weniger schädliche um und scheidet sogar einige davon via Galle und Darm aus.

## Schnelltrasse Blutkreislauf

Blut ist unser universelles Transportmedium für Nähr- und auch für Abfallstoffe. Mit rasanter Geschwindigkeit wird es vom Herzen durch den Körper gepumpt. Es dauert gerade mal eine Minute, bis ein Tropfen Blut vom Herzen zur großen Zehe und zurück geflossen ist; einmal ins Gehirn und zurück dauert nur acht Sekunden. Kein Grund, nervös zu werden…

Der Mensch und die anderen Wirbeltiere besitzen einen geschlossenen Blutkreislauf. Das Blut ist in den Adern – den Arterien und Venen und deren feinsten Aufzweigungen, den Kapillaren – eingeschlossen. Das Transportnetz hat bei uns eine Gesamtlänge von sage und schreibe 100 000 Kilometern (www.medizin-netz.de). Offene Stellen in den Blutgefäßen, durch die Blut austritt, müssen vermieden werden, weil sie den Blutfluss stören würden. Entstehende Lecks werden deshalb durch die Blutgerinnung ganz schnell abgedichtet.

## Das Blutplasma

Blut besteht aus einem zellulären und einem flüssigen Anteil. Die Zellfraktion setzt sich aus roten und weißen Blutzellen zusammen. Der flüssige Anteil des Blutes ist das **Blutplasma** und dessen Hauptbestandteil ist Wasser. Darin schwimmen unzählige verschiedene Substanzen herum – Nährstoffe, Abfallstoffe und Funktionsträger. Die wichtigsten Vertreter sind:

- Funktionale **Eiweißkörper:** die Plasmaproteine
- **Nähr- und Baustoffe:** Aminosäuren, Zucker und Lipide (Fettstoffe)
- **Anorganische Bestandteile:** Mineralstoffe und Elektrolyte

- **Hormone** als chemische Botenstoffe
- **Abfallstoffe:** Harnstoff, Kreatinin und Harnsäure sowie Kohlensäure in gelöster Form

**Plasmaproteine**
Die Plasmaproteine werden unterteilt in **Albumine** und **Globuline.** Letztere setzen sich aus den Unterfraktionen Alpha-, Beta- und Gammaglobuline zusammen. Albumin hat mengenmäßig den größten Anteil und ist gleichzeitig der kleinste dieser Eiweißkörper. Es wird in der Leber gebildet und kann als wichtiges Transportvehikel des Blutes viele Moleküle huckepack nehmen.

**Antikörper** als Effektormoleküle der spezifischen Immunabwehr sind ebenfalls in großer Menge vorhanden; sie bilden die Gammaglobulinfraktion.

Im Plasma findet sich außerdem noch das **Fibrinogen,** das bei der Blutgerinnung zum fädigen Fibrin umgewandelt wird. Wenn der Arzt Blut abnimmt und dieses gerinnen lässt, bildet sich der Blutkuchen, bestehend aus Fibrinfäden und den Blutzellen. Die zurückbleibende Flüssigkeit heißt jetzt Serum, im Gegensatz zum Plasma ist darin kein Fibrinogen mehr enthalten.

## Der Blutzucker Glukose

Glukose ist der allerwichtigste Treibstoff für unsere Zellen, im Besonderen auch für das Gehirn. Werden die Gehirnzellen nicht ausreichend damit versorgt, verlieren wir alsbald das Bewusstsein. Glukose ist nichts anderes als Traubenzucker. Die Glukosekonzentration im Plasma (der Blutzuckerspiegel) unterliegt strengen Regulationsmechanismen, bei denen das Insulin zusammen mit seinem Hormon-Gegenspieler Glukagon eine zentrale Rolle spielt. Beide Hormone werden von der Bauchspeicheldrüse (Pankreas) hergestellt. Ist der Blutzuckerspiegel hoch, wird Insulin ausgeschüttet und er sinkt ab. Mithilfe des Insulins werden die Zuckermoleküle in die Zellen transportiert und von diesen zur Energiegewinnung verbraucht. Leber- und Muskelzellen können Glukosemoleküle zum stärkeähnlichen

Polysaccharid **Glykogen** polymerisieren und in dieser Form speichern. Der umgekehrte Mechanismus läuft ab, wenn der Blutzuckerspiegel zu niedrig ist. Unter der Wirkung von Glukagon wird dann aus den Glykogenspeichern wieder Glukose freigesetzt.

Bei fehlender Kohlenhydrataufnahme mit der Nahrung kann Glukose auch aus Aminosäuren und Abbauprodukten des Fettstoffwechsels hergestellt werden. Der Vorgang nennt sich **Glukoneogenese** (Zuckerneubildung) und findet hauptsächlich in der Leber, zu einem geringeren Anteil auch in der Niere statt.

## Mineralstoffe und Elektrolyte

Die mengenmäßig wichtigsten Mineralstoffe und Elektrolyte sind Natrium, Kalium, Magnesium, Calcium und das Chlor. Natriumchlorid ist uns schon als Grundsubstanz für die physiologische Kochsalzlösung bekannt. Bikarbonat und Phosphat bilden die anorganischen Puffer, die den pH-Wert stabilisieren. Eine ausgeglichene Haushaltsbilanz aller dieser Stoffe ist für die Gesundheit fundamental.

## Warenaustausch zwischen Blut und Gewebeflüssigkeit

Die ganze ausgefeilte Transportvorrichtung hätte keinen Sinn, wenn es nicht irgendwo einen „Warenaustausch" zwischen dem Blut und der Gewebeflüssigkeit geben würde. Der findet im Bereich der kleinen Blutkapillaren statt, die sich in den Geweben netzartig bis in die entlegensten Regionen zwischen die Zellen hinein verzweigen. Diese Kapillaren sind in der Tat sehr klein und fein. Sie haben einen Durchmesser von einem Achttausendstel Millimeter. Erythrozyten, die roten Blutkörperchen, können nur einzeln hintereinander aufgereiht durch sie hindurch schwimmen. Die Kapillarwand ist eine hauchdünne Hülle. Sie ist für Wasser und kleine Moleküle durchlässig. Der ständige Grenzverkehr an der Kapillarwand sorgt dafür, dass sich in der Gewebeflüssigkeit und im flüssigen Anteil des Blutes, dem Blutplasma, die gleichen kleinmolekularen Inhaltsstoffe befinden. Die Blutzellen bleiben schön in den Gefäßen drin, ebenso die größeren Eiweißmoleküle.

Ein Stoffaustausch findet aber nicht nur zwischen Blut und Gewebeflüssigkeit statt, sondern generell zwischen allen Flüssigkeitsräumen des Körpers. Dazu gehört vor allem auch die Transportportvorgänge zwischen den Extrazellulär- und den Intrazellulärräumen, also der Austausch zwischen den Gewebeflüssigkeiten und den Zellen.

**Die Körperflüssigkeiten**

Zu unseren Körperflüssigkeiten zählen:

- Blut
- Extrazellulärflüssigkeit
- Liquor cerebrospinalis (Gehirn-Rückenmarksflüssigkeit)
- Intrazellulärflüssigkeit

Der Körper eines erwachsenen Menschen besteht im Mittel zu 60 % aus Wasser. Circa zwei Drittel der gesamten Körperflüssigkeit ist in den Zellen eingeschlossen. Beim Durchschnittserwachsenen sind das rund 25 Liter. Die Gewebeflüssigkeit zwischen den Zellen macht zusammen mit der Lymphe circa 14 Liter aus. Etwas mehr als 3 Liter Flüssigkeit befinden sich im Blut (Klar haben wir mehr Blut, aber rund 45 % von ist der zelluläre Anteil, und der wird hier nicht mitgerechnet). Des Weiteren sind wir noch mit 120 bis 200 Milliliter Zerebrospinalflüssigkeit ausgestattet. Hierbei handelt es sich um das Gehirn-Rückenmarkswasser (manchmal auch etwas schludrig als Nervenwasser bezeichnet), das auch eine tragende Rolle bei der Überwachung des Wasser- und Elektrolythaushalts spielt (Abb. 2.3).

**Alles klar?**

- Blut ist das Medium für den Schnelltransport in alle Körperregionen.
- Der Austausch von Nähr- und Abfallstoffen zwischen Blut und Gewebeflüssigkeit (Extrazellulärflüssigkeit) findet in den Blutkapillaren statt.

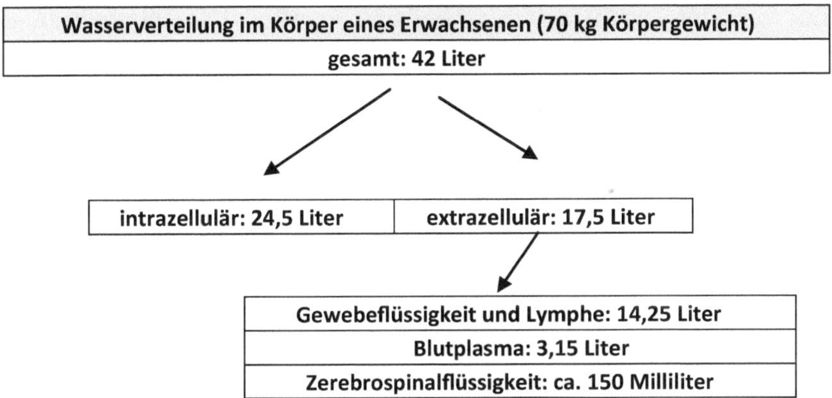


**Abb. 2.3** Die Flüssigkeitsverteilung im Körper. (In Anlehnung an Silbernagel et al. 2018)

## Die Abfallprodukte des Stoffwechsels

Unverwertbarer „Restmüll" entsteht sowohl beim ständig stattfindenden Auf- und Abbau von körpereigenen Strukturen als auch bei all den biochemischen Vorgängen, die der Energiegewinnung dienen. Sowohl die Leber als zentrales Organ als auch jede einzelne Körperzelle haben daran ihren Anteil. Abfallprodukte des Stoffwechsels sind die **harnpflichtigen Substanzen** und das **Kohlendioxid ($CO_2$).** Letzteres entsteht neben Wasser als Endprodukt der Verbrennung von Traubenzucker (Glukose) und wird in der Lunge abgeatmet. Die harnpflichtigen Substanzen müssen – wie der Name nahelegt – mit dem Urin ausgeschieden werden.

Die wichtigsten **harnpflichtigen Substanzen** sind:

- **Harnstoff,** das Endprodukt aus dem Eiweißstoffwechsel
- **Harnsäure,** das Abbauprodukt von Bausteinen der Erbsubstanz
- **Kreatinin,** das Abbauprodukt des Muskeltreibstoffs Kreatin

### Harnstoff

Bei niederen Wirbeltieren ist Ammoniak das stickstoffhaltige Endprodukt aus dem Eiweißstoffwechsel. Wir würden streng riechen und uns vergiften, wenn das auch bei uns so wäre. Die Elimination des Stickstoffs muss bei uns daher in anderer Form erfolgen: unsere Leber zerlegt Aminosäuren in Harnstoff, Kohlendioxid und Wasser.

Harnstoff wurde bereits von den Knorpelfischen erfunden und Haie haben eine besonders hohe Harnstoffkonzentration in ihrem Blut (Mayer 2011). Harnstoff ist gut löslich und auch in höheren Konzentrationen nicht schädlich. Er wird im Urin und auch über den Schweiß ausgeschieden und ist geruchlos. Die Konzentration hängt von der Proteinzufuhr mit der Nahrung ab.

Harnstoff ist vielseitig einsetzbar und weit verbreitet. Als es dem deutschen Chemiker **Friedrich Wöhler** 1928 gelang, Harnstoff aus einem Ammoniaksalz zu synthetisieren, war das ein Meilenstein der Chemie: aus anorganischem Material war im Labor ein organisches Molekül entstanden. Heute werden jährlich weltweit etwa 200 Mio. Tonnen von der chemischen Industrie produziert (www.wikipedia.org). Man mag sich fragen, warum man ihn nicht einfach aus Urin gewinnt. Nun ja, der wird eben in der Toilette fortgespült und die chemische Herstellung ist zudem ziemlich kostengünstig. Unter seinem englischen (und auch lateinischen) Namen Urea wird Harnstoff als Feuchtigkeitsfaktor in Kosmetika verwendet. Er ist auch ein hervorragender Stickstoffdünger. Als Lebensmittel-Zusatzstoff E927b wird Harnstoff unter anderem manchen Kaugummis beigemischt. Ganz aktuell: AdBlue® ist nichts anderes als eine Harnstofflösung, mit deren Hilfe sich der Stickstoffgehalt in Abgasen von Dieselfahrzeugen reduzieren lässt (www.greenchem-adblue.com).

Viele Bakterien können Harnstoff gut verwerten. Kühe und die anderen Wiederkäuer mit entsprechender Besiedelung im Pansen profitieren indirekt davon.

### Harnsäure

Wenn Vögel pinkeln würden, würde einiges auf uns herabregnen. Bei Schlangen, Reptilien und Vögeln ist nämlich nicht Harnstoff, sondern Harnsäure das Endprodukt des Eiweißstoffwechsels und damit das Hauptexkretionsprodukt. Harnsäure kann in sehr konzentrierter Form abgegeben werden, sozusagen kristallin. Der hochkonzentrierte Urin wird bei Vögeln von den Nieren direkt in die Kloake befördert und dort dem Kot beigemengt. (Harnstoff ist zwar weniger toxisch als Harnsäure, braucht aber erheblich mehr Wasser für die Ausscheidung.)

Ganz kommen auch wir Menschen (einschließlich der Menschenaffen) nicht um die Harnsäure herum. Sie entsteht als Endprodukt aus dem Purinstoffwechsel. Purine sind Bestandteile der Erbinformation (DNA) und damit in den Zellkernen aller lebenden Zellen enthalten. Purine aus der Nahrung und auch aus abgestorbenen Körperzellen führen zur Bildung von Harnsäure. Die meisten anderen Säugetiere – eine Ausnahme stellen Dalmatinerhunde dar – haben ein Enzym namens Uricase, das Harnsäure zerlegt.

Harnsäure hat ihre Tücken. Sie ist extrem schlecht löslich und kristallisiert leicht aus. Wenn sich zu viel davon im Plasma anhäuft, bekommen wir Gicht. An den Stellen, wo es weh tut, hat sich in diesem Fall Harnsäure abgelagert.

**Kreatinin**

Muskelkraft braucht einen besonders potenten Energiespender, eine Art Supertreibstoff. Das ist das **Kreatin.** Kreatinin ist das Abbauprodukt davon, also der Müll aus den Muskeln. Die Konzentration an Kreatinin im Blut und die Ausscheidungsmenge werden von der Muskelmasse beeinflusst.

Die Versorgung mit Kreatin geschieht über die Nahrung, sofern Fleisch oder Fisch auf dem Speiseplan stehen. (Auch Fleischbrühe enthält Kreatin.) Andernfalls können die Leber, die Bauchspeicheldrüse und sogar die Niere Kreatin aus Aminosäuren herstellen, unter der Voraussetzung, dass Vitamin B12 und Folsäure (auch ein B-Vitamin) ausreichend zur Verfügung stehen. Hochleistungssportler greifen auch gerne mal zu Kreatinpräparaten in Form von Nahrungsergänzungsmitteln. Diese werden zudem therapeutisch bei neuromuskulären und neurodegenerativen Erkrankungen eingesetzt, z. B. bei der Parkinson-Erkrankung. Kreatin ist nämlich auch Nervennahrung.

## Aufrechterhaltung der Homöostase

Sie wissen es bereits aus Kap. 1: Die **Abfall-Entsorgung** ist Aufgabe der Niere. Sie ist das Organ, das die Körperflüssigkeiten sauber hält und das Blut von den die harnpflichtigen Substanzen befreit.

Ein weiterer elementarer Aufgabenbereich der Niere, der einen hohen Aufwand erfordert, ist die **Aufrechterhaltung eines stabilen inneren Milieus.** In diesem Milieu müssen sich die Zufuhr und die Abfuhr von elementaren Stoffen, einschließlich des Wassers und des Salzes, genau die Waage halten. Zugewinne oder Verluste sind bei der Haushaltsbilanz unerwünscht.

Die Aufrechterhaltung des Gleichgewichtszustandes trägt den klangvollen griechischen Namen **Homöostase** („homoiostásis" bedeutet „Gleichstand"). Die Homöostase der Körperflüssigkeiten ist erforderlich, damit unsere Körperzellen am Leben bleiben, unsere Muskeln, Drüsen, das Nervensystem und alle Organe ihren Aufgaben nachkommen können und unsere Knochen ihre Stabilität behalten. Die Nieren sorgen für die exakte Einhaltung der ausgewogenen Rezeptur des Blutplasmas im Hinblick auf die anorganischen Bestandteile und sind zuständig für den Wasser- und Salz-, sowie den Säuren- und Basenhaushalt.

Zu den Inhaltsstoffen des Blutplasmas, die von der Niere penibel überwacht werden, gehört die wichtige Stoffgruppe der Elektrolyte, die uns bereits bei der Übersicht der Plasmabestandteile begegnet ist. Die Liste der Hauptvertreter liest sich wie das Etikett eines Mineralstoffpräparats: Kalium, Magnesium, Calcium, Phosphat und Sulfat (Natrium und Chlorid sind bei solchen Präparaten allerdings nicht aufgeführt, weil unsere Nahrung schon ausreichend damit gesalzen ist). Die Homöostase dieser Mineralstoffe ist lebensnotwendig. Jeder Mangel macht sich bemerkbar. Die meisten Menschen kennen das: fehlt es an Magnesium (beispielsweise infolge starken Schwitzens), bekommt man Wadenkrämpfe. In Zeiten der Wehrpflicht (die es bekanntlich in Deutschland für Männer bis zum Jahr 2011 gab) hatte sich herumgesprochen, dass sich durch übermäßigen Verzehr von Lakritze vor der Musterung die Chance auf die Einstufung „untauglich" erhöht. Lakritze führt nämlich zu vermehrter Kalium-Ausscheidung und Kaliummangel führt wiederum zu Herzrhythmusstörungen. Von Nachahmung wird abgeraten – man riskiert locker einen Notarzteinsatz mit ungewissem Ausgang.

Würde der Salzgehalt im Blut nicht streng überwacht, würde das gleiche Trauerspiel wie bei einer fehlerhaften Salzkonzentration des Zellkulturmediums in unserem Körper ablaufen. Übrigens ist auch unser Trinkbedarf in diese Prozesse verwickelt. Also bitte nicht den Geduldsfaden verlieren – das hier ist alles enorm wichtig, um am Ende die ganzen Zusammenhänge zu verstehen.

---

» Die Nieren halten das Blutplasma (und damit indirekt alle Körperflüssigkeiten) sauber und sorgen für die ausgeglichene Haushaltsbilanz aller Inhaltsstoffe.

---

### 2.1.3 Funktionseinheiten der Niere und die Stufen der Harnproduktion

Nach unserem Schnelldurchgang durch den Bauplan des Urogenitaltrakts und dessen Evolutionsgeschichte zoomen wir uns diesmal in den mikroskopischen Bereich des Geschehens hinein. In der Feinstruktur liegt das Geheimnis der Funktion!

Kein Erfinder hätte sich jemals eine derart präzise arbeitende Hochleistungs- Aufbereitungsanlage für unsere Körperflüssigkeiten ausdenken können, wie ihn unsere Nieren darstellen. Von uns unbemerkt, bei Tag und bei Nacht, beim Sport, ob wir schlafen oder ein Buch lesen, verrichten sie unaufhörlich ihre komplexe Arbeit. Beide Nieren befinden sich durchgehend im Arbeitsmodus. Wir müssen uns um fast nichts kümmern – außer um den gelegentlichen Gang zur Toilette.

## Die Feinstruktur der Niere

Die Funktionseinheiten der Nieren heißen **Nephrone.** Sie setzen sich aus verschiedenen Modulen zusammen, in denen die ganze Abfolge raffinierter Vorgänge stattfindet, die uns im Zusammenspiel von allem Unrat befreien und die für eine optimale Blutplasma- Rezeptur sorgen. Jede Niere enthält über eine Million dieser Bauteile.

Den Anfang der Nephron-Struktur bilden die kugeligen **Nierenkörperchen.** Sie sind ungefähr 0,2 mm groß und daher gerade mal so als winzige Körnchen mit dem „unbewaffneten" Auge zu erkennen. In ihrem Inneren hängt ein Gebilde aus zusammengeknäuelten feinsten Äderchen mit vielen Querverbindungen. Dieses Blutgefäßknäuel nennt sich **Glomerulus.** Der Glomerulus ist in eine Kapsel eingeschlossen, die **Bowman-Kapsel** heißt.(Herr Bowman – nicht der aus dem shooting game- hieß mit vollem Namen Sir William Bowman und war im 19. Jh. in England Chirurg). An jede Bowman-Kapsel ist ein **Harnkanälchen** angeschlossen (Abb. 2.4).

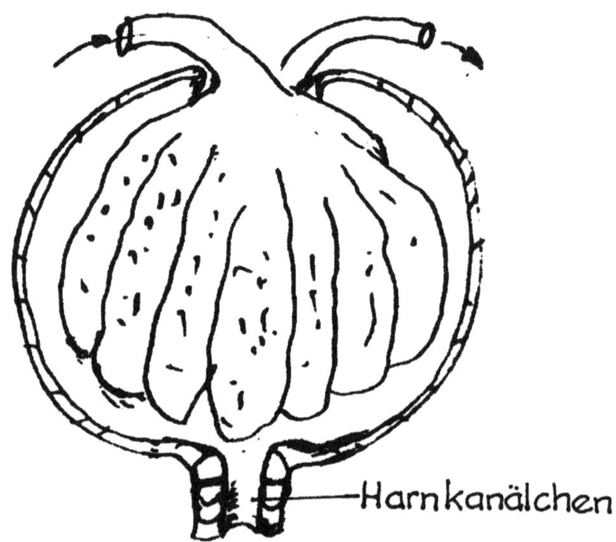


**Abb. 2.4** Nierenkörperchen mit angeschlossenem Harnkanälchen. (mit freundlicher Genehmigung von H. Ettenhuber)

Die Harnkanälchen bilden das **Tubulussystem.** Sie sind in mehrere Abschnitte gegliedert. Jeder Abschnitt stellt eine funktionelle Einheit dar. Im Anschluss an die Bowman-Kapsel ist das Kanälchen zunächst gewunden. Daran schließt sich ein gerader Abschnitt an, der ein Stück weiter dünner wird, eine Kehrtwendung in Form einer Haarnadelkurve macht, als dickerer Ast zurückläuft und sich am Ende wieder schlängelt und dann in ein **Sammelröhrchen** einmündet. Der Kurvenbereich heißt **Henle-Schleife** (**Friedrich Gustav Jakob Henle,** ein deutscher Arzt, Anatom und Pathologe und ein Meister am Mikroskop, hat den Bau des Tubulussystems analysiert und dessen Funktion herausgefunden).

Die Nierenkörperchen und die gewundenen Abschnitte der Harnkanälchen liegen in der dunkleren Nierenrinde. Die geraden Abschnitte, die Schleifen und die Sammelkanälchen ziehen durch das hellere Nierenmark in Form einer speziellen Anordnung, den „Pyramiden". Das Mark jeder Niere setzt sich aus 10–12 solcher gestreift erscheinender **Nierenpyramiden** zusammen, die gemeinsam zum Zentrum hin ausgerichtet sind. Jede Pyramide läuft in eine warzenförmige **Papille** aus, die eine Öffnung mit der Bezeichnung **Harnpore** hat. Aus dieser tropft am Ende der fertige Harn in die Auffangstation der Niere hinein, die **Nierenkelche** und das **Nierenbecken** (Abb. 2.5).

**Alles klar?**

- Nephrone sind die Funktionseinheiten der Niere.
- Jede Niere besitzt über eine Million Nephrone.
- Jedes Nephron besteht aus einem Nierenkörperchen und einem Harnkanälchen.
- Ein Nierenkörperchen setzt sich zusammen aus einer Bowman-Kapsel mit innen liegendem Glomerulum.
- Ein Harnkanälchen hat verschiedene Streckenabschnitte.
- Die Gesamtheit der Harnkanälchen wird als Tubulussystem bezeichnet.
- Die Harnkanälchen münden in Sammelröhrchen.
- Auf jeder Nierenpyramide sitzt eine Papille mit einer Harnpore, aus der der Harn in die Auffangstation Nierenbecken tropft.

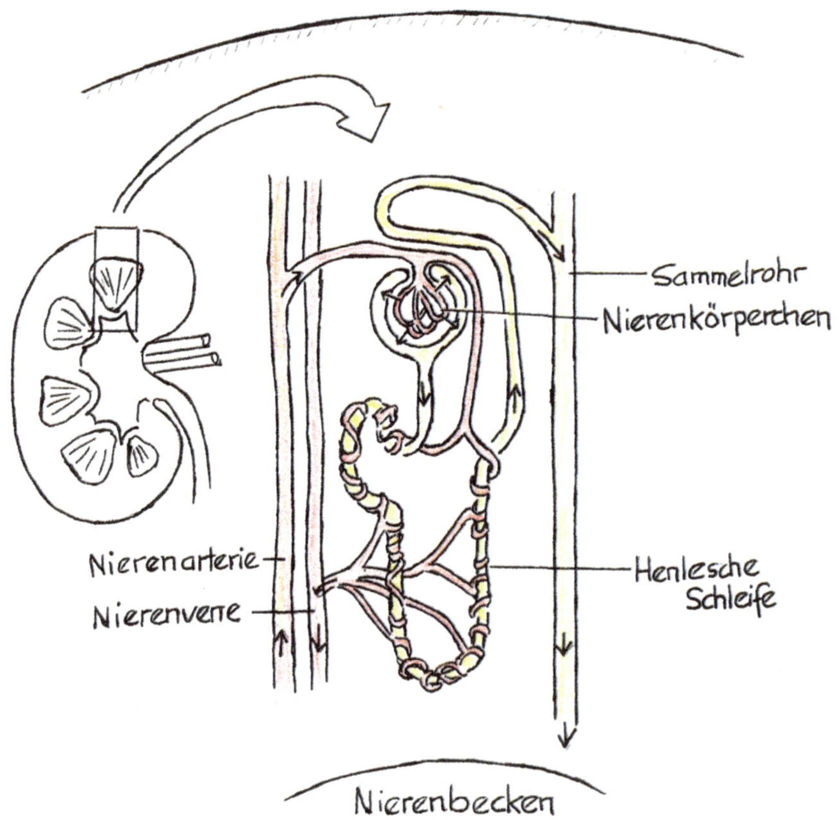


**Abb. 2.5** Das mikroskopische Innenleben der Niere

## Glomeruläre Filtration: Entstehung des Primärharns

Die Entstehung des Pipis beginnt in den Nierenkörperchen. Die Vorrichtung erinnert ein wenig an eine Melkmaschine am Euter der Kuh (Abb. 2.6). Es gibt jedoch einen wesentlichen Unterschied: Bei der Melkmaschine wird die Milch durch Unterdruck aus dem Euter der Kuh herausgesaugt (auch das Kalb wendet diesen Mechanismus an). Im Nierenkörperchen wird die Flüssigkeit dagegen mit Überdruck durch die Filteranlage gepresst. Die abgepresste Flüssigkeit ist der Primärharn.

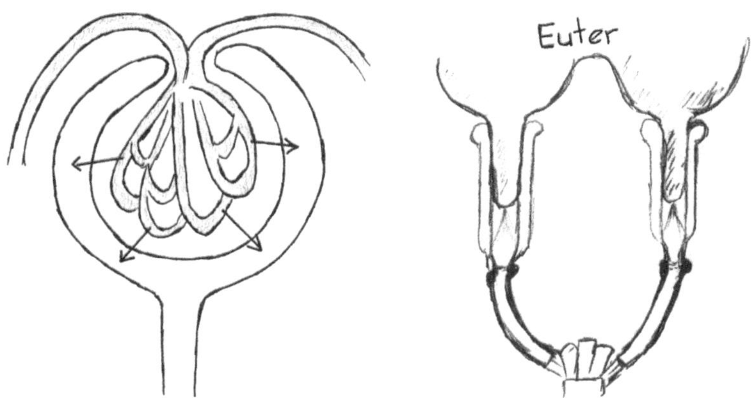


**Abb. 2.6** Im Nierenkörperchen (links) wird mit Überdruck, in der Melkmaschine (rechts) mit Unterdruck gearbeitet. (mit freundlicher Genehmigung von H. Ettenhuber)

Der Überdruck im Glomerulum kommt durch den Blutdruck in Kombination mit einem Stauungsdruck zustande. Letzterer baut sich dadurch auf, dass die Blutgefäße des Glomerulums im Anfangsbereich einen größeren Durchmesser haben als weiter hinten.

Wandzellen der Glomerulum-Kapillaren und Zellen auf der Innenseite der Bowman-Kapsel bilden gemeinsam ein sehr feines Sieb, dessen Poren einen Durchmesser von gerade mal vier bis fünf Nanometern haben (Abb. 2.7) (Zur Orientierung: ein Millimeter ist eine Million Nanometer lang). Das Nierensieb ist daher nur für klitzekleine Moleküle wie Harnstoff, Zuckermoleküle, Salze und Ionen und natürlich Wasser durchlässig. Bei der sog. künstlichen Niere, an die Dialysepatienten angeschlossen werden und der wir später noch begegnen werden, hat die Membran sogar noch etwas kleinere Poren. Blutkörperchen und größere Eiweißkörper, die Proteine, werden durch die Schrankenfunktion des Nierensiebs zurückgehalten und bleiben im Blut. Vom kleinen Plasmaprotein Albumin rutscht allerdings permanent ein kleiner Anteil durch.

Es ein wahres Wunder, wie die es Niere schafft, ihre feinen Filter ein Leben lang funktionsfähig zu halten. Industrielle Sterilfilter, die zur Herstellung keimfreier Lösungen für medizinische und andere Zwecke dienen, würden beim Versuch, Plasma direkt zu filtrieren, im Nu

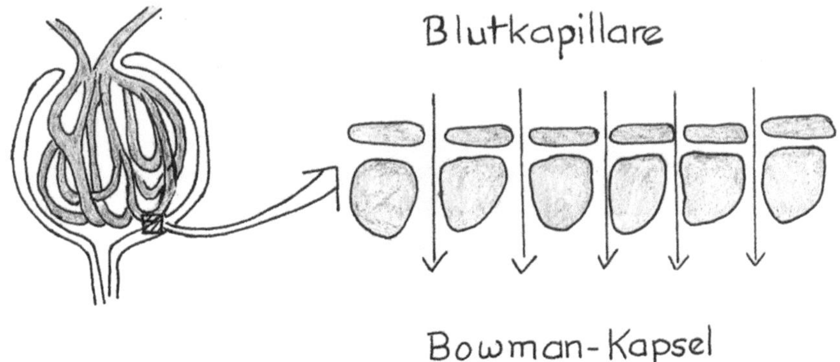


**Abb. 2.7** Nierenfilter

verstopfen. Dabei sind deren für Bakterien undurchlässige Poren 40 Mal so groß. Die Nieren filtrieren hingegen scheinbar mühelos während eines durchschnittlich 80 jährigen Menschenlebens die unglaubliche Menge von vier bis fünf Millionen Litern Plasma! Des Rätsels Lösung: Die Fresszellen des Immunsystems spielen eine wesentliche Rolle bei der Sauberhaltung der Filtereinheiten. Wenn es allerdings zu geballt kommt, können sich bleibende Ablagerungen bilden, die die Nierenfunktion beeinträchtigen oder ganz lahmlegen (Abb. 2.8). Filterverstopfungen können durch Fehlreaktionen des Immunsystems auftreten, beispielsweise durch Bildung von Antikörpern gegen körpereigene Moleküle, den sogenannten Autoimmunreaktionen, zu denen eine Reihe rheumatischer Erkrankungen zählt.

### Die Filterleistung der Niere

Die Filterleistung der Niere ist ein Maß für ihre Funktionstüchtigkeit. Die Menge des pro Zeiteinheit gebildeten Primärharns trägt die Bezeichnung **glomeruläre Filtrationsrate (GFR).** Sie entspricht der Menge an filtriertem Plasma und ist, wenn auch nur indirekt messbar, ein wichtiger Parameter der Nierenfunktionsprüfung.

Direkt messbar ist dagegen, welches Plasmavolumen pro Minute von einer Substanz vollkommen gereinigt wird. Dafür steht der Begriff **„Clearance“.** Weil dieses Wort aus neuerer Zeit stammt, ist es englisch und lässt sich mit „Klärung“ übersetzen. Die Clearance wird mithilfe eines Stoffes bestimmt, der

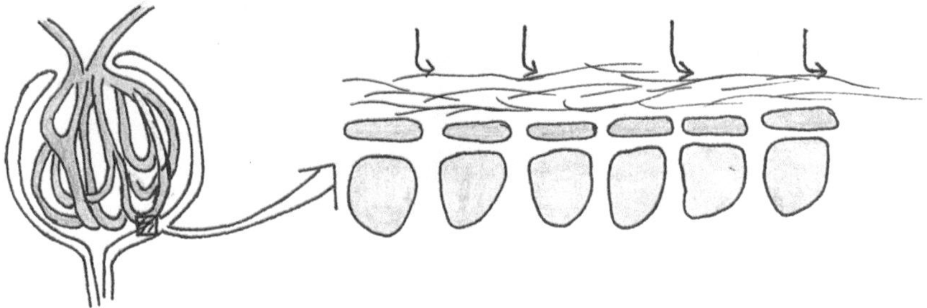

**Abb. 2.8** verstopfter Nierenfilter

den Nierenfilter frei passieren kann und danach nicht wieder ins Blut zurückgeholt wird (so wie das mit der Glukose passiert, die sich deshalb nicht für diese Untersuchung eignet). Mit kleinen Einschränkungen trifft dies auf das Kreatinin zu. Noch besser geeignet ist das pflanzliche **Inulin,** das für die laborchemische Untersuchung der Clearance intravenös ins Blut gespritzt und dessen Konzentration danach in bestimmten Zeitabständen gemessen wird.

Eine schlechte Clearance bedeutet, dass die Niere nicht optimal funktioniert. Als Konsequenz der verminderten Reinigungsfunktion muss unter Umständen die Dosierung von Medikamenten herabgesetzt werden (Weil Medikamente über die Nieren ausgeschieden werden, wird dieser „Verlust" bei der Dosierung mit eingerechnet).

## Welchen Sinn hat die Primärharnbildung?

Im ersten Schritt der Harnproduktion wird eine Unmenge an wertvollen Stoffen aus dem Plasma in den Primärharn abgegeben. Dieser enthält alle kleinmolekularen Bestandteile in der gleichen Konzentration wie das Blutplasma und ist somit eine gehaltvolle Brühe. Denken wir nur daran, dass sich auch die wertvolle Glukose, salopp „Blutzucker" genannt, darin befindet! Glukosemoleküle sind nämlich nur einen halben Nanometer groß und passen ganz prima durch die Filtermembran. Auch Wasser- und Salzgehalt sind in diesem Stadium noch identisch mit dem Plasmas. Man sagt auch, Primärharn sei isoosmolar zum Plasma, weil er den gleichen osmotischen Wert hat. Der täglich anfallende Primärharn enthält 1,2 Kilogramm Kochsalz! Da scheint die Frage berechtigt, ob der Filtrationsschritt überhaupt sinnvoll ist.

Die Antwort ist natürlich „ja“, denn mit dem abfiltrierten Plasma sind wir die darin enthaltenen harnpflichtigen Substanzen losgeworden. Zugleich ist ein ausreichender Flüssigkeitsstrom entstanden, der für den Weitertransport benötigt wird. Der Primärharn rinnt aus der Bowman-Kapsel in das Harnkanälchen hinein.

**Alles klar?**

- Wandstrukturen der Nierenkörperchen bilden ein feines Sieb.
- Der Primärharn wird durch Überdruck abfiltriert.
- Bei diesem Schritt werden dem Blut harnpflichtige Substanzen, gleichzeitig jedoch auch viele wertvolle Stoffe und Unmengen an Wasser entzogen.

## Die Arbeitsschritte der Harnaufbereitung: Das Schlechte ins Töpfchen

Bis hierhin verläuft alles relativ unspektakulär, kontinuierlich und ohne große Schwankungen. (Sofern der Blutdruck stimmt.) Im Anschluss laufen ganz im Verborgenen unglaublich sinnreiche Vorgänge ab. In einem mehrstufigen Prozess wird dabei der Primärharn auf ein Prozent der Ausgangsmenge eingedickt. Im **Endurin** befinden sich nur noch überzählige oder schädliche Stoffe. Alles bestens für unsere Bilanz.

Die Müllentsorgung ist, wie wir bereits vernommen haben, nur ein Teiljob der Niere. Mit dem Eintritt in das Harnkanälchen (das alles andere als ein schnödes Abflussröhrchen ist), betreten wir den Hightech-Streckenabschnitt, in dem die Regulationsmechanismen zur Instandhaltung des inneren Milieus, der Ausgeglichenheit des Flüssigkeitshaushalts, des Elektrolythaushalts und des Säure- und Basenhaushalts, stattfinden. (Zur Erinnerung: die Aufrechterhaltung der ausgewogenen Haushaltsbilanz nennt sich Homöostase.)

Das Tubulussystem ähnelt einer Achterbahn, durch die der Harn hindurchgeschleust und dabei kontinuierlich verändert wird. In den Wänden der kurvenreichen Kanälchen sitzen fleißige Zellspezialisten wie an einem Fließband, die das vorbeifließende Rinnsal mit Argusaugen überwachen und seine Bestandteile streng durchsortieren. Brauchbares wird ins Blut zurück transportiert, das nennt man **Rückresorption.** Unbrauchbare und schädliche Stoffe fließen weiter den Bach hinunter. Doch damit nicht genug: zusätzlich findet auch ein Transport von Stoffen mit besonderem Entsorgungsbedarf in die umgekehrte Richtung statt: aus dem Plasma in den Harn. Dieser Vorgang nennt sich **Sekretion.** Dadurch wird das Plasma weiter gereinigt und seine Zusammensetzung kann auf diesem Weg bedarfsgerecht verändert werden. Damit der Stoffaustausch zwischen dem Harn und dem Blutplasma effektiv stattfinden kann, ist eine enge räumliche Nähe zwischen den Harnkanälchen und den Blutkapillaren erforderlich. Und in der Tat kommen die sich auch sehr nahe: hinter dem Nierenkörperchen umschlingen die feinen Blutgefäße die Harnkanälchen als engmaschiges Netz.

Im Anfangsteil des Harnkanälchens und in den dünnen Teilen der Henle- Schleife ist der Trennzaun zwischen Blut und Harn besonders grobmaschig. In diesem Abschnitt findet ein Molekül-Massentransport statt. Der Löwenanteil der Glukose wird gleich hier zurückgeholt. Vielerlei weitere anorganische und organische Substanzen werden auf dem gesamten Weg entlang der Harnkanälchen resorbiert.

Ein ausgeglichenes Verhältnis zwischen Wasser und Salz hält das Volumen der Extrazellulärflüssigkeit im Körper konstant und verhindert, dass wir verschrumpelt oder aufgedunsen aussehen. Es wundert uns natürlich nicht, dass für die bedarfsgerechte Wasser- und Salzausscheidung weitere ausgeklügelte Sondermechanismen bereitstehen. Diese können im ab- und aufsteigenden Ast der Henle-Schleife und im Sammelrohr bestaunt werden. Nachdem der anfängliche Primärharn einen identischen Salzgehalt zum Plasma hat, kann der Endurin beim Menschen bis zu viermal so viel Salz wie das Plasma enthalten, er kann aber auch bis zu sechsmal wässriger sein (Mayer 2011). Das ist die Spannbreite, die unseren Nieren zur Wasserregulierung zur Verfügung steht. Sie ist nicht wahnsinnig groß, aber für die normalen menschlichen Lebensbedingungen ausreichend. Ein Kamel würde damit nicht durch die Wüste kommen.

## Transportmechanismen in der Niere

Sowohl bei der Sekretion von schädlichen Substanzen aus dem Plasma in den Harn als auch bei der Rückresorption von wertvollen Stoffen aus dem Primärharn zurück ins Blut kommen unterschiedliche Antriebskräfte zum Tragen: Für beide Richtungen gibt es einen aktiven und einen passiven Transportmechanismus. Beim **passiven Transport** wird ein Konzentrationsgefälle, ein Gradient, ausgenutzt: In Flüssigkeiten und in Gasen bewegen sich Moleküle von Orten mit hoher Bevölkerungsdichte (also hoher Konzentration) zu Orten mit niedrigerer Bevölkerungsdichte (niedriger Konzentration), so lange, bis sie sich gleichmäßig in dem zur Verfügung stehenden Raum verteilt haben. **Diffusion** ist der Fachbegriff für dieses Geschehen (Abb. 2.9).

Wenn zwei Flüssigkeitsräume durch eine semipermeable (halbdurchlässige) Membran voneinander abgetrennt sind, wandern ungleich verteilte Moleküle von der Seite mit der höheren Konzentration auf die Seite mit der niedrigeren Konzentration (Abb. 2.10). Sie folgen auch hierbei wieder dem Konzentrationsgefälle und rutschen den Berg hinunter. Diesmal müssen sie jedoch ein Hindernis in Form einer löchrigen

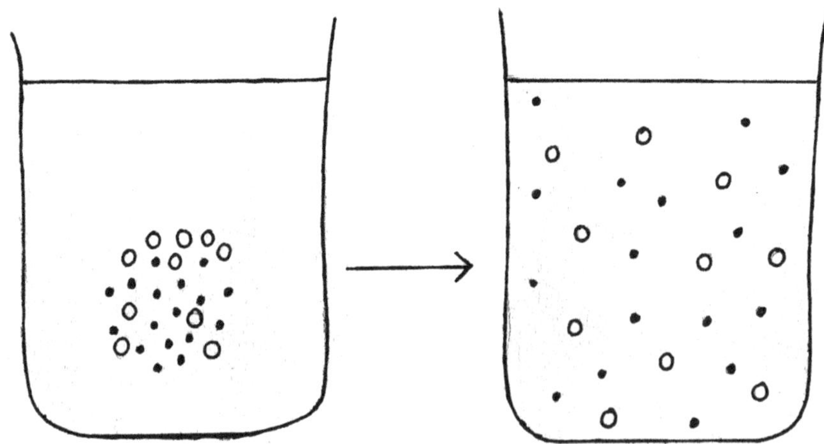

**Abb. 2.9** Diffusion: Moleküle verteilen sich ganz ohne Zutun gleichmäßig im Raum. Dahinter steht die Entropie

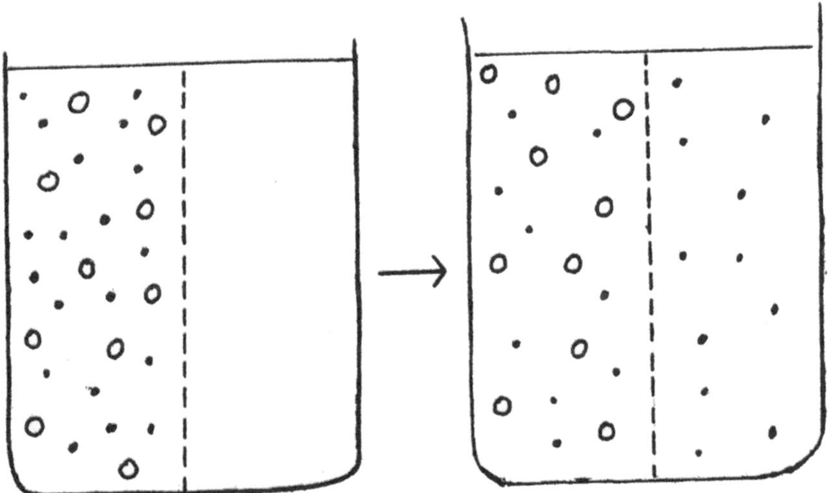

**Abb. 2.10** Osmose: Molekülwanderung durch eine semipermeable Membran

Wand überwinden. Dieses physikalisch-chemische Phänomen nennt sich **Osmose.** (Wir sind ihr bereits in der Zellkultur begegnet, als es um die richtige Salzkonzentration für das Zellkulturmedium ging). Moleküle, die nicht durch die Löcher passen, können das Gefälle nicht nutzen und bleiben auf der Seite hängen, auf der sie sich befinden. In solchen Fällen fließt im Gegenzug – ebenfalls durch die osmotischen Kräfte getrieben – Wasser auf die Seite der überzähligen Moleküle. Somit werden auf diese Weise wieder ausgewogene Verhältnisse hergestellt. Wie nicht anders zu erwarten, nutzt die Niere unter Einsatz von vielerlei Tricks die Osmose für ihre Zwecke. So sind beispielsweise die Wände, die Blutplasma und Harn voneinander abtrennen, auf den verschiedenen Streckenabschnitten ganz unterschiedlich durchlässig. Mal ist nur ein lockerer Maschendrahtzaun aufgestellt, an anderen Stellen versperrt eine unüberwindliche Mauer sogar dem Wasser den Weg.

Die Antriebskräfte der Diffusion und Osmose sind im Übrigen auch die Basis bei der künstlichen Blutreinigung durch Dialyse.

Der **aktive Transport** erfordert ein Transportsystem, das Moleküle den Berg hinauftragen kann, also entgegen eines Konzentrationsgefälles.

Dabei wird ordentlich Energie verbraucht. Es gibt dafür spezielle Transportermoleküle, die von den Biochemikern **Carrier** genannt werden. Zucker- und Aminosäuremoleküle werden beispielsweise aktiv zurücktransportiert, ebenso das im Glomerulum versehentlich durchs Nierensieb geflutschte Albumin.

Die Rückresorption dieser potenten Stoffe erfolgt praktisch zu 100 %, aber nur, solange die Carrier das schaffen. Bei der Zuckerkrankheit, dem Diabetes mellitus, sind die Glukose-Carrier überlastet. Glukosemoleküle bleiben dabei aufgrund ihrer übermäßigen Konzentration im Harn zurück und verleihen ihm einen süßen Geschmack. Diese Erscheinung nennt man **Glukosurie.**

Auch der Transport von Ionen (Elektrolyten) erfolgt überwiegend aktiv.

Diese Vorgänge erscheinen insgesamt recht komplex. Zwischen den aktiven und den passiven Transportmechanismen existieren zudem zahlreiche Interaktionen – alles ist irgendwie miteinander verkettet. Wir wollen es aber nicht übertreiben und es dabei belassen, der Niere auch im weiteren Durchgang nur die für unser Verständnis essenziellen Geheimnisse zu entlocken.

## Regulierung des Wassergehalts

Die Niere hat einige sinnreiche Tricks auf Lager, mit denen die die Konzentration des End-Urins an die Versorgungslage mit Wasser und Kochsalz anpasst.

Eine Konzentrierung mit geringem Energieaufwand wird durch den haarnadelförmigen Verlauf der Henle-Schleifen unterstützt. Wasser und Salz können zwischen dem absteigendem und dem aufsteigendem Ast im **Gegenstromprinzip** ausgetauscht werden. Eine Gruppe harntreibender Medikamente, im Fachjargon **Diuretika** genannt, greift an dieser Stelle ein. Nach ihrem Wirkungsort werden sie als **Schleifendiuretika** bezeichnet.

Der dicke Teil des aufsteigenden Schleifenastes ist ziemlich wasserdicht. In diesem Bereich werden Salz und Harnstoff aus dem Harn in die Zell-Zwischenräume des Nierenmarks befördert. Dadurch entsteht ein schichtförmig aufgebauter osmotischer Gradient, der sogenannte **Markgradient.** Weil die Harnflüssigkeit bei diesem Vorgang salzärmer und damit wässriger wird als der Primärharn, trägt der Streckenabschnitt die Bezeichnung **Verdünnungssegment.** Durch den beschriebenen Mechanismus kann die Niere ein Zuviel an Wasser ausscheiden und eine Wasservergiftung verhindern, falls wir mal dummerweise zu schnell zu viel Wasser getrunken haben oder uns jemand übermäßig viel Flüssigkeit als Infusion verabreicht hat. Beides passiert nicht so häufig, kann aber fatale Folgen haben (siehe Kap. 8).

Die Harnkanälchen münden in die Sammelrohre. Auch deren Wände sind zunächst einmal wasserdicht. Es wäre nun aber blöd, wenn das ein Dauerzustand wäre. Im Normalfall muss der Harn jetzt ja wieder eingedickt werden. Und das geht nur, wenn Wasser aus dem Sammelrohr hinausgelangen kann. Hier begegnet uns nun ein ganz raffinierter Mechanismus, der von einem Hormon mit der Kurzbezeichnung **ADH** gesteuert wird. ADH ist die Abkürzung für **„Antidiuretisches Hormon“.** Seine Wirkung ist, wie der Name sagt, antidiuretisch, was bedeutet, dass es die Urinausscheidung vermindert. Unter dem Einfluss von ADH tauchen in der Wand der Sammelrohre Wasserporen auf, sogenannte **Aquaporine.**

ADH wird vom Chef der Hormondrüsen produziert, dem **Hypothalamus,** der ein Teil des Zwischenhirns und Steuerzentrum des vegetativen Nervensystems ist. Das Hormon wird im Hinterlappen der **Hypophyse** (Hirnanhangdrüse), die unten am Hypothalamus dranhängt, gespeichert, bei Bedarf ins Blut abgegeben und auf diesem Weg zur Niere transportiert. Je mehr ADH freigesetzt wird, desto mehr Aquaporine bilden sich aus und desto mehr Wasser kann aus dem Urin ins Gewebe und von da aus in den Blutkreislauf zurückströmen. Aquaporine sind die Voraussetzung dafür, dass der Harn am Ende konzentrierter als das Blutplasma ist. Im Sammelrohr wird die Konzentration und somit auch das Volumen des auszuscheidenden Urins endgültig festgelegt! (ADH trägt übrigens als Zweitnamen die Bezeichnung „Vasopressin“).

Die Tatsache, dass ADH während der Nacht vermehrt aus dem Speicher freigesetzt wird, erspart uns so manchen nächtlichen Toilettengang. Diese Annehmlichkeit wird allerdings durch Alkohol zunichte gemacht.

Alkohol hemmt die Freisetzung von ADH! (Nebenbei bemerkt: Niktotin bewirkt das Gegenteil und führt zu vermehrter ADH-Ausschüttung).

**Alles klar?**

- Die Aufbereitung zum Endharn läuft in mehreren Stufen ab.
- In verschiedenen Streckenabschnitten der Harnkanälchen werden Nutzstoffe ins Blut zurückgeholt und Schadstoffe aus dem Blut sezerniert.
- Die Niere passt die Konzentration des Urins an die Versorgungssituation mit Wasser und Salz an.
- In der Nacht schaltet die Niere auf Wassersparmodus um. Dieser Mechanismus wird durch das Hypophysenhormon ADH gesteuert.

---

» Alkohol hemmt die Freisetzung von ADH und unterläuft den nächtlichen Wassersparmechanismus der Niere!

---

### Die Regulation de Säuren-Basen-Haushalts

Der Vollständigkeit halber muss noch erwähnt werden, dass die Niere auch Einfluss auf den pH-Wert des Blutes nimmt. Das ist lebensnotwendig, denn die Stoffwechselvorgänge des Körpers funktionieren nur in einem sehr engen pH-Wert-Bereich zwischen pH 7,35 und pH 7,45. Werte unter pH 6,8 oder über pH 7,7 sind tödlich.

---

» Die Stoffwechselvorgänge des Körpers funktionieren nur in einem sehr engen pH-Wert-Bereich.

---

An dieser Stelle erscheint es sinnvoll, zu erklären, was sich hinter dem Begriff „pH-Wert“ verbirgt. pH ist die Abkürzung für „potentia

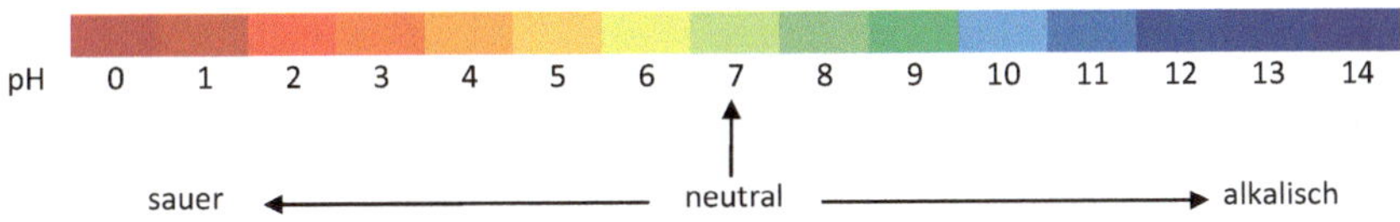


**Abb. 2.11** Messbereich des pH-Werts

hydrogenii", was übersetzt heißt „Stärke des Wasserstoffs". Die pH-Wert-Skala erstreckt sich von 0 bis 14. Eine neutrale Lösung hat pH 7. Alle Werte unterhalb pH 7 gehören zum sauren, die darüber liegenden Werte zum alkalischen (basischen) Bereich (Abb. 2.11). (Wir sprechen z. B. vom Säureschutzmantel unserer Haut, weil auf der Hautoberfläche ein pH-Wert von 5,5 vorherrscht.) Der pH-Wert kann mithilfe eines Teststreifens oder apparativ mit einem pH-Meter gemessen werden.

Die folgende Tabelle soll eine Vorstellung davon vermitteln, wie diese Zahlen einzuordnen sind:

| Flüssigkeit/Substanz | pH-Wert |
|---|---|
| Batteriesäure | <1 |
| Magensäure | 1–1,5 |
| Essig | 3 |
| Fruchtsäfte | 3,5 |
| Wein | 4 |
| Saure Milch | 4,5[a] |
| Bier | 4,5–5 |
| Mineralwasser | 6 |
| Milch | 6,5 |
| Urin | 4,8–7,6 |
| Reines Wasser | 7[a] |
| Blut | 7,4 |
| Seife, Waschmittellösung | 9–10 |
| Natronlauge | 13,5–14 |

[a]Offen herumstehendes Wasser wird sauer, weil sich Kohlendioxid aus der Luft darin löst

**Was verbirgt sich hinter dem pH-Wert?**

Für diejenigen, die's genau wissen wollen: Der Zahlenwert entspricht dem negativen dekadischen Logarithmus (Zehnerlogarithmus) der in einer Lösung vorhandenen Konzentration an freien Wasserstoffionen. Das negative

Vorzeichen hat den Effekt: Je weniger Wasserstoffionen vorhanden sind, desto höher ist der pH-Wert. Die Konzentration wird als sogenannte Stoffmengenkonzentration in Mol pro Liter angegeben. pH 7 bedeutet, dass sich in einem Liter $10^{-7}$ Mol Wasserstoffionen befinden. Das ist dann eine neutrale Lösung (Zum besseren Verständnis: Bei pH 6 ist die Wasserstoffionenkonzentration zehnmal höher, bei pH 8 zehnmal niedriger als bei pH 7).

Der Primärharn hat den gleichen pH-Wert wie das Blut. Der Endurin kann sowohl sauer als auch basisch sein. Beides ist kein gutes oder schlechtes Zeichen, sondern das Ergebnis einer sinnvollen Nierentätigkeit. Die Wandzellen der Harnkanälchen können sowohl Wasserstoffionen als auch basische Ionen abgeben. Durch diese Mechanismen werden überschüssige Säuren oder Basen ausgeschieden. Im Tierreich haben Pflanzenfresser einen alkalischen, Fleischfresser einen sauren Urin. Für Menschen trifft das ganz genauso zu: bei rein vegetarischer Ernährung ist der Urin alkalisch, eiweiß- und fettreiche Kost macht ihn sauer. Und weil die Milch aller Säugetiere eben eiweiß- und fettreich ist, haben Tier- und Menschenbabys durchwegs einen sauren Urin.

Später werden wir noch erfahren, welche Rolle der pH-Wert des Urins bei der Entstehung bzw. Vermeidung von Harnsteinen spielt.

**Alles klar?**

- Der Primärharn hat den gleichen pH-Wert wie das Blut.
- In den Harnkanälchen werden überschüssige Säuren oder Basen in den Urin abgegeben.
- Bei protein- und fettreicher Ernährung ist der Urin am Ende sauer, bei vegetarischer Ernährung ist er meist basisch.

## Endstation Nierenbecken

Die Sammelröhrchen laufen in den Papillen zusammen, aus denen dann das fertige Pipi ins Nierenbecken tropft. Hier endet nun unser Nierenrundgang. Wir haben die Entstehungsgeschichte des Urins kennengelernt und die erste Station der ableitenden Harnwege erreicht. Diese werden wir alsbald stromabwärts entlangwandern, mit Zwischenstopp im Speicherorgan Harnblase.

Vorher wollen wir jedoch noch eine kurze Rast am Rande des Nierenbeckens einlegen und uns mit einigen verblüffenden Sonderaufgaben des Multitalents Niere beschäftigen.

## 2.2 Sonderaufgaben der Niere

Die Niere ist zwar immerzu fleißig, aber sie ist keineswegs nur eine duldsame Arbeiterin. Das vielseitige Organ besitzt zusätzliche Talente, die es ihm erlauben, die eigenen Arbeitsbedingungen mitzugestalten. Um den anspruchsvollen Aufgaben gerecht zu werden, sind eine gute Durchblutung und eine ausreichende Sauerstoffversorgung Grundvoraussetzung. Vor allem muss der Blutdruck stimmen.

### 2.2.1 Die Niere und der Blutdruck

Für eine optimale Filterleistung sollte der Blutdruck im Normbereich liegen. Abweichende Werte kann die Niere bis zu einem gewissen Grad selbst kompensieren. Solange sich der Blutdruck zwischen **80 und 180 mm Hg** (Millimeter Quecksilbersäule) bewegt, kann der Filtrationsdruck in den Glomeruli durch die Verengung oder Erweiterung der Arteriolen (das sind die kleinen zuführenden Arterien) erhöht bzw. erniedrigt werden (Silbernagel et al. 2018).

Bei einem systolischen Blutdruck unter 80 mm Hg bricht die Filterleistung zusammen. Das wäre das katastrophale Aus für die Nierenfunktion. Deshalb macht die Niere richtig Druck und dreht kräftig an den Stellschrauben des Blutdrucks, sobald der systolische Blutdruck unter einen kritischen Wert abfällt. In speziellen Zellen produziert sie einen enzymatischen Wirkstoff namens **Renin.** Dieses Renin wird ins Blut abgegeben, worauf ein Regelkreislauf mit der Bezeichnung **Renin-Angiotensin-Aldosteron-System (RAAS)** in Gang kommt (Abb. 2.12). Nach ca. 30–60 Minuten steigt der Blutdruck wieder an. RAAS ist eines der wichtigsten blutdruckregulierenden Systeme des Körpers und steuert gleichzeitig maßgeblich den Salz- und Wasserhaushalt des Körpers.

Es kann vorkommen, dass die Niere die Reninproduktion trotz eines ausreichenden Blutdrucks anwirft. Das passiert, wenn die lokale Durchblutung einer oder beider Nieren behindert ist oder ganz zum Stocken kommt. Als Folge davon entwickelt sich ein bisweilen

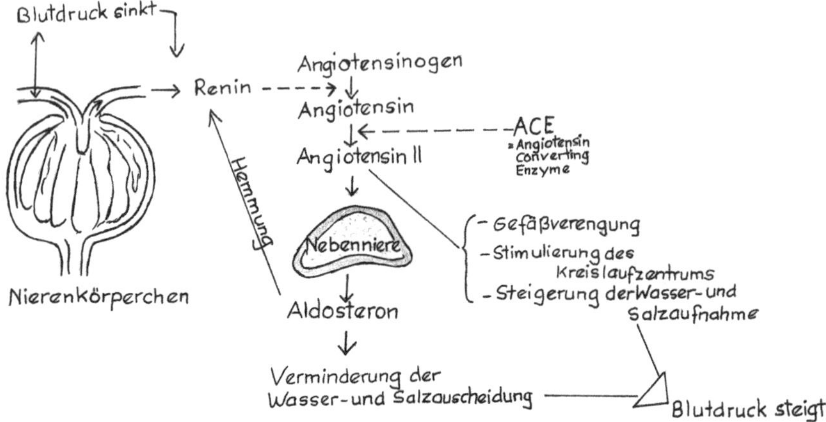


**Abb. 2.12** Das Renin-Angiotensin-Aldosteron-System (RAAS)

exorbitant hoher Bluthochdruck, der die Fachbezeichnung **„renale Hypertonie"** trägt.

**Alles klar?**

- Die Filterleistung der Nieren ist vom Blutdruck abhängig
- Bei zu niedrigem Blutdruck oder schlechter Durchblutung produziert die Niere Renin.
- Renin setzt das Renin-Angiotensin-Aldosteron-System (RAAS) in Gang.
- RAAS ist eines der wichtigsten blutdruckregulierenden Systeme des Körpers.
- Eine schlechte Blutversorgung der Nieren kann eine renale Hypertonie verursachen.

## 2.2.2 Die Niere und das EPO

Mindestens genauso spektakulär ist die Sache mit dem **EPO.** Das wurde nämlich keinesfalls als Designer-Doping-Stoff für den Leistungssport entwickelt, sondern ist ein natürliches Hormon, das in voller Länge **Erythropoietin** heißt und ebenfalls von unserem Multitalent

Niere hergestellt wird. Als ausgesprochenes Hochleistungsorgan hat die Niere einen ziemlich großen Sauerstoffbedarf. Sauerstoff wird ebenso wie alle Nährstoffe mit dem Blut angeliefert. Erythrozyten, die roten Blutkörperchen, sind vollgestopft mit dem Blutfarbstoff Hämoglobin, dessen Aufgabe der Transport von Sauerstoff ist. Erythropoietin wird gebraucht, damit rote Blutkörperchen gebildet werden („erythrós" steht im Altgriechischen für rot, „poiein" bedeutet machen.)

Durchschnittlich entstehen täglich rund zwei Milliarden Erys im roten Knochenmark aus Stammzellen. Sinkt der Sauerstoffgehalt des Blutes ab, steigert die Niere umgehend die EPO-Produktion. Unter dem Einfluss des Hormons wird daraufhin die Erythrozytenproduktion ordentlich angeheizt (Abb. 2.13). Die Anzahl der roten Blutkörperchen im Blut nimmt zu, dadurch wird die Transportkapazität für Sauerstoff verbessert. Durch diesen Prozess kann sich der Körper sowohl an ein wechselndes Sauerstoffangebot als auch an einen schwankenden Sauerstoffbedarf anpassen. In der dünnen Luft des Hochgebirges werden beispielsweise mehr Erys aus Knochenmarks-Stammzellen gebildet. Diesen Effekt nutzen zuweilen Leistungssportler, wenn sie sich in speziellen Höhentrainingslagern für bevorstehende Wettkämpfe konditionieren.

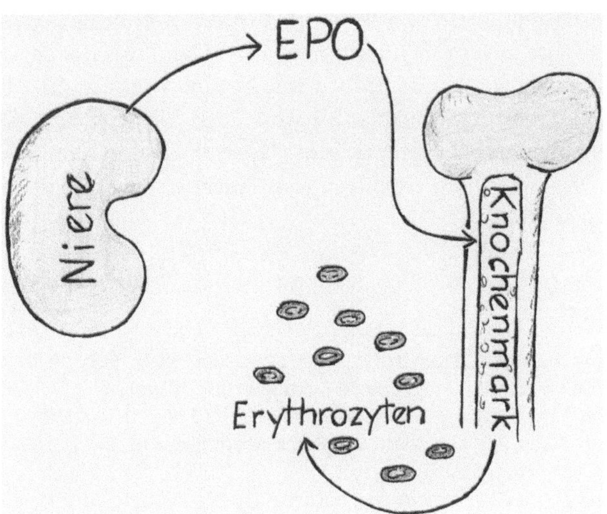


**Abb. 2.13** Die Bildung von roten Blutkörperchen unter dem Einfluss von EPO

Wenn die Muskeln genug Sauerstoff abkriegen, bekommt man nämlich keinen Muskelkater.

Weisen Menschen oder Tiere einen Mangel an roten Blutkörperchen auf, sagt man, sie leiden an **„Blutarmut“** oder **„Anämie“.** Liegt die Ursache dafür in einer Funktionsschwäche der Niere und synthetisiert dieses Organ zu wenig oder überhaupt kein EPO, spricht man von **„renaler Anämie“*** (der Anhang „-ämie“ oder auch „-hämie“ bedeutet: „das Blut betreffend“ und stammt vom griechischen Wort „haima“ = das Blut ab). Dialysepatienten sind ein Paradebeispiel für dieses Krankheitsbild. Therapeutikum der Wahl für diese und andere Arten von Blutarmut ist synthetisch hergestelltes EPO.

Auch wenn die Blässe äußerlich nicht deutlich sichtbar ist: Katzen leiden relativ häufig an renaler Anämie (und ebenfalls an renaler Hypertonie).

### Die zwiespältige Erfolgsgeschichte von EPO

EPO ist ein Kassenschlager der Pharmaindustrie, es gehört zu den weltweit erfolgreichsten Medikamenten. Nachdem es 1977 gelungen war, natürliches EPO in Milligramm-Mengen aus Urin zu isolieren, kam 1989 das erste gentechnologisch hergestellte EPO-Präparat auf den Markt. Seine leistungssteigernde Wirkung hat auch alsbald Sportler bzw. deren Betreuer auf den Plan gerufen: EPO wurde als Dopingmittel entdeckt. Ab dem Jahr 2000 standen dann im Gegenzug Tests zur Verfügung, mit deren Hilfe sich synthetisch hergestelltes EPO in Urinproben aufspüren ließ (Die Tatsache, dass das Präparat nur kurzzeitig nachweisbar ist, jedoch eine beträchtliche Langzeitwirkung hat – die überzähligen Blutkörperchen verschwinden nicht gleich wieder – ließ die Sportler anfangs bei rechtzeitigem Absetzen in der Dopingkontrolle gut dastehen und sie konnten trotzdem vom leistungssteigernden Effekt profitieren) (Jelkmann 2016).

### Alles klar?

- EPO macht die Backen rot: Ohne Erythropoietin werden im Knochenmark keine Erythrozyten (rote Blutzellen) gebildet.
- Bei Sauerstoffmangel steigert die Niere die EPO-Produktion.
- Synthetisches EPO ist ein wichtiges Medikament zur Behandlung von Blutarmut (Anämie).
- Synthetisches EPO ist ein unerlaubtes Dopingmittel.

### 2.2.3 Die Niere und Vitamin D

Wenn es der Niere schlecht geht, werden wir nicht nur blass, sondern auch unsere Knochen werden brüchig, wir bekommen **Osteoporose** (altgr. „ostéon“ = Knochen; „poros“ = Pore). Schuld daran ist dann ein Vitamin-D-Mangel. Last but not least übt die Niere nämlich auch eine Schlüsselfunktion in der **Bereitstellung von Vitamin D** in seiner biologisch aktiven Form aus. Vitamin D spielt eine wichtige Rolle bei der Regulation des Calcium-Phosphat-Stoffwechsels und damit für die Erhaltung der Stabilität des Skelettsystems.

Im Falle chronischer Niereninsuffizienz geht auch die Funktion der Vitamin-D-Aktivierung verloren. Fachbegriffe für damit assoziierte Skelettveränderungen sind **„renale Osteodystrophie“** oder **„renale Osteopathie“** („pathia/patheia“ ist lateinisch bzw. altgriechisch und bedeutet Krankheit, „Dystrophie“ steht für Fehlwachstum).

#### Vitamin D: Entstehungsstufen und Wirkung

Alle Körperbestandteile unterliegen einem ständigen Turnover. Der Umstand, dass wir Lebewesen unsere Substanzen immerfort austauschen und durch neues Material ersetzen, hält uns relativ lange frisch. Auf der anderen Seite ist ein unvorstellbar komplexes Regulationssystem nötig, damit sich Auf- und Abbau in allen Bereichen stets die Waage halten. Das Skelettsystem bildet hierbei keine Ausnahme. Knochen bestehen zu etwas mehr als der Hälfte aus mineralischen Bestandteilen, den Hauptanteil daran hat Kalziumphosphat. Ein ausgewogener Kalzium- und Phosphathaushalts ist daher eine zwingende Voraussetzung für den Erhalt der Knochenfestigkeit.

Eine wesentliche Rolle bei der Calcium- und Phosphataufnahme im Darm und deren Rückresorption in der Niere – und damit für den Stabilitätserhalt der Knochen – spielt Vitamin D in seiner biologisch aktiven Form. Diese hat eine hormonähnliche Wirkung und trägt die Bezeichnung **„Calcitriol“.** Die erste Vorstufe davon, das Provitamin D, können wir entweder mit der Nahrung aufnehmen oder aus Cholesterin selbst herstellen. Unter der Einwirkung von UVB-Strahlung entsteht in der Haut aus dem Provitamin ein neues Zwischenprodukt, das **Vitamin $D_3$.** Falls die Sonne nicht scheint oder man sie nicht an die Haut lassen möchte, kann Vitamin $D_3$ ersatzweise auch in Form eines Vitaminpräparates zugeführt werden. Die Leber macht daraus eine

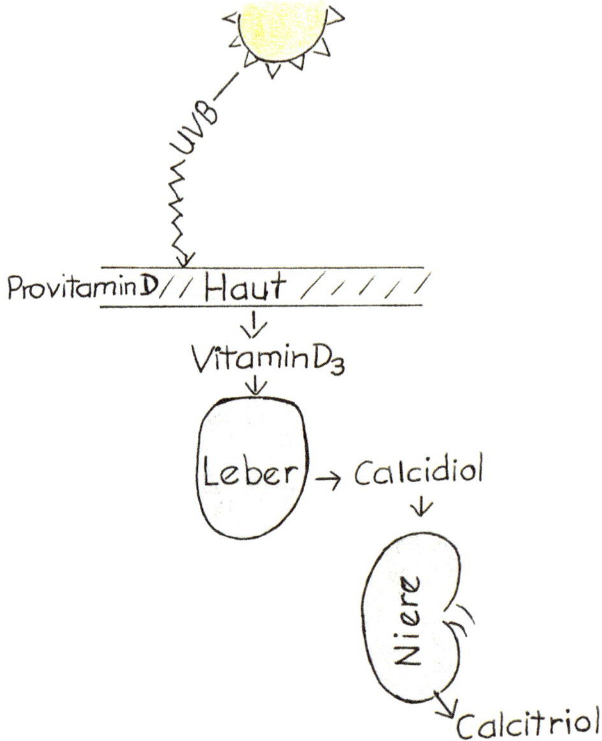


**Abb. 2.14** Der Werdegang von Vitamin D

nächste Zwischenstufe, das Calcidiol. Das i-Tüpfelchen wird abschließend von der Niere gesetzt, sie bewirkt die Umwandlung in die Aktivform des Vitamins (Abb. 2.14).

---

## » Gut zu wissen

Die Niere wandelt Vitamin D in seine biologisch aktive Form um.

Vitamin D macht die Knochen stark.

---

## Literatur

Bankir L, Bouby N, Trinh-Trang-Tan MM (1989) The role of the kidneys in the maintenance of water balance. Baillieres Clin Endocrinol Metab 3:249–311

Baust JM, Buehring GC, Campbell L, Elmore E, Harbell JW, Nims RW, Price P, Reid YA, Simione F (2017) Best practices in cell culture. Vitro Cell Dev Biol Anim 53:669–672

Eknoyan G (2005) The kidneys in the Bible: what happened? J Am Soc Nephrol 16:3464–3471

Field M, Pollok C, Harris D (2017) Organsysteme verstehen – Niere: Intergrative Grundlagen und Fälle. Urban & Fischer, München

Hildebrand J-P, Bleckmann H, Homberg U (2014) Penzlin – Lehrbuch der Tierphysiologie. Springer Spektrum, Berlin

Jelkmann W (2016) Erythropoietin. Front Horm Res 47:115–127

Karlson P, Doenecke D, Koolman J (1994) Kurzes Lehrbuch der Biochemie für Mediziner und Naturwissenschaftler. Thieme, Stuttgart

Marbach S, Bocquet L (2019) Osmosis, from molecular insights to large-scale applications. Chem Soc Rev 48:3102–3144

Mayer G (2011) Die Evolution der Nierenfunktion. J Hyperton – Austrian J Hypertens 15:9–12

Patel S, Rauf A, Khan H, Abu-Izneid T (2017) Renin-Angiotensin-Aldosterone (RAAS): the ubiquitous system for homeostasis and pathologies. Biomed Pharmacother 94:317–325

Segerer K, Wanner C (2014) Niere und ableitende Harnwege (Springer-Lehrbuch). Springer, Berlin

Silbernagel S, Despopoulos A, Draguhn A (2018) Taschenatlas Physiologie. Thieme, Stuttgart

## Internetquellen

Angele C (2008) www.medizin-netz.de/umfassende-berichte/der-kreislauf/. Zugegriffen: 6. Juli 2019

Deutsche Nierenstiftung (2019) Die Niere – Ein Hochleistungsorgan. www.nierenstiftung.de/die-niere/. Zugegriffen: 6. Juli 2019

Do you really know what AdBlue® is? (2017) www.greenchem-adblue.com/do-you-really-know-what-adblue-is-7/. Zugegriffen: 6. Juli 2019

Geiger S (2015) www.daserste.de/information/wissen-kultur/w-wie-wissen/sendung/2010/welt-in-zahlen-blut-100.html. Zugegriffen: 6. Juli 2019

https://de.wikipedia.org/wiki/Harnstoff (2019) Zugegriffen: 6. Juli 2019

# 3 Die ableitenden Harnwege – Abfluss mit Zwischenspeicher

*Die Blase ist der Spiegel der Seele*
altes chinesisches Sprichwort

Es ist geschafft – die Niere hat ihre Sisyphusarbeit erledigt. Die Mühsal des biochemischen Prozederes bei der Harnbildung haben wir hinter uns gebracht. Jetzt dürfen wir relaxen. Der Urin ist fertig; in der nunmehr vorliegenden Beschaffenheit landet das „Wässerchen" letztendlich im Töpfchen. Schauen wir uns nun noch einmal an, auf welchen Wegen es dorthin gelangt.

## 3.1 Die Grundstruktur

Die Strukturen, die uns auf dem Weg nach draußen begegnen, werden durch den funktionalen Überbegriff **„ableitende Harnwege"** gekennzeichnet. Dieses körpereigene Abflusssystem besteht aus einer Abfolge von langgestreckten und ballonförmigen muskulären Hohlorganen. Dazu gehören:



I. Kühlmann, *Urin – Eine Entdeckungsreise durch Niere, Blase und Co*,
https://doi.org/10.1007/978-3-662-59687-6_3

- **zwei Nierenbecken**
- **zwei Harnleiter**
- **eine Harnblase**
- **eine Harnröhre.**

Wie die Module zusammenhängen war bereits in Abb. 1.7 zu besichtigen.

Die ableitenden Harnwege besitzen in allen Abschnitten eine grundsätzlich ähnlich aufgebaute dreischichtige Wand. Die innere Auskleidung besteht aus einer Schleimhaut-Schutzschicht, auf lateinisch „Mucosa“ genannt. Die ist indessen nicht so schleimig, wie der Name vermuten lässt. Als Schleimhaut wird nämlich generell die Auskleidung innerer Organe bezeichnet, die im Gegensatz zur Außen- Haut keine Hornschicht trägt und eine feuchte Oberfläche hat. Für eine nennenswerte Schleimproduktion bräuchten wir zusätzliche Schleimdrüsen und solche gibt's bei uns in diesem Bereich nirgends (Pferde haben hingegen Schleimdrüsen in ihren Nierenbecken und sondern daher einen schleimigen Urin ab).

Die mittlere Wandschicht besteht aus einem System von glatten Muskelfaserzellen, unterteilt in eine innen liegende Längs- und eine außen liegende Ringmuskelschicht. Über eine äußere lockere Bindegewebsschicht sind unsere harnableitenden Strukturen in das umgebende Gewebe eingebettet.

## 3.2 Das Nierenbeckenkelchsystem

Im Bereich der inneren Krümmung der Nierenbohne stoßen wir auf unser erstes Modul der ableitenden Harnwege. Circa 20 Nierenpapillen ragen als kegelförmige Ausläufer der Markpyramiden in ein mehr oder weniger verzweigtes Kelchsystem hinein. Pausenlos quillt frisch produzierter Urin aus den Harnporen der Nierenpapillen hervor (siehe Kap. 2, Abschn. 2.1.3). Wie Tropfenfänger umschließen einzelne Nierenkelche jeweils ein bis drei Nierenpapillen. Manche Menschen haben eher kurze Nierenkelche, bei anderen sind sie länglich und verzweigt. Die kurze Form heißt ampullär, die verzweigte dentritisch.

Diese Nierenkelche vereinigen sich zu einem gemeinsamen Hohlraum, dem Nierenbecken. „Nierenbeckenkelchsystem“ ist die alles umfassende Bezeichnung des Gebildes. Es handelt sich um eine bauliche Einheit mit der Funktion einer Auffang – und Pumpstation.

Sechs bis zehn Milliliter des unaufhörlich nachsprudelnden Urins (minütlich kommt ca. ein Milliliter zusammen) kann das kleine Sammelbehältnis Nierenbecken kurzfristig aufnehmen.

Dadurch wird ein Rückstau vermieden, der einen Druckanstieg in der Niere und eine Zerstörung der Nierenkörperchen zur Folge hätte. Wegen des geringen Fassungsvermögens ist die Urin-Verweildauer im Nierenbecken auf ein paar Minuten beschränkt.

Nachfließender Urin lässt den „Betriebsdruck“ im Nierenbecken ansteigen. Dadurch werden rhythmische Kontraktionen ausgelöst, die den Harn in die Harnleiter hinausbefördern. Ähnlich einem Herzschrittmacher fungieren hierbei einige der glatten Muskelzellen im Nierenbecken als Schrittmacher für die Ureter-Peristaltik.

## 3.3 Die Harnleiter (Ureter)

Ans Nierenbecken angesetzt treten die Harnleiter – lateinisch **Ureter** – am sogenannten Nierenhilus (dort, wo alle Anschlüsse angebracht sind) aus der Niere aus, biegen rechtwinklig ab und ziehen wie überlange Makkaroni 25 bis 30 Zentimeter hinter dem Bauchfell entlang bis hinab zur Blase, auf die sie beidseitig an deren unterer Rückwand auftreffen. Die Harnleiter verlaufen dann noch etwa zwei Zentimeter weit schräg durch die Blasenwandmuskulatur hindurch und münden in zwei schlitzförmigen Austrittsöffnungen im Bereich des Blasendreiecks (siehe Abschn. 3.4). Diese letzten Harnleiterstückchen ergeben einen prima Druckverschluss mit Ventilfunktion; ein Rückfluss von Urin aus der Blase Richtung Niere wird dadurch im Normalfall verhindert.

Der Querschnitt der Harnleiter lässt an Hochdruckschläuche denken. Bei einer Schlauchdicke von vier bis sieben Millimetern ist der innere Hohlraum der Harnleiter gerade mal ein bis zwei Millimeter weit und erscheint sternförmig zusammengedrückt. Die Schläuchlein sind in beträchtlichem Ausmaß dehnbar. Es können beispielsweise Harnsteine von maximal fünf bis sieben Millimetern Durchmesser, also etwa erbsengroße Kaliber, durch die elastischen Harnleiter durchrutschen und infolgedessen spontan abgehen.

Die Muskelschicht der Harnleiter ist besonders kräftig. Längs- und Quermuskelschicht verlaufen spiralförmig und blasenwärts kommt sogar noch eine dritte muskuläre Schicht dazu. Die Harnleiter sind ständig in Bewegung: Wie eine la-Ola-Welle im Stadion laufen Kontraktionenwellen von den Nierenbecken ausgehend über die gesamten Harnleiter hinweg, zwei- bis sechs Mal pro Minute. Der Urin wird dabei mit einer Geschwindigkeit von einigen Zentimetern pro Sekunde weiterbefördert und das natürlich auch entgegen der Schwerkraft. Das ist das ganze Geheimnis, warum der Urin flussaufwärts fließen kann, wenn wir uns zwischendurch mal auf den Kopf stellen. Weil ausschließlich glatte Muskelzellen für die peristaltischen Bewegungen verantwortlich sind, müssen wir uns nicht darum kümmern (und wir merken noch nicht einmal etwas davon).

## 3.4 Die Harnblase

Bei den Eskimos in Alaska übernahm die Blase direkt die Funktion der Seele. Bei jährlich stattfindenden Blasenfesten setzten sie die Blasen getöteter Robben ins Meer und glaubten, dass sich daraus durch Reinkarnation neue Tiere bilden würden.

Gehen wir zurück zu den naturwissenschaftlich fundierten Aspekten. Damit wir nur von Zeit zu Zeit pinkeln müssen, obwohl aus der Niere kontinuierlich Harn nachfließt, sind wir, wie andere Säugetiere auch, erfreulicherweise mit einer Harnblase ausgestattet. Harnblasen kommen auch bei Nicht-Säugern vor, manche Frösche können sie sogar in einen Wasser-Vorratsbehälter umfunktionieren (Mayer 2011). Die Blase ist die Station, an der wir erstmals ab und zu in das Geschehen involviert werden. Wenn sie (mehr oder weniger) gefüllt ist, verspüren wir den wohlbekannten Harndrang. Wir können dann im Normalfall in aller Ruhe eine sanitäre Anlage aufsuchen oder das Bedürfnis sogar noch eine beträchtliche Weile unterdrücken. Bei einem Füllstand von 80 Millilitern kann schon eine erste Wahrnehmung erfolgen, ab ca. 300 bis allenfalls 500 Milliliter wird das Entleerungsbedürfnis im Normalfall dringlich. Der Schwellenwert, der den Harndrang auslöst, ist indessen stark von Gewohnheiten geprägt und oftmals ist die Blase, wenn sie sich meldet, nur gefühlt voll.

**Blasen wurden als Spielzeug und Fenster verwendet**

Einen Eindruck von der Größe, Stabilität und der phänomenalen Dehnbarkeit von Blasen vermitteln uns Berichte und historische Abbildungen über die vielfältigen Verwendungszwecke von Blasen geschlachteter Tiere (Abb. 3.1). Kindern dienten sie als Spielzeug,

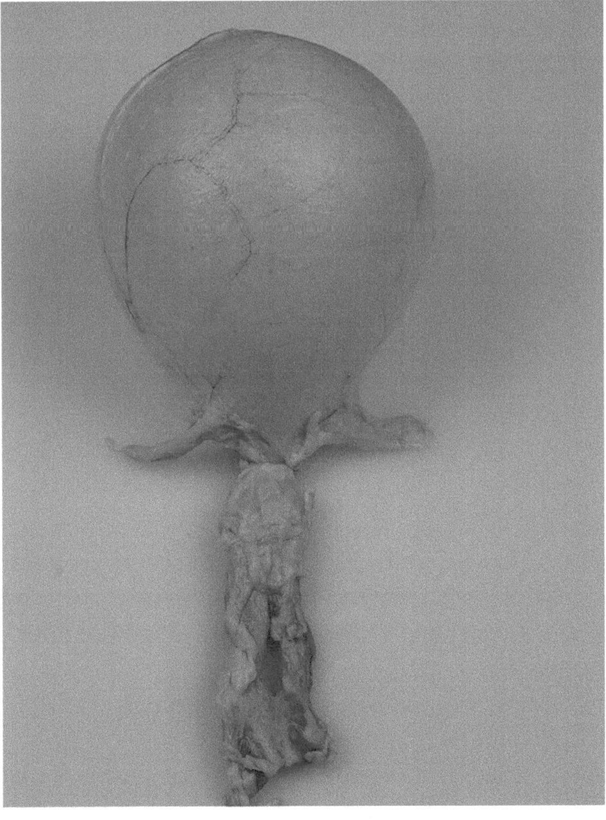

**Abb. 3.1** luftgefüllte Schweinsblase

als Fußball (der spätere Tudor-König Heinrich VIII. hat in seiner Kindheit mit einem solchen Blasen-Fußball gespielt) oder als eine Art Luftballon. Man hat Flüssigkeiten und Käse darin aufbewahrt und, in Holzrahmen eingespannt, ließen sich daraus sogar einigermaßen taugliche Fenster herstellen. Mittels an Stangen am Haus angebrachter aufgeblasener Schweineblasen macht man bis in jüngste Zeiten auf stattfindende Schlachtfest-Essen aufmerksam. In schwäbisch-alemannischen Fastnachtsumzügen werden traditionsgemäß „Saublodere" (und auch Rinderblodere) mitgeführt, mit denen die Narren nach den Zuschauern schlagen, natürlich bevorzugt nach solchen weiblichen Geschlechts (www.stuttgarter-nachrichten.de).

**Lage und Beschaffenheit der Blase**

Um die überaus spannenden Vorgänge bei der Ausübung ihrer Funktion verstehen zu können, müssen wir uns einen genaueren Einblick in die Konstruktion der Harnblase verschaffen. Der je nach Füllungsgrad mehr oder weniger birnenförmige Hohlmuskel befindet sich hinter der Schambeinfuge im kleinen Becken direkt über dem Beckenboden und ist auch in diesem verankert. Das gibt unserer Blase einen gewissen Halt, kann das Gebilde in gefülltem Zustand doch recht schwer werden. Das Dach des Blasenkörpers, der **Blasenscheitel,** ist tellerförmig an das Bauchfell angewachsen. Ein weiteres Befestigungselement bilden drei Harnblasenbänder, die von der Blase Richtung Bauchnabel ziehen.

Bei der Frau thront über der Harnblase, von hinten her kommend, die Gebärmutter (Abb. 3.2). Beim Mann ist die Blase direkt vor dem Mastdarm lokalisiert.

Formbezogen heißt die dreieckige Fläche im hinteren Bereich des Blasengrundes, die sich zwischen den zwei Harnleiteröffnungen und der Harnröhrenöffnung erstreckt, **Blasendreieck.** Den Abschluss nach unten und gleichzeitig den Übergang zur Harnröhre bildet der trichterförmige **Blasenhals.**

Die Blasenwand besitzt eine ganz erstaunliche Dehnungsfähigkeit. Elastische und weniger elastische, stabilere Fasern, sorgen dafür, dass die Blase, auch wenn sie im Laufe eines ganzen Lebens an die 150 000 Mal ordentlich gedehnt wird und wieder zusammenschnurrt, wie ein stabiler Luftballon nicht aus der Form gerät. Die in der Kunststoffindustrie

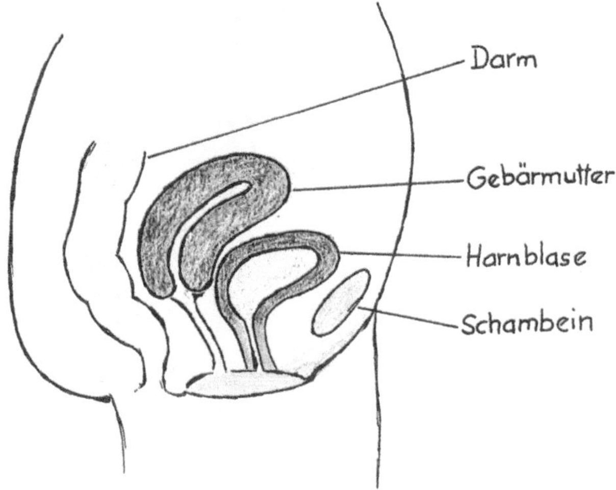


**Abb. 3.2** Lokalisation der Harnblase im weiblichen Körper

der ehemaligen DDR verwendeten Begriffe „Plaste und Elaste“ drängen sich hier förmlich auf.

Mit zunehmender Füllung schiebt sich die Harnblase „wie eine aufgehende Sonne“ – so die von Medizinern verwendete Beschreibung – hinter dem Schambein hervor, unter Umständen bis zum Bauchnabel hoch (Schünke M et al. 2018). Mittels einer Kanüle kann sie in dieser Region relativ einfach punktiert werden, z. B., wenn Urin gewonnen werden soll, der nicht durch Bakterien aus der Harnröhre verunreinigt ist, oder zur Blasenentleerung, falls der natürliche Abfluss verstopft ist.

Beim Menschen ist die Blase, egal wie voll sie ist, im Bauchraum relativ gut geschützt. Nur bei sehr starkem Aufprall kann eine Blasenruptur eintreten. Stärker gefährdet sind die Blasen von Hunden und Katzen, die sich bei diesen Tieren in gefülltem Zustand aus der Bauchdecke hervor wölben. Bei Rüden, die gerne ständig einen Urinvorrat bereithalten, um jederzeit ihr Revier markieren zu können, stellt eine geplatzte Blase eine häufige Folge von Unfällen dar (Suter und Kohn 2017).

### Der Blasenmuskel

Im Gegensatz zu den Muskelschichten der bisherigen Streckenabschnitte, die sich durchgehend im Arbeitsmodus befinden, nimmt der Blasenmuskel eine Sonderstellung ein. Er trägt den Namen **„Detrusor"** (Austreiber), mit vollem Namen „Musculus detrusor vesicae". Der Detrusor ist ein kräftiger dreischichtiger Muskel, bestehend aus längs und zirkulär verlaufenden glatten Muskelfasern, die netzartig übereinander liegen. Während die Harnleiter mit jeder peristaltischen Welle Urin in die Blase drücken und diese sich – im Normalfall über einen Zeitraum von einigen Stunden – mehr und mehr füllt, bleibt der Detrusormuskel ganz entspannt. Erst ganz am Ende der Füllphase tritt er in Aktion: seine Kontraktion führt zur Entleerung der Blase.

## 3.5 Die Harnröhre (Urethra)

Bis hierhin haben die Harnwege bei Männern und Frauen einen nahezu identischen Bauplan. Ein deutlicher Unterschied der Geschlechter tritt jedoch im Endabschnitt zutage, wie wir schon in Kap. 1 gesehen haben. Die Anatomie der Harnröhre ist im Wesentlichen durch die Unterschiede der äußeren Geschlechtsorgane geprägt.

Die weibliche Harnröhre ist schnell abgehandelt: sie ist 3–5 Zentimeter kurz und verläuft gerade. Sie lässt den Urin in den meisten Fällen ungehindert abfließen, sobald die Schließmuskeln geöffnet sind. Leidgeprüfte wissen aber auch: Es ist ein kurzer Weg für Bakterien. Bakteriell bedingte Harnwegsentzündungen sind bei Frauen viel häufiger als bei Männern (Imam 2016). Bei beiden Geschlechtern ist der Endabschnitt der Harnröhre mit Bakterien besiedelt.

Die männliche Harnröhre führt nicht so geradewegs und schnell nach draußen. Sie ist S-förmig gekrümmt und mit 20–25 Zentimeter deutlich länger, verläuft durch die Prostata und den Penis und fungiert – auch das haben wir schon in Kap. 1 erfahren – ab der Prostata zugleich als Harn- und Samenröhre.

Die Wand der Harnröhre ist ähnlich wie die der bisher betrachteten Strukturen aufgebaut. Glatte Längsmuskulatur verleiht dem Röhrchen die nötige Spannung. Ein Untermuskel davon ist der **Harnröhrenerweiterer** (M. dilatator urethrae). Wenn er sich kontrahiert, verkürzt sich die Urethra und bildet an ihrem Anfang einen Trichter. Dieser Vorgang ist der erste Schritt bei der Blasenentleerung.

## 3.6 Die Verschlussmechanismen

Während des Speichervorgangs muss die Blase gut verschlossen sein. Die Abdichtung nach oben kennen wir schon: der Urin kann nicht Richtung Niere zurückfließen, weil die Harnleiter-Endstücke eine Ventilfunktion ausüben.

Richtung Austrittspforte in die Außenwelt sorgen zwei hintereinanderliegende Schließmuskelsysteme, die **Blasensphinkter,** zusammen mit Elementen der Beckenbodenmuskulatur, für eine doppelte und dreifache Absicherung (Abb. 3.3). Dadurch, dass die volle Blase etwas nach vorne gekippt ist, ist der Druck auf das Verschlusssystem auch weniger stark.

Der **innere Schließmuskel (Musculus vesicae internus)** befindet sich am Blasenhals und besteht, wie alle uns auf unserem bisherigen Weg begegneten muskulären Strukturen, aus glatter Muskulatur. Er wird daher ausschließlich vom vegetativen Nervensystem kontrolliert.

Der **äußere Schließmuskel (Musculus urethrae externus)** umschließt die Harnröhre etwas weiter unten, beim Mann direkt hinter

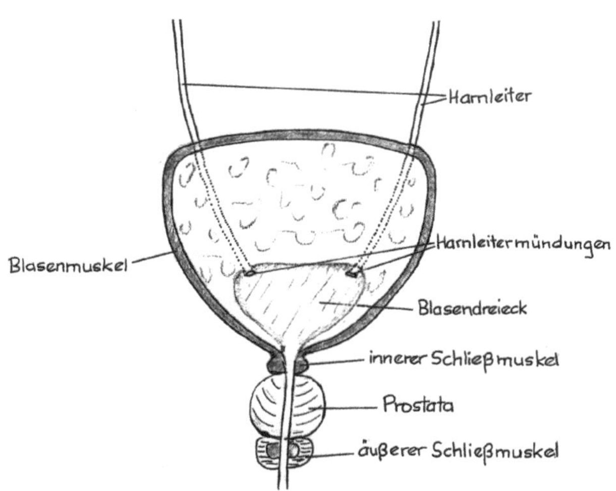


**Abb. 3.3** Blase und Harnröhre mit Verschlusssystemen (in männlicher Ausführung)

der Prostata, bei der Frau im mittleren Bereich ihrer kurzen Harnröhre. Hufeisenförmig, wie eine Klammer, spannt sich ein quergestreifter, nach hinten offener Muskel über einen innen liegenden Ring aus glatten Muskelfasern. Die glattmuskulären Fasern sorgen für einen dauerhaften leichten Druck. Das Hufeisen lässt sich aktiv zuklemmen oder, bei gewünschter Blasenentleerung, durch bewusste Entspannung aufsperren. Erstmals dürfen wir also bei dem Spiel mitmachen und haben sogar normalerweise die Endkontrolle über die Funktion.

Zusätzlich zu den Muskeln sorgen Strukturen aus Bindegewebe und aus Venengeflechten, die bei gefüllter Blase kissenförmig anschwellen, für zuverlässige Dichtigkeit. Aus dem Lager der Beckenbodenmuskulatur trägt vor allem der **Anusheber** (Musculus levator ani) zur willentlichen Verstärkung des Verschlussdruckes bei, und zwar sowohl dem der Blase als auch dem des Darms.

Nach dem Durchtritt durch den Beckenboden ist die Harnröhre mit keinem weiteren Verschlussmechanismus versehen. Beine verschränken und hektisches Herumhampeln sind gängige Versuche, bis zum Erreichen eines geeigneten Örtchens dichtzuhalten.

### Muskeln und ihre Funktionen

Wo Muskeln agieren geht es nicht immer nur um Fortbewegung. Die Grundfunktion von Muskeln ist die **Kontraktion.** Bei diesem Vorgang gehen die Muskelfilamente Aktin und Myosin eine äußerst feste Liaison miteinander ein. Die Verbindung geht nur durch die Aktion eines Gegenspielers wieder auseinander. Die Beuger und Strecker unserer Gliedmaßen sind ein Beispiel für solche antagonistisch agierenden Muskelkontrahenten.

Einige Muskeln sind für schnelle, andere für langsame Kontraktionen oder auch nur für die Aufrechterhaltung eines dauerhaften Tonus ausgelegt. Die schnelle Fraktion wird von den quergestreiften, die langsame oder ausdauernde von den glatten Muskeln gebildet. Eine anhaltende Kontraktion erfordert fast keinen Energieaufwand (Ein krasses Beispiel hierfür ist der Schließmuskel von Muscheln, der ohne messbaren Energieverbrauch enormen Zugkräften standhalten kann).

Bewegungen, die wir bewusst ausführen, wie laufen, fuchteln, kauen, die Augen verdrehen, die Zunge herausstrecken, sind Aufgabe der quergestreiften Muskulatur. Sie wird auch Skelettmuskulatur genannt, weil ihr Löwenanteil mit dem Skelett verknüpft ist. Unter dem Mikroskop sehen diese Muskeln gestreift aus, das kommt von der regelmäßigen Anordnung ihrer Filamente.

Auf glatte Muskeln haben wir keinen willentlichen Einfluss (abgesehen davon, dass wir sie durch Medikamente lahmlegen können). Sie werden vom vegetativen Nervensystem oder von muskeleigenen Kontrollmechanismen gesteuert. Die Peristaltik von Magen, Darm, den Harnwegen, die Kontraktionen der Gebärmutter während des Geburtsvorgangs und die dauerhafte Kontraktion der Schließmuskeln sind typische Tätigkeitsfelder glatter Muskulatur.

Die Herzmuskulatur ist eine eigene Muskelart.

**Alles klar?**

- Die ableitenden Harnwege sind für den Abtransport des Urins zuständig.
- Die Wand aller Bauteile ist aus Schichten glatter Muskulatur aufgebaut.
- Die Nierenkelche nehmen den Urin auf, der aus den Harnporen der Nierenpapillen heraustropft.
- Das Nierenbecken fungiert als kleine Sammelstation und Taktgeber für die Harnleiterperistaltik.
- Die Harnleiter treiben den Urin mit einer Geschwindigkeit von einigen Zentimetern pro Sekunde Richtung Harnblase voran.
- Die Harnblase ist ein außergewöhnlich dehnbares Hohlorgan.
- Der Blasenmuskel ist die meiste Zeit entspannt. Seine Kontraktion führt zur Blasenentleerung.
- Der Verschlussmechanismus besteht aus einem inneren und einem äußeren Schließmuskel und unterstützenden Elementen des Beckenbodens.

Unsere Sightseeing-Tour durch die Harnwege ist damit beendet. Jetzt folgt eine Lektion über die originellen, hochgradig komplexen und effektiven Regelmechanismen der Blasenfüllung und -Entleerung.

## 3.7 Regulation der Blasenfüllung und – Entleerung

Die Anzahl der Akteure, die in die Vorgänge der Blasenfüllung und -Entleerung involviert sind, ist recht überschaubar: Blase, Harnröhre, Schließmuskeln und der Beckenboden bilden eine funktionelle Einheit. Andererseits ist ein ganzes Arsenal an Schaltkreisen für das koordinierte Zusammenspiel von Entleerungs- und Verschlussmechanismen zuständig. Die Kommunikation zwischen Unterleib und Oberstübchen ähnelt den Regelkreisen in einem technischen Prozess. So ist es verständlich, dass ein Menschenkind u. U. mehr als fünf Jahre braucht, um hundertprozentig „trocken" zu werden (Haug-Schnabel 2003). Die Beherrschung der willkürlichen Blasenentleerung dauert demnach eine geraume Zeit länger als das Erlernen des kontrollierten Stuhlgangs! Die komplexen Schaltkreise müssen zunächst ausreifen und der knifflige Umgang damit muss gründlich trainiert werden.

Eine wesentliche Rolle bei der Blasenentleerung spielen **Reflexe.** Reflexbögen sind die einfachsten Schaltkreise im weit verzweigten Nervengeflecht.

### Heimnetzwerk Nervensystem

Die Kommunikation zwischen den Zellverbänden eines vielzelligen Tier-Organismus findet nicht über Bluetooth, sondern über ein weit verzweigtes Kabelsystem statt. Nervenzellen, bestehend aus Zellkörpern und Fortsätzen unterschiedlicher Länge, verkörpern die anatomische Grundlage des Kommunikationssystems. Die langen Nervenzellfortsätze tragen die Bezeichnung „Axon" und bilden zusammen mit einer isolierenden Ummantelung die Nervenfasern. Die eigentlichen „Nerven" bestehen wiederum aus Bündeln solcher Nervenfasern, elektrischen Kabeln ähnlich – und deren Funktion hat tatsächlich etwas mit Stromleitung zu tun. Nervenfasern können Erregungen in Form von elektrischen Impulsen mit einer beeindruckenden Geschwindigkeit von bis zu 100 Metern pro Sekunde (das sind 360 km/h) weiterleiten, allerdings immer nur in eine Richtung. Man unterscheidet deshalb zwischen Empfindungsnerven und Bewegungsnerven. Die einen leiten Informationen von lokalen Sinneszellen zur Zentrale weiter, die anderen sind für die Übermittlung von Befehls-Impulsen in der Gegenrichtung an die ausführenden Organe, z. B. Muskeln, verantwortlich.

Die Gesamtheit aller Nerven bildet das Nervensystem, das bei Wirbeltieren unter anatomisch-topologischen Gesichtspunkten in das **Zentralnervensystem,** bestehend aus dem Zentralrechner **Gehirn** und dem Hochleistungs-Kommunikationskabel **Rückenmark,** und das **periphere Nervensystem** unterteilt wird. Das periphere Nervensystem vernetzt alle Bereiche des Körpers mit dem Zentralnervensystem. Nervenfreie Zonen existieren nicht.

Unter funktionellen Gesichtspunkten unterscheidet man ein somatisches von einem vegetativen Nervensystem. Das **somatische Nervensystem** ist die für die Interaktion mit der Außenwelt zuständige Sektion. Die Großhirnrinde als deren zentrale Instanz ist der Sitz des Bewusstseins, sie befähigt uns zur Wahrnehmung von Sinneseindrücken und zu willentlich gesteuerten Handlungen. Das **vegetative Nervensystem** heißt auch autonomes Nervensystem, weil es nicht von unserem Verstand kontrolliert wird. Gemeinsam mit den Hormonen kümmert sich diese autarke Steuerzentrale um die Innenwelt des Körpers und seine Vitalfunktionen. Sie besteht aus zwei antagonistisch wirksamen Fraktionen mit den lustigen Namen **Sympathikus** und **Parasympathikus** und einem dritten Partner, dem enterischen Nervensystem, umgangssprachlich auch als **Darmhirn** bekannt.

In stressigen Situationen übernimmt der Sympathikus die Regie und bereitet uns (leider für unsere moderne Zeit oft unpassend) auf Kampf oder Flucht vor. In relaxten Phasen sorgt der Parasympathikus für Regeneration und den Aufbau von Reserven und er ist auch tonangebend für die entspannte Entleerung der Blase.

## Die Phasen der Blasenfüllung und -Entleerung

99,8 % der gesamten Tages- und Nachtzeit befindet sich die Blase im Speichermodus. Mit Pipimachen sind wir gerade mal zwei bis drei Minuten innerhalb von 24 Stunden beschäftigt (den Weg zur Toilette und zurück, Händewaschen, Make-up kontrollieren usw. natürlich nicht mitgerechnet). In den Stunden dazwischen sind Blasenhals und Harnröhre beharrlich verschlossen und der Blasenmuskel bleibt entspannt. Während der Füllphase hat der Sympathikus die Kontrolle über den unteren Harntrakt und sorgt für die Relaxation des Blasenmuskels und die Dichtigkeit des Abflusses. Indessen ist auch die sensorische Einbahnstraße die meiste Zeit gesperrt. Während der ausgedehnten Blasenfüllungsphase dringen in der Regel keine Empfindungen aus diesem Bereich in unser Bewusstsein. Der Info-Verkehr wird erst bei starker Blasendehnung freigegeben, wenn es langsam ratsam wird, an eine Entleerung zu denken. Vorher werden die von den Dehnungsrezeptoren der Blasenwand ausgesandten Signale u. a. im Thalamus, dem im Zwischenhirn gelegenen „Tor zum Bewusstsein“, abgefangen und wir bleiben davon unbehelligt. Allerdings kann die Straßensperrung durch konditionierte Reflexe aufgehoben werden: Fast jeder verspürt Harndrang, wenn der Wasserhahn läuft oder ein Bächlein plätschert. Auch durch Kältereize oder Blasenentzündungen wird die Dämpfung der Reizleitung aufgehoben.

Dringen die Signale der Dehnungsrezeptoren in unser Bewusstsein durch oder melden sie gar Alarmstufe rot, wird der Prozess der Blasenentleerung von uns willkürlich eingeleitet, indem wir die Verschlüsse aus angespannter quergestreifter Muskulatur des äußeren Harnröhren-Schließmuskels und des Beckenbodens öffnen und gleichzeitig aufhören, hemmende Impulse an die Steuerzentren zu senden. Durch pure Entspannung geben wir den Weg frei. (In der Regel haben wir vorher für passende äußere Umstände gesorgt). Das ganze restliche Prozedere läuft unbewusst-reflektorisch ab. Wie bei einem Relais wird ein Schalter umgelegt, es kommt es zum „Phase switching", das Zepter wird vom Sympathikus an den Parasympathikus übergeben. Durch Verkürzung der Harnröhren-Längsmuskulatur erweitert sich der Blasenhals und bildet wie oben bereits erwähnt einen Trichter. Simultan kontrahiert sich der Blasenmuskel und drückt den Urin in den Harnröhren-Abfluss. Es reicht, den Dingen ihren Lauf zu lassen, ein Einsatz der Bauchpresse ist nicht nötig. Außer man beteiligt sich an einem Weitpinkel-Wettbewerb.

Falls im Badezimmer ein Feuer ausbricht oder eine andere störende Situation eintritt, kann die Miktion jederzeit unterbrochen werden. Durch Anspannung des quergestreiften Schließmuskels wird die Detrusorkontraktion reflektorisch aufgehoben.

Ist der Speicher geleert, geht alles in den Ausgangszustand zurück: Der Detrusor entspannt sich wieder, Harnröhrensphinkter- und Beckenbodenmuskulatur kontrahieren und der Blasenauslass wird in den Anfangszustand zurück gehoben (Abb. 3.4). Jetzt kann das Spiel kann von vorne beginnen (www.apogepha.de).

**Steuerzentren der Miktion**

Im unteren Hirnstamm, in der sogenannten Brücke oder „Pons", treffen wir auf das **pontine Miktionszentrum.** Es ist die maßgebliche

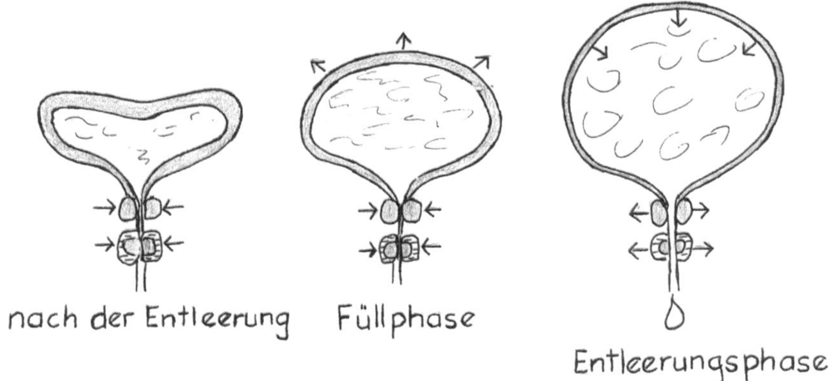


**Abb. 3.4** Die Phasen der Blasenfüllung und – Entleerung

Koordinationsstelle für einen geordneten Ablauf aller zugehörigen Vorgänge. In dieser Schaltzentrale erfolgt die ultimative Abstimmung zwischen Meldungen aus dem unterem Harntrakt (Füllstand der Blase) und Absichtserklärungen aus übergeordneten Zentren.

Ein zweiter bedeutsamer Nervenknoten ist das **sakrale Miktionszentrum.** Es hat nichts mit Religion zu tun, sondern heißt so, weil es im Bereich des Sakralmarks, also im Rückenmark auf Höhe des Kreuzbeins (= Os sacrum) anzutreffen ist. Es fungiert als Schaltzentrale für den Miktionsreflex und ist Durchgangs- und Umschaltstation für den Informationsaustausch zwischen dem pontinen Miktionszentrum und den Strukturen des unteren Harntrakts.

Das **bewusste Kontrollzentrum** über die Blasenfunktion sitzt vor im Frontallappen des Großhirns. Die Blase selbst hat zwar einen direkten Draht zu dieser Zentrale, die Nervenleitungen zu unserem Bewusstsein verlaufen jedoch unidirektional in Form von aufsteigenden Empfindungsnervenbahnen. Eine Gegenfahrbahn mit motorischen Bewegungsnerven existiert nicht. Der Detrusormuskel wird, wie auch die Muskeln des Nierenbeckens und der Harnleiter, einzig und allein vom vegetativen Nervensystem angeregt bzw. entspannt. Es handelt

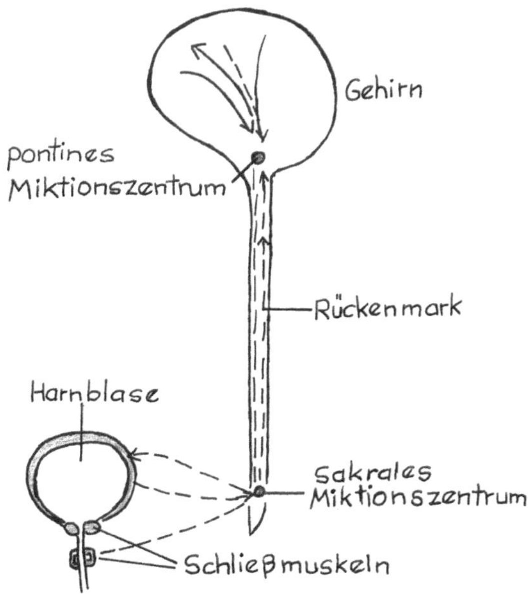


**Abb. 3.5** Schaltkreise und Steuerzentren der Miktion

sich ja schließlich um glatte Muskulatur, deren Kontraktion wir nicht willentlich beeinflussen können.

Das streng hierarchisch organisierte Kontroll- und Steuersystem zur Koordination von Harnspeicherung und -entleerung ist in der Abb. 3.5 vereinfacht dargestellt.

Ein paar Anleitungen für den feinfühligen Gebrauch der vorgestellten Hardware und Software finden Sie in Kap. 8. Zunächst werden wir uns nun dem Endprodukt der Nierentätigkeit zuwenden.

**Alles klar?**

- Die Blasenentleerung wird durch willkürliche Muskel-Entspannung eingeleitet.
- Füll- und Entleerungsphase werden durch komplexe Schaltkreise gesteuert.
- Während der Füllphase hat der Parasympathikus die Kontrolle: Der Blasenmuskel ist entspannt, die Schließmuskeln sind angespannt.
- Die Entleerungsphase steht unter der Regie des Sympathikus: Der Blasenmuskel kontrahiert, die Schließmuskulatur erschlafft.

## Literatur

Braun P, Jünemann KP (2012) Anatomie, Physiologie und Innervation des Harntraktes. In: Schultz-Lampel D, Goepel M, Haferkamp A (Hrsg) Urodynamik. Springer, Berlin

Hautmann R, Gschwend JE (2014) Urologie. Springer, Berlin

Mayer G (2011) Die Evolution der Nierenfunktion. J Hyperton – Austrian J Hypertens 15:9–12

Schünke M, Schulte E, Schumacher U et al (2018) Prometheus LernAtlas – Innere Organe. 4.7 Harnblase (Vesicae urinaria) in situ. Thieme, Stuttgart

Segerer K, Wanner C (2014) Niere und ableitende Harnwege (Springer-Lehrbuch). Springer, Berlin

Silbernagel S, Despopoulos A, Draguhn A (2018) Taschenatlas Physiologie. Thieme, Stuttgart

Suter PF, Kohn P (Hrsg) (2017) Praktikum der Hundeklinik. Begründet von Hans G. Niemand. 11.3.3.8 Harnblasentraumata. Enke, Erlangen

Thomas C (2013) Ein ganz besonderer Saft – Urin: Die Hausapotheke des Körpers. Inklusive „Erfahrungen mit Urin. Briefe zum besonderen Saft“ & „Blick über den Zaun. Erfolge und Erfahrungen mit Urin“. Aurum, Freiburg im Breisgau

## Internetquellen

APOGEPHA Urogenitalsystem https://www.apogepha.de/therapiegebiete/urogenitalsystem/harnsystem.html. Zugegriffen: 6. Juli 2019

Haug-Schnabel G (2003) ifp Staatsinstitut für Frühpädagogik. www.familienhandbuch.de/babys-kinder/entwicklung/kleinkind/sauberkeitserziehung/Die-EntwicklungderKontrolleueberBlaseundDarm.php. Zugegriffen: 6. Juli 2019

Imam TH (2016) Bakterielle Harnwegsinfektionen. https://www.msdmanuals.com/de-de/profi/urogenitaltrakt/harnwegsinfektionen-hwis/bakterielle-harnwegsinfektionen-hwis. Zugegriffen: 8. Juli 2019

Manski D (2019) Online Lehrbuch für Ärzte https://www.urologielehrbuch.de/index.html. Zugegriffen: 6. Juli 2019

lecturio (2018) Nervensystem (Systema nervosum): Aufbau, Funktionsweise und Erkrankungen https://www.lecturio.de/magazin/nervensystem/. Zugegriffen: 22. Juli 2019

Stuttgarter Nachrichten (2017) Kuriose Fastnachtsbräuche. Schweinsblasen und falsche Nasen. https://www.stuttgarter-nachrichten.de/inhalt.kuriose-fastnachtsbraeuche-schweinsblasen-und-falsche-nasen.f7cd221c-0045-402f-b2ef-99c7533a5f38.html. Zugegriffen: 6. Juli 2019

# 4 Urin – umweltschädlicher Flüssig-Abfall oder flüssiges Gold?

*Die Zingel sagten zu den Brassen:*
*ihr sollt im Teich kein Wasser lassen.*
*Die Brassen riefen: Was ein Stuss!*
*Und machen nun in einen Fluss.*
aus: „Ein Fisch wird kommen“ von Arezu Weitholz

## 4.1 Einleitung

Die hoffentlich für Sie nicht allzu mühselige Wegstrecke des Urinabflusses haben wir im letzten Kapitel mutig durchwandert und mittlerweile sind wir wieder in der Außenwelt angekommen. Wir haben uns erleichtert. Als nächstes steht uns ein Tauchgang bevor, hinab in das gehaltvolle Nass.

Das Wort „Urin“, und die im Englischen und Französischen verwendeten Vokabeln „urine“, im Italienischen, Portugiesischen und Spanischen „urina“ bzw. „orina“ geschrieben, entstammen allesamt dem altbewährten lateinischen Ausdruck „urina“ oder auch dem griechischen „ouron“. Wir Deutschen machen es uns und unseren Sprachschülern nicht ganz so einfach und verwenden einen zweiten, gleichermaßen



I. Kühlmann, *Urin – Eine Entdeckungsreise durch Niere, Blase und Co*,
https://doi.org/10.1007/978-3-662-59687-6_4

geläufigen, dem Mittel- bzw. Althochdeutschen entstammenden und auch irgendwie altmodisch klingenden Begriff „Harn". Das Wort Urin wurde erst im 15. Jh in die frühneuhochdeutsche Sprache eingeführt (www.woerterbuchnetz.de). Urintest, Morgenurin, Harnglas und Urinbecher, Harndrang, Harnstoff und Harnsäure, Urinal, alle diese Wortkombinationen und der Tatbestand, dass es beispielsweise nicht Urinblase (Blasenbildung im Urin ist eher schlecht), Urinwegsinfekt oder Urinstoff heißt (Urea wäre das richtige Wort für letztere Substanz), können für einen Nicht-Muttersprachler schon ziemlich verwirrend sein. Neben den beiden konventionellen und auch medizinisch-wissenschaftlich verwendeten Haupt-Termini wird das „Pipi" aus der Kindersprache gerne als manierliche Benennung benutzt, wohingegen „Pisse" als weniger stubenrein gilt. Weitere derbere Begriffe (von denen es gar nicht so wenige gibt) ersparen wir uns lieber. Sie sollen sich behaglich fühlen und nicht angepisst sein.

## 4.2 Urin ist keine Ekelbrühe

Gehen wir das Thema ganz unbefangen an: Let's talk about pee – sprechen wir darüber. Weil das jedoch, egal welcher Begriff verwendet wird, die meisten von uns immer noch ein wenig Überwindung kostet, sollen ein paar hilfreiche Gedanken zur Auflockerung an den Anfang der Abhandlung gestellt werden. Die Grundfrage ist: wieso sollte Urin eklig sein? Er ist, wie wir gelernt haben, ein Extrakt aus dem besten Nährmedium der Welt, dem Blutplasma und enthält alle dessen Inhaltsstoffe in wechselnder Zusammenstellung. Urin ist normalerweise konzentrierter als Blutplasma, vor allem salziger. Der Salzgehalt ist nicht „physiologisch" wie der des Blutes und der anderen Körpersäfte. Urin gesunder Individuen ist frei von krankheitserregenden Bestandteilen, das ist ein ganz wichtiger Aspekt. Frischer menschlicher Urin stinkt auch meistens nicht. Sein Geruch wird eher mit angenehmen, schwach würzigen Duftnoten wie frisch gemähtem Gras oder Kalbsbrühe in Verbindung gebracht, nach dem Verzehr von Knusper-Müslis riecht er irgendwie nach Keks. Unter bestimmten Umständen können jedoch auch andere Geruchswolken aus dem frisch produzierten Wässerchen aufsteigen. Wie diese zustande kommen, werden wir alsbald erfahren.

Zahlreiche führende Köpfe, allen voran Sigmund Freud, vertraten die Meinung, dass der frühkindliche unbefangene Umgang mit den Exkrementen letztendlich nur durch Erziehungsmaßnahmen unterdrückt wird. Ob eine gewisse Aversion nun angeboren oder anerzogen ist (nicht alle „angeborenen" Verhaltensweisen sind bereits von Geburt an ausgereift und aktiv), sei dahingestellt. So manche der landläufigen Taburegeln ist einfach sinnvoll für ein behagliches Zusammenleben. Auch Tiere halten schließlich ihre Lebensbereiche sauber.

Es gibt zwei Hauptgründe, die eine hygienische Handhabung des Urins ratsam erscheinen lassen: zum einen fängt er gehörig an zu stinken, sobald sich entsprechende Bakterien aus der Umwelt daran laben, zum anderen können einige Krankheitserreger, darunter Herpes- und Masernviren sowie Hepatitis A- und B-Viren und auch Pestbakterien durch den Urin erkrankter Personen übertragen werden. Auch Prionen, die Auslöser des Rinderwahnsinns (BSE) und der Creuzfeldt-Jacob-Krankheit wurden im Urin gefunden (Moda et al. 2014).

Ein interessanter Spezialfall ist in diesem Zusammenhang die Tropenkrankheit **Bilharziose,** von der Schätzungen zur Folge weltweit 250 bis 300 Mio. Menschen befallen sind (www.schisto.de/). Die Krankheit war schon im alten Ägypten bekannt und seit einigen Jahren kann man sich die Erreger – Saugwürmer der Gattung Pärchenegel (Schistosoma) – sogar auf Korsika einfangen (www.rki.de). Der Kreislauf dieser Parasitose wird insbesondere durch eine in manchen Gegenden verbreitete Unsitte, direkt in die Gewässer zu pinkeln, effektiv unterstützt. Ein Beispiel dafür, wie man es richtig falsch machen kann.

Also: Hygieneregeln sollten unbedingt beachtet werden. Widerwille und Ekel sind jedoch zweifelsohne übertriebene Gefühlsregungen. In Kap. 2 haben wir die Arbeit der Niere ausgiebig bestaunt. Urin wird zum Zwecke der Entsorgung von Abfällen aus der Stoffwechselfabrik und von überschüssigen Biomolekülen und Mineralstoffen aus der Nahrung produziert. Weil die im Stoffwechselgeschehen entstehenden Gifte bereits von der Leber in verträgliche Substanzen umgebaut werden, ist Urin so gut wie giftfrei. Die negative Konditionierung (oder was immer es ist) wollen wir nun endgültig hinter uns lassen. Dabei kann der Gedanke hilfreich sein, dass im Urin ein hoher materieller Wert steckt. „Pecunia non olet" (Geld stinkt nicht) – dieses geflügelte Wort entstammt dem Umfeld einträglicher Geschäftemacherei mit dem „flüssigen Gold".

## 4.3 Die Umweltproblematik der Urinentsorgung

Im Jahr 2050 werden nach Schätzungen von UNO-Experten 10 Mrd. Menschen die Erde bevölkern (www.spiegel.de). Das bedeutet, dass dann ca. 10 % aller jemals geborenen Menschen (das sind zusammengerechnet 100 Mrd.) gleichzeitig leben werden (www.sueddeutsche.de). Wie rasant die Vermehrung vor sich geht, kann man an der Weltbevölkerungsuhr ablesen (siehe z. B. www.countrymeters.info/de/World). Auf das Thema Pipi bezogen lassen sich dazu allerhand aufschlussreiche Rechenexempel durchführen. 10 Mrd. Menschen werden im Laufe ihres Lebens – vorausgesetzt sie hätten das Glück, 80 Jahre alt zu werden – 500 Billionen (also $5 \times 10^{14}$) Liter mehr oder weniger reines Trinkwasser in Urin umwandeln. Eine besorgniserregende Urinflut, die, weil die Welt ein geschlossenes System ist, zurück in den Wasserkreislauf gelangt. (Gegenwärtig, im Jahr 2019, leben erst 7,7 Mrd. Menschen auf der Erde – siehe z. B. www.br.de, aber mit dieser Zahl lässt sich schlechter rechnen).

### 4.3.1 Berechnungen zum Uringehalt der irdischen Wasserreservoirs

Das gesamte Wasservorkommen auf der Erde, die sog. Hydrosphäre, umfasst Schätzungen der in Massachusetts angesiedelten *„Woods Hole Oceanographic Institution"* zufolge 1,4 Mrd. Kubikkilometer, in Litern ausgedrückt sind das 1,4 Trilliarden (1 Trilliarde $= 10^{21}$). Würde sich also der ganze anfallende Urin von 10 Mrd. Einwohnern gleichmäßig auf die gesamten Wasservorräte verteilen, käme man über den Daumen gepeilt auf einen Verdünnungsfaktor von 1 zu drei Millionen. Das klingt noch ganz passabel. Legt man der Berechnung jedoch die gesamte bisherige Menschheit zugrunde, beträgt die Verdünnung nur noch 1 zu 300 000. In jedem Liter, den wir trinken, wären dann geschätzte 3 Mikroliter Wasser enthalten (das ist immerhin ein sichtbares Tröpfchen), die schon einmal durch einen Menschen hindurchgeflossen sind. Hoffentlich habe ich mich nicht verrechnet! (Wenn die gesamte Urinmenge aller derzeit lebenden Deutschen 80 Jahre lang in den Bodensee flösse – er enthält geschätzte 50 Kubikkilometer Wasser –, kämen wir sogar nur noch auf einen Verdünnungsfaktor von 1:10. In jedem Liter Bodenseewasser würde sich dann 1 Deziliter Urinflüssigkeit wiederfinden).

Lange Rechnung kurzer Sinn: ein zunehmend größerer Anteil unseres Trinkwassers befindet sich bereits im zweiten Durchlauf („second mouth" sozusagen). Bei den Zahlenangaben handelt es sich selbstverständlich nur um grobe Annäherungen an die wahren Verhältnisse. Zum einen werden nicht die kompletten Wasservorräte in den Kreislauf einbezogen, zum anderen wurde bei den obigen Kalkulationen die Tierwelt völlig außer Acht gelassen!

### 4.3.2 Von der Toilette zum Klärwerk: ein Weg in die Sackgasse?

Ein WC aus Porzellan mit Wasserspülung und Anschluss an die Kanalisation in jedem Haushalt ist gegenwärtig der gängige Standard in den Industrienationen.

In Mitteleuropa fallen derzeit täglich 123 Liter Abwasser pro Einwohner an, die durch die Kanalisation davon fließen (Brandt M 2018). Das entspricht der gleichen Menge an verbrauchtem Trinkwasser. Davon gehen wiederum 30 Liter für die Toilettenspülung drauf; das sind 11 Kubikmeter pro Jahr. Von 80 Mio. Deutschen werden demzufolge jährlich 880 Mio. Kubikmeter Trinkwasser durchs Klo gespült. Früher wurde pro Toilettengang sogar noch mehr Wasser vergeudet. Die Weiterentwicklung der Wasserspülkästen und die Einführung von Spartasten hat schon einiges gebracht. Manchmal werden solche Spartechniken allerdings auch zum Ärgernis für den Klogänger, z. B. dann, wenn das Klopapier hartnäckig in der Kloschüssel hängen bleibt. Eine gewisse Wassermenge ist zudem erforderlich, damit Transport und Verarbeitung und Aufbereitung im Klärwerk funktionieren. Mehr und mehr kristallisiert sich heraus, dass die in den Industrieländern praktizierte Methode der Fäkalienentsorgung eine wesentliche Ursache für zunehmende Probleme ist. Was einst ein Segen war, hat sich mittlerweile längst zum ökologischen Unsinn entwickelt.

**Historische Entwicklung des Wasserklosetts**

Das Mittelalter zeichnete sich bekanntlich durch eine weitgehende Unbefangenheit bei der Verrichtung menschlicher Bedürfnisse und der Fäkalienentsorgung aus, mit entsprechend bestialischer Geruchsnote in den Städten. Ein bedeutungsvoller Schritt in Richtung moderne Zeiten war die Einführung des Wasserklosetts (Eine Vorläufer-Variante dieser technischen Einrichtung war zwar bereits im alten Rom anzutreffen, wo Latrinen und Necessarias – eine Art Pissstände – von Wassergräben unterspült waren, die ihrerseits in den Zentralkanal „Cloaca maxima" mündeten). Diese Ingenieursmeisterleistung der Etrusker ging mit dem Untergang des römischen Reiches wieder verloren. Die aktuell etablierte Toilettentechnologie stammt aus England. Bereits 1596 erfand der englische Dichter Sir John Harington einen Prototyp des WCs. Weil sich jedoch weder Königin Elisabeth I. noch die anderen Zeitgenossen dafür begeistern konnten, geriet die Erfindung bald wieder in Vergessenheit. 1775 wurde dem Londoner Uhrmacher Alexander Cummings das Patent auf eine Wieder-Erfindung der Toilettenschüssel mit angeschlossener Wasserspülung und einem Siphon als Geruchssperre erteilt. 1870 etablierten sich schließlich, ebenfalls in England, Kloschüsseln aus Keramik, die in großer Stückzahl hergestellt werden konnten. Die „porzellangefasste Quelle", wie der Mandarin Kao-Tai in Herbert Rosendorfers Roman „Briefe in die chinesische Vergangenheit" das WC blumig bezeichnet, war erfunden.

Experimenten und Tüfteleien des Arztes und Hygienewissenschaftlers Max von Pettenkofer (1818–1901) war es zu verdanken, dass die Stadt München gegen Ende des 19. Jhs als eine der saubersten Städte Europas galt, mit vorbildlicher Kanalisation und zentraler Trinkwasserversorgung. Diese Maßnahmen führten damals zur Eindämmung von Cholera und Typhus.

Indessen stellt die Wasserverschwendung nicht die einzige Kloproblematik dar. Über die Toilette gelangt auch eine Vielzahl an wenig umweltfreundlichen Substanzen in den Wasserkreislauf. Die direkte Einleitung in die Oberflächengewässer würde angesichts unserer Bevölkerungsdichte zu einer unhaltbaren Umweltverschmutzung führen (Vielleicht erinnern Sie sich noch die eklige Situation an einigen Stränden in Südeuropa, wo noch vor einigen Jahrzehnten die Abwasserrohre der Strandhotels direkt ins Meer mündeten).

**Klärwerke an der Grenze der Belastbarkeit** Von der Kanalisation werden die Abwässer zum Klärwerk geleitet. Moderne Kläranlagen reinigen das Abwasser in drei Stufen: mechanisch werden gröbere Teile mittels eines sog. Rechens herausgefischt. In der anschließenden biologischen Reinigungsstufe wird ein Großteil der organischen Abfallstoffe durch Mikroben abgebaut und abschließend wird das Abwasser einer chemischen Endreinigung unterzogen. In dieser letzten Stufe wird beispielsweise Phosphor durch Ausfällung eliminiert und bleibt im Klärschlamm zurück.

Die gefräßigen Mikroben im Klärwerk sind allerdings keine Alleskönner. Die meisten Produkte der Pharmaindustrie sind biologisch schlecht abbaubar. Weil der Mensch bis zu 70 % der eingenommenen Arzneimittel über den Stuhl oder den Urin wieder ausscheidet, landet fortwährend ein imposantes Medikamentencocktail in Seen und Flüssen und letztendlich auch im Grundwasser. Das sind allein an die 100 Tonnen Schmerzmittel im Jahr (Löwer C 2004). Daneben gelangen Antibiotika, Blutdrucksenker, Antiepileptika, Blutfettsenker, Antirheumatika, sogar Röntgenkontrastmittel und allen voran Antikontrazeptiva auf diesem Weg in den Wasserkreislauf. Verschärft wird die Situation noch dadurch, dass so mancher Zeitgenosse seine Tabletten gar nicht erst schluckt, sondern sie direkt ins Klo entsorgt. Auch über diese Unsitte gibt es einen prägnanten Witz: Patient: „Herr Doktor, warum haben Sie mir ein neues Medikament verschrieben?“ Arzt: „Wie kommen sie darauf?“ Patient: „Früher sind die Tabletten im Klo untergegangen, jetzt schwimmen sie an der Wasseroberfläche“.

Nicht nur Medikamente werden im Klo entsorgt. Hartnäckig hält sich die Unsitte, die Kloschüssel als universellen Mistkübel zu verwenden. Alles Mögliche, bei dem man nicht so recht weiß, wohin damit (dazu zählen vor allem auch Essensreste), wird hineingeschüttet oder -geworfen, sofern nicht die Gefahr der unmittelbaren Verstopfung droht. Zu den Spitzenreitern, die zu guter Letzt am Rechen der Kläranlage hängen bleiben, zählen Kondome und Hygieneartikel. Bei dieser Gelegenheit könnte man auch hinterfragen, ob es wirklich sinnvoll ist, die Unmengen von Klopapier mit wegzuspülen. In manchen Ländern,

z. B. in Lateinamerika, ist dies gar nicht möglich, weil die Abflussrohre einen geringeren Durchmesser haben. Auch wenn es einigen Sportlern bei der Olympiade in Rio de Janeiro im Jahr 2016 befremdlich erschien, dass man dort das Klopapier in einen Abfalleimer wirft, ist es eine Überlegung wert, ob das nicht die sauberere Variante ist. Spuren davon im Trinkwasser wiederzufinden, und seien sie noch so gering, scheint da doch wesentlich ekliger zu sein.

### 4.3.3 Auswirkungen auf die Trinkwasserqualität

Trinkwasser hat einen hervorragenden Ruf, es gilt als das am besten überwachte Lebensmittel schlechthin. Bei den Trinkwasseranalysen werden jedoch längst nicht alle Stoffe erfasst. Arzneimittelrückstände beeinträchtigen die Wasserqualität in besonderem Maße, da sie in den gängigen Wasseraufbereitungsanlagen größtenteils nicht entfernt werden. Die in Deutschland gültige Trinkwasserverordnung (sie ist die nationale Umsetzung der EU-Richtlinie 98/83/EG über die Qualität von Wasser für den menschlichen Gebrauch) musste aufgrund neuer Erkenntnisse schon ein paarmal geändert werden. Erst im Jahr 2012 hat das EU- Parlament beispielsweise Obergrenzen für Östrogene und das nierenschädigende Schmerzmittel Diclofenac festgelegt.

Die Auswirkungen der **Antibabypille** auf die Umwelt haben in diesem Zusammenhang besonderes Aufsehen erregt. In Deutschland werden jährlich 60 kg des synthetischen Östrogens 17-alpha- Ethinestradiol (EE2) produziert (Schönauer S und Grommelt HJ 2007), um von 80 % der Frauen im gebärfähigen Alter geschluckt und in großem Umfang wieder ausgeschieden zu werden. In Bayern sind bereits bis zu 2 Nanogramm (milliardstel Gramm) davon in einem Liter Trinkwasser nachweisbar. Der Klassiker von Otto Waalkes: „Der Schniedel schrumpft, der Busen schwillt, bald ist er Mamas Ebenbild" beschreibt sehr anschaulich die möglichen Folgen dieser Anreicherung weiblicher Hormone im Trinkwasser für die Männerwelt. Ein Zusammenhang dieser ungewollten Östrogenresorption mit zunehmenden Fertilitätsproblemen infolge verminderter Spermienproduktion gilt als bewiesen. Besonders sensibel, nämlich mit einer vollkommenen Geschlechtsumwandlung, reagieren

Amphibien und Fische auf die Hormonkeule aus den Abwässern. Auch hierzu existiert der eine oder andere spaßige Spruch, wie z. B. der: „gibt's Forelle blau bald nur noch als Frau?"

### 4.3.4 Ein Umdenken erscheint notwendig

Langsam wird klar, dass man nicht ewig den gleichen Stiefel durchziehen kann. Es gibt überdies noch einen weiteren wesentlichen Grund, warum die ehemals zukunftsweisende Kanaltechnik in ihrer jetzigen Form grundlegend überdacht werden sollte: über die Kanalisation werden wertvolle Pipi- Inhaltsstoffe einfach fortgespült – die pure Verschwendung!

Victor Hugo hat diesen Missstand in seinem 1862 erschienenen Roman „Die Elenden" („Les Misérables") bereits äußerst weitsichtig beschrieben:

> „Paris wirft jährlich 25 Mio. Francs ins Wasser… Tag und Nacht… Zu welchem Zweck? Zu gar keinem. Was denkt es sich dabei? Nichts. Mittels welches Organes? Mittels seiner Eingeweide, seiner Kloaken… Kein Guano, so kräftig er auch sein mag, ist dem Unrat einer Stadt gleichzustellen. Würde man ihn zur Fruchtbarmachung des Erdbodens benutzen, so wäre man des größten Erfolges sicher, so würde man Mist in Gold verwandeln. Was macht man aber mit diesem Gold? Man wirft es weg. Alle Jahre werden mit großen Kosten ganze Flotten ausgesandt, um aus der südlichen Hemisphäre den Kot der Sturmvögel und Alke herüberzuholen und die unberechenbaren Schätze, die man in nächster Nähe hat, sendet man ins Meer…Laut statistischen Berechnungen sendet Frankreich allein durch die Mündungen seiner Flüsse einen Wert von einer halben Milliarde in den Atlantischen Ozean… Die Schlauheit des Menschen besteht also darin, dass er sich lieber dieser bedeutenden Summe entledigt, sie mir nichts, dir nichts in den Rinnstein wirft. Also das Lebenselement der Bevölkerung tragen uns die Kloaken und die Flüsse fort. Und daraus ergeben sich als Resultate die Verarmung des Landes und die Verpestung des Wassers… Ein doppelter Saug- und Druckröhrenapparat mit Ventilen und Spülschleusen, ein System, das also wie die Lunge des Menschen und schon in mehreren englischen Kommunen zur Anwendung gelangt

ist, würde genügen, um das reine Wasser der Gefilde in unsere Städte zu lenken und den Feldern das befruchtende Wasser unserer Städte wiederzugeben. Aber man hat an Anderes zu denken, als an so einfache Dinge."

Als Lösung zumindest eines Teils der aufgezeigten Probleme zeichnet sich die Wiederentdeckung der Urinverwertung ab.

## 4.4 Urin als Wertstoff

Seit undenklichen Zeiten wird Urin als profitbringender Rohstoff gehandelt. Seine Beschaffenheit eröffnet ein weites Feld an Verwendungsmöglichkeiten. Beginnen wir mit einer kurzen Zeitreise in die Vergangenheit.

### 4.4.1 Historisch-traditionelle Einsatzbereiche von Urin

Im römischen Kaiserreich legte man großen Wert auf gepflegte Kleidung. Zum Waschen gab man diese in die Wäscherei. Auf Anhieb kann man es fast nicht glauben: als hoch effektives Waschmittel kam in diesen Einrichtungen Urin zum Einsatz. „Die spinnen, die Römer", sagten sich schon Asterix und Obelix. Man kann nicht behaupten, dass man nichts Besseres gehabt hätte. Seife war zur damaligen Zeit nämlich längst erfunden. Assyrer und Sumerer stellten sie bereits seit 4000 Jahren her, und von ihren Streifzügen durch Gallien und Germanien brachten die Römer ihren Frauen Seifenstücke als hoch willkommenes Souvenir mit (Abb. 4.1). Seife war ein exklusiver Luxusartikel und wurde ausschließlich für kosmetische Zwecke eingesetzt (Falbala, die blonde Schönheit aus dem kleinen gallischen Dorf, hat sich mit ziemlicher Sicherheit auch damit gepflegt). Der Begriff Gallseife hat wiederum nichts mit Gallien zu tun sondern bezieht sich auf die zum Zwecke der besseren Fettlösung zugesetzte Rindergalle.

Auf den Trichter, Seife selbst herzustellen und sie gar zum Wäschewaschen zu verwenden, war man indes nicht gekommen. Oder man wollte ganz einfach eine bewährte, etablierte Methode nicht abschaffen. Aus heutiger Sicht war sie zudem ziemlich umweltfreundlich.

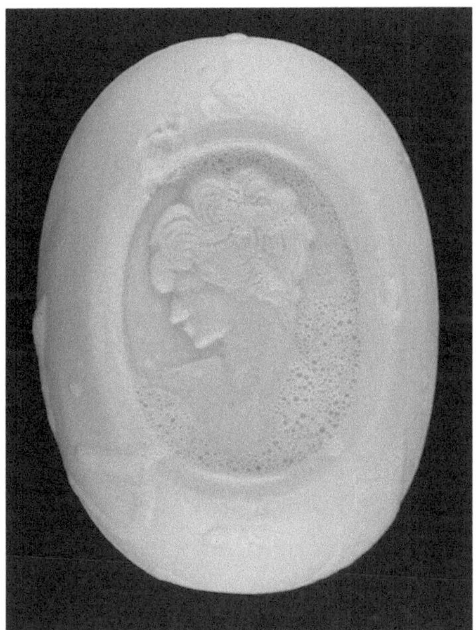

**Abb. 4.1** Seifiges Must Have der Römerin

Die Inhaber der urinbasierten Wäschereien waren die **Fullonen.** Das waren wohlhabende Leute – sie zählten zu den Reichsten im Lande. Die Römer ließen sich die Reinigung ihrer Kleidung etwas kosten. Die Zunft der Fullonen genoss indes wenig Ansehen und ihr Job war richtig hart. Die Wäsche wurde nämlich in uringefüllte Bottiche eingelegt und dann wurde mit nackten Füßen gründlich darauf herum gestampft. Auf diese Weise wurden die Textilien ordentlich durchgewalkt. Letztendlich hat es funktioniert, die Wäsche wurde sauber. Sie musste abschließend nur noch im klaren Wasser nahegelegener Flüsse ausgespült werden.

Urin hat wahrscheinlich die am längsten bekannte Seifenwirkung. Der Trick dabei ist, dass zum Waschen kein frischer, sondern entsprechend „ausgereifter" Urin zum Einsatz kommt. Der eigentliche Wirkstoff ist Ammoniak. Weil diese stechend scharf riechende Chemikalie weder für die Atemwege noch für die Haut eine Wohltat ist, waren die Arbeitsbedingungen der Fullonen so ziemlich unter aller Sau. Deshalb wollten die Vertreter des Berufsstandes nicht auch noch mit hohen Steuern belastet werden. Eine entsprechende Eingabe beim Kaiser Vespasian wurde von diesem mit dem oben erwähnten geflügelten Wort abgewiegelt. Urin stinke zwar, das Geld hingegen nicht, war seine lapidare Antwort. Geldwäsche mit Urin oder was? (Es gab übrigens zur damaligen Zeit nur Münzgeld).

## » Alles clean mit Urin!

Woher kommt nun aber das Ammoniak? Weiter vorne haben wir schließlich gelernt, dass die Leber zur Schadensabwehr aus diesem aggressiven Molekül unter Zumischung von Kohlendioxid den harmlosen Harnstoff zusammenbastelt. Deshalb ist in frischem Urin kein Ammoniak enthalten.

### Entstehung von Ammoniak im Urin

Urin enthält Harnstoff und im Harnstoff steckt wertvoller Stickstoff. Harnstoff ist deshalb ein gefundenes Fressen für viele Bakterien, die ein Enzym mit der biochemischen Bezeichnung Urease* besitzen. Solche Mikroorganismen tragen Namen wie *Sporosarcina ureae*, *Bacillus pasteurii* oder *Proteus vulgaris*. Der zuletzt genannte Keim ist insbesondere in Pferdeställen heimisch. Das Enzym Urease schnippelt Harnstoff (Urea) entzwei und zerlegt ihn in Ammoniak und $CO_2$ (Kohlendioxid) und es war das erste aller Enzyme, das von Biochemikern (im Jahr 1926) in Reinform isoliert wurde. Außer in Bakterien kommt Urease auch in vielen Pflanzensamen wie denen der Sojabohne und der Schwertbohne und in einigen Schimmelpilzen vor.

Urin ist ein Eldorado für die harnstoff-fressenden Bakterien und diese lassen in Bereichen, in denen Urin häufiger anzutreffen ist, nicht lange auf sich warten. Aus diesem Grund stinkt es in Tierställen (und nicht minder in Toiletten ohne Wasserspülung) oft bestialisch nach Ammoniak. Die jährliche Ammoniakemission in der landwirtschaftlichen Tierhaltung beläuft sich auf mehr als 700 000 Tonnen (Bayerisches Landesamt für Umwelt 2018). Die gute Landluft…

Die nächste Frage ist: Wie kommt die Seifenwirkung des Ammoniaks zustande? Die Erklärung: In Wasser gelöstes Ammoniak besitzt die Eigenschaft einer Lauge. Wenn Laugen mit Fett zusammentreffen, reagieren die beiden Partner miteinander und es entsteht Seife. (Die gute alte Kernseife wird z. B. durch Kochen von tierischen oder pflanzlichen Fetten mit Natronlauge hergestellt.) Auf diesem Sachverhalt beruht die reinigende Wirkung des Urins. Getragene Kleidung steuert entweder das notwendige Fett aus körpereigener Produktion bei oder es kann der Waschbrühe noch extra zugegeben werden. Sogar unsere Großmütter verwendeten Urin noch als Woll-Weichspüler!

Ammoniak hat noch eine weitere Eigenschaft: es ist ein **Reduktionsmittel.** Diese chemische Eigenschaft wurde über viele Jahrhunderte vor allem für das **Färben von Textilien** genutzt, und auch zum **Gerben von Tierhäuten und Fellen.** Dass Kamelurin die Farben von Teppichen so richtig zum Leuchten bringt, weiß man in Nordafrika und Afghanistan schon seit Urzeiten.

Die Tatsache, dass auf Kuba und auch schon im alten Ägypten Tabakblätter in Frauenurin eingeweicht wurden, um sie schmackhafter zu machen, mutet uns vielleicht eher etwas exzentrisch an, wohingegen Berichte über den Einsatz von Urin bei der Käseherstellung zum Zwecke der Geschmacksverbesserung schon ein verstärktes Grausen aufkommen lassen. Dass sich Urin als Geheimtinte eignet, hat schon Karl May beschrieben.

Beenden wir an dieser Stelle unsere Zeitreise und machen den Sprung in die Gegenwart.

### 4.4.2 Not macht erfinderisch – zukunftsträchtige Lösungsansätze

Während in ländlichen Gegenden Deutschlands noch Anschlussarbeiten an die Kanalisation laufen, hat man andernorts die Zeichen der Zeit bereits besser erkannt: Urinsammeln ist wieder angesagt. Mehrere Fliegen könnten durch Urin-Recycling mit einer Klappe geschlagen werden: erstens hätte man eine Reduktion des Wasserverbrauchs erreicht, zweitens eine Verminderung der Wasserbelastung und drittens könnte Urin als ergiebige Quelle wichtiger Rohstoffe dienen. Vor allem der letztere Aspekt hat staatliche und private Investoren auf den Plan gerufen, wobei das besondere Interesse der Gewinnung von Düngemitteln gilt.

**Urin als Düngemittelquelle** Intensiver Ackerbau laugt die Böden aus. Pflanzen brauchen Stickstoff und den können sie nur über stickstoffhaltige Nährstoffe zusammen mit dem Wasser über die Wurzeln aufnehmen. Der Stickstoff aus der Luft ist für Pflanzen nutzlos. „Wer bewirkt, dass dort, wo bisher ein Halm wuchs, nunmehr zwei Halme wachsen, der hat mehr für ein Volk geleistet als ein Feldherr, der eine Schlacht gewann" sprach einst der Alte Fritz, der preußische König Friedrich II (1712–1786). Dieses Ziel wurde durch die Entwicklung synthetischer Düngemittel erreicht. Mittels des Haber-Bosch-Verfahrens, benannt nach den beiden deutschen Chemikern Fritz Haber und Carl Bosch, ist es Anfang des 20. Jhs gelungen, Luftstickstoff in Ammoniak zu verwandeln und aus diesem Zwischenprodukt lässt sich Stickstoffdünger in großtechnischem Maßstab produzieren.

Spätestens hier stellt sich die Frage: Könnte nicht Urin als ergiebige Stickstoffquelle genutzt werden?

Neben Stickstoff brauchen Pflanzen auch reichlich Phosphor zum Wachsen und Gedeihen. Phosphat wird in großem Umfang durch den Abbau von phosphathaltigem Gestein gewonnen. Klar ist jedoch: Phosphor ist eine endliche Ressource. Der *Global Phosphorus Research Initiative* zufolge werden die weltweiten Phosphorreserven noch 75 bis 200 Jahre reichen (www.wikipedia.org).

Dass im Urin auch reichlich Phosphor steckt, soll uns die folgende Anekdote vor Augen führen: Im Jahr 1669 versuchte der Hamburger Apotheker und Alchemist Henning Brand, aus Urin Gold zu gewinnen. Mit diesem Ziel vor Augen hat er hunderte von Litern Urin in seinem Keller gesammelt und in unendlich mühseliger Arbeit eingedampft. Am Ende blieben ein paar Gramm weißes Pulver übrig. Als Brand mit einem heißen Glasstab darin herumrührte, entzündete sich der Rückstand und verbrannte mit einer schönen hellen Flamme. Auch wenn sich kein Gold bildete, war Brand doch schwer beeindruckt und hat den Stoff voller Euphorie „Phosphorus mirabilis", den „wunderbaren

Lichtträger“, genannt. Das war die eigentliche Entdeckung des Phosphors. Einen Nutzen dafür kannte man damals noch nicht.

**Aktuelle Projekte zur Urinsammlung und -verwertung** Aus 1000 Liter Urin lassen sich ca. 2 Kilogramm Phosphat gewinnen, so die Bilanz bisheriger Forschungs- und Entwicklungsprojekte (Irmer J 2014). Jetzt stellt sich nur die Frage, wie man an den neuerdings wieder begehrten Rohstoff Urin herankommt, da er doch unter den derzeitigen Umständen im Kanal landet. Phosphor kann zwar auch aus dem Klärschlamm zurückgewonnen werden, die elegantere Lösung wäre aber die direkte Gewinnung aus dem Urin. Eine verfahrene Situation? Nun, in diesem Fall zum Glück und förderlich für unser Ansinnen, gibt es noch Regionen auf der Welt, in denen es keine Kanalisation gibt und logischerweise werden diesbezügliche Forschungsprojekte dorthin verlegt.

Am 19. November 2001 fand in Singapur der erste „Welttoilettengipfel“ statt. Dort wurde die „Welttoilettenorganisation“ ins Leben gerufen und der „Welttoilettentag“ eingeführt. Erklärtes Ziel ist eine ökologische und nachhaltige Toilettenkultur. Eine zukunftsweisende Reaktion auf die Probleme stellt die zunehmende Verbreitung von **Trockentoiletten** und der Ausbau von Fäkalien-Sammelnetzen dar. Trockentoiletten verbrauchen kein Wasser. Die Abkehr vom WC ist nämlich keineswegs ein Schritt zurück ins Mittelalter, sondern eine sinnvolle Anpassung an die aktuellen Erfordernisse.

In **Indien** setzt sich der in Berlin ansässige gemeinnützige Verein ***„Non-Water-Sanitation e. V.“***, dessen Ziel es ist, die Menschen weltweit mit nachhaltigen Toiletten zu versorgen, für den Aufbau eines Netzwerks für Trockentoiletten ein. (Siehe: www.nonwatersanitation.org).

Die Bremer Hilfsorganisation **BORDA** (Bremen Overseas Research & Development Association = Bremer Arbeitsgemeinschaft für Überseeforschung und Entwicklung e. V.) hat in den Slums der Millionenmetropole **Daressalam** in **Tansania** eine „Entsorgung auf Rädern“ für die fäkalienhaltigen Abwässer aus den Sammelgruben etabliert. Diese werden in Tanks zu einer biologischen Kläranlage gebracht, dort wird Biogas und Wasser für die Bewässerung von Pflanzen daraus gewonnen.

Ein weiteres renommiertes Recycling-Projekt läuft unter dem Namen **„Vuna“.** Vuna heißt Ernte in der Sprache der afrikanischen Volksgruppe der Zulu. 2010 wurden in ländlichen Gegenden des Einzugsgebiets der südafrikanischen Hafenstadt Durban, die für den Anschluss an die Kanalisation zu abgelegen sind, **Trenntoiletten** aufgestellt. Trenntoiletten sind eine Unterart der Trockentoiletten mit unterteilter Schüssel, bei der Urin und Kot durch eine Trennwand in unterschiedliche Tanks geleitet wird. Weitergehende Informationen siehe: www.vuna.ch.

Das Zeitalter des Urin-Recyclings hat begonnen. „Value from Urine“ nennt sich eine von der EU-Kommission mit 3,8 Mio. € unterstützte Studie, die 2012 gestartet und 2016 beendet wurde. Hauptziel war die Entwicklung eines Systems zur Gewinnung von Ammoniak und Phosphor aus Urin (siehe: www.valuefromurine.eu).

Mit Urin experimentieren auch bereits seit einigen Jahren Forscher der Schweizer Organisation **„EAWAG“** (Eidgenössische Anstalt für Wasserversorgung, Abwasserreinigung und Gewässerschutz), unter finanzieller Beteiligung von Bill Gates. Technologien zur Phosphor- und auch Stickstoffgewinnung sind dort bereits weit gediehen. So kann Phosphat mittels Magnesium aus Urin ausgefällt oder durch ein elektrochemisches Verfahren gewonnen werden – in beiden Fällen kommt am Ende der Feststoff Struvit heraus. Die chemische Bezeichnung ist Ammonium-Magnesium-Phosphat und das ist ein geradezu idealer Dünger (An dieser Stelle sei bereits verraten, dass eine Art relativ häufig vorkommender Harnsteine aus Struvit besteht).

Fernerhin fördert auch das Land **Nepal** den Bau von Trockentoiletten. An einem in **Siddhipur bei Kathmandu** etablierten Recycling-Projekt ist ebenfalls die EAWAG beteiligt.

Auch aus **China** sind Umweltschutzprojekte mit dem Ziel der urinbasierten Düngemittelherstellung bekannt.

An der **Energiegewinnung** aus den im Urin enthaltenen energiereichen Molekülen wird ebenfalls intensiv gearbeitet. Selbst die Jugend forscht daran: In Nigeria haben Schülerinnen einen Stromgenerator auf Urinbasis entwickelt. Der Strom wird in Brennstoffzellen erzeugt, bei denen Bakterien als Biokatalysatoren wirksam sind. An der Gewinnung von **Wärmeenergie** aus Urin arbeitet die Uhrig Kanaltechnik GmbH mit Sitz in Stuttgart.

Weitere, noch ausgefallenere Ideen zur Urinverwertung beinhalten die Projekte des Chinesischen Nanotechnologischen **Guangzhou Instituts für Biomedizin und Gesundheit.** Dort züchtet man Zähne und Hirnzellen aus ausgeschiedenen Nierenzellen. **Kohlenstoff-Nanopartikel,** die sich als leuchtende Detektormoleküle für moderne Diagnostik-Verfahren eignen, haben Chemiker der *University of Missouri* in Columbia mit der bewährten Methode des Eindampfens und Erhitzens von Urin hergestellt. Selbst die Erzeugung von **Raketentreibstoff** ist schon gelungen: ein Bakterium namens **Brocadia anammoxidans,** Hoffnungsträger für die Gewässerreinigung und Klimaverbesserung, kann sowohl Ammoniak als auch Kohlendioxid vertilgen und scheidet als Nebenprodukt in winzigen Mengen das hochreaktive Hydrazin aus.

Das alles und noch viel mehr ist zu finden unter: www.uriwiki.de.

Wenden wir uns zum Schluss dem größten Posten zu, dem Wasser.

**Urin als Trinkwasserquelle der Zukunft?** Ende 2008 wurde eine 250 Mio. € teure Wiederaufbereitungsanlage von der Raumfähre Endeavour zur **Raumstation ISS** gebracht (Schrader C 2010). Nach anfänglichen Schwierigkeiten konnte diese im Mai des darauffolgenden Jahres erfolgreich in Betrieb genommen werden und die Crew führte medienwirksam vor, wie sie den ersten Schluck Recycling-Wasser trank. Von 7 t Wasser, die bis dahin jährlich zur Raumstation transportiert werden mussten, konnten nun 3 Tonnen eingespart werden. Eine lohnende Sache bei Transportkosten von 12 000 €/Liter. Urin und Schweiß der Crewmitglieder sowie zur Körperpflege verbrauchtes Wasser – alles wird wiederverwertet, nichts wird verschwendet. Es mag ein beruhigender Gedanke sein, dass der Aufreinigung ein Destillationsverfahren zugrunde liegt: Die „Drecksbrühe" wird eingedampft und der Dampf wird aufgefangen. Dabei entsteht so etwas ähnliches wie Regenwasser.

Wir Erdenbewohner bekommen von nirgendwoher neues, frisches Wasser geliefert. In 15 Jahren werden nach Expertenschätzungen 40 % mehr Trinkwasser als heute benötigt werden. Die Aufbereitung aus zunehmend kontaminierten Wasservorräten erfordert einen immer größeren technischen Aufwand – ein Britta-Filter reicht da nicht ganz aus. Da ist die direkte Wasser-Rückgewinnung aus Urin nicht ganz abwegig. Bereits im Dezember 1992 wurde der „Weltwassertag" von der

UN-Generalversammlung in Rio de Janeiro ausgerufen, der seit 1993 jährlich am 22. März begangen wird. „Abwasser – die ungenutzte Ressource" war das Motto dieses Gedenktages im Jahr 2017.

Auch in unseren Breiten bahnt sich neben der technischen Aufrüstung von Kläranlagen und Wasseraufbereitungsanlagen ein gewisser Trend zur Dezentralisierung der Fäkalien- und Urinentsorgung an, ob in Form von Kleinkläranlagen oder Kompost-Toiletten (Abb. 4.2). Es wird überlegt, Flughäfen sowie große Bürogebäude und Autobahnraststätten, die nicht an die Kanalisation angeschlossen sind, in derlei Konzepte zu integrieren. Auch die Unmengen an Urin, die bei Mega-Veranstaltungen anfallen, könnten gesammelt und genutzt werden (Während der Fußball-WM im Jahr 2006 ergossen sich täglich 100 000 Liter auf die Bepflanzung des Berliner Tiergartens). Nachhaltige Komposttoiletten der, die nach dem Prinzip von Katzenklos funktionieren, mit Holzspänen anstelle des Katzenstreus zum Aufsaugen der Ausscheidungen könnten hier und andernorts Abhilfe schaffen. Auch wasserlose Urinale werden bereits angeboten.

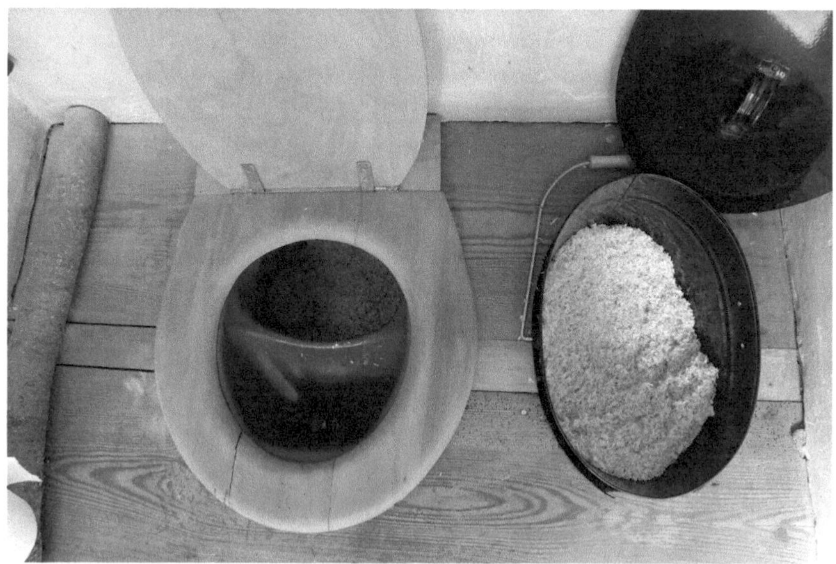

**Abb. 4.2** Umweltfreundlich: Kompostklo in einem Privatgarten. (mit freundlicher Genehmigung von L. Lauppe)

**Alles klar?**

- Urin ist umweltbelastender Flüssig-Abfall.
- Im Urin befinden sich jede Menge hochwertiger Rohstoffe.
- Urin-Recycling ist eine zukunftsträchtige Alternative zur Entsorgung über die Kanalisation.

Zum Abschluss darf gespielt werden: „Pecunia non olet" ist ein Gesellschaftsspiel von *Noris Spiele,* bei dem es darum geht, als römischer Latrinenbesitzer Reichtum zu erlangen.

## Literatur


Bundesgesetzblatt Jahrgang 2018 (2018) Teil I Nr. 2: Verordnung zur Neuordnung trinkwasserrechtlicher Vorschriften vom 3. Januar 2018

Geng Y, Zhao C, Huang W, Harrison TJ, Zhang H, Geng K, Wang Y (2016) Detection and assessment of infectivity of Hepatitis E virus in urine. J Hepatol 64:37–43

Grimm J, Grimm W (Hrsg) (1936) Deutsches Wörterbuch. U-Uzvogel, vol 24. S. Hirzel, Leipzig

Grütz M (2019) Das Geschäft mit dem Geschäft. Uro-News 23:58 (Springer Medizin)

Kalbfus W (1998) Exposition und Wirkung endokriner Substanzen im aquatischen System. Wiener Mitteilungen 153:33–44

Moda F et al (2014) Prions in the urine of patients with variant Creutzfeldt-Jakob disease. N Engl J Med 371:530–539

Möllring B (2003) Toiletten und Urinale für Frauen und Männer. Die Gestaltung von Sanitärobjekten in öffentlichen und privaten Bereichen. Dissertation Universität der Künste Berlin

Pavathuparambil AMN, Al-Hawwas M, Bobrovskaya L, Coates PT, Zhou XF (2018) Urine-derived cells for human cell therapy. Stem Cell Res Ther 9:189

Pettenkofer G (2012) From truth and reality: the hygiene system of Max von Pettenkofer, the „pope" of hygiene. Dtsch Med Wochenschr 137:2732–2737

Silbernagel S, Despopoulos A, Draguhn A (2018) Taschenatlas Physiologie. Thieme, Stuttgart

Thomas C (2013) Ein ganz besonderer Saft – Urin: Die Hausapotheke des Körpers. Inklusive „Erfahrungen mit Urin. Briefe zum besonderen Saft" & „Blick über den Zaun. Erfolge und Erfahrungen mit Urin". Aurum, Freiburg im Breisgau

## Internetquellen

Bayerisches Landesamt für Umwelt (LfU) (2018) Umweltwissen – Schadstoffe. Ammoniak und Ammonium. https://www.lfu.bayern.de/buerger/doc/uw_6_ammoniak_ammonium.pdf. Zugegriffen: 6. Juli 2019

Brandt M (2018) Statistik der Woche: Wasserverbrauch in Deutschland https://www.heise.de/tr/artikel/Statistik-der-Woche-Wasserverbrauch-in-Deutschland-4141964.html. Zugegriffen: 6. Juli 2019

BR Wissen (2018) Klo- und Toiletten-Kulturgeschichte. Die Karriere des stillen Örtchens. https://www.br.de/themen/wissen/toilette-klo-kulturgeschichte-100.html. Zugegriffen: 6. Juli 2019

BR Wissen (2019) Mehr als 7,6 Milliarden Menschen auf der Welt. https://www.br.de/themen/wissen/weltbevoelkerung-bevoelkerungswachstum-menschen-erde-welt-100.html. Zugegriffen: 6. Juli 2019

Cadeggianini G (2018) Süddeutsche Zeitung. Alles zusammengerechnet: Wie viele Menschen haben jemals auf der Erde gelebt? https://www.sueddeutsche.de/leben/schlaumeierei-alles-zusammengerechnet-wie-viele-menschen-haben-jemals-auf-der-erde-gelebt-1.4220655. Zugegriffen: 6. Juli 2019

https://countrymeters.info/de/World. Zugegriffen: 6. Juli 2019

Irmer J (2014) Spektrum. Urin – der Dünger der Zukunft? https://www.spektrum.de/news/urin-der-duenger-der-zukunft/1319808. Zugegriffen: 6. Juli 2019

Löwer C. (2004) SPIEGEL ONLINE. Medikamenten-Cocktail im Trinkwasser. https://www.spiegel.de/wissenschaft/mensch/chemie-medikamenten-cocktail-im-trinkwasser-a-314868.html. Zugegriffen: 6. Juli 2019

Merlot J(2019) SPIEGEL ONLINE. Satte zehn Milliarden. https://www.spiegel.de/wissenschaft/mensch/bevoelkerungswachstum-wie-forscher-10-milliarden-menschen-ernaehren-wollen-a-1253640.html. Zugegriffen: 6. Juli 2019

Missionsärztliches Institut Würzburg. Schistosomiasis – Die unsichtbare Gefahr. https://www.schisto.de. Zugegriffen: 6. Juli 2019

Robert Koch Institut (2019) Wurmerkrankungen https://www.rki.de/DE/Content/InfAZ/W/Wurmerkrankungen/Wurmerkrankungen_node.html. Zugegriffen: 6. Juli 2019

Schönauer S, Grommelt HJ (2007) „Hormonaktive Substanzen und Arzneimittel" Ein Beitrag zur 7. Umweltmedizinischen Tagung – Berlin 5.–6. Oktober 2007 Bund für Umwelt und Naturschutz Deutschland. https://www.bund-naturschutz.de/fileadmin/_migrated/content_uploads/Hormonaktive_Substanzen_im_Wasser.pdf. Zugegriffen: 6. Juli 2019

Schrader C (2010) Süddeutsche Zeitung. Wasseraufbereitung im All – Cheers! https://www.sueddeutsche.de/wissen/wasseraufbereitung-im-all-cheers-1.440590. Zugegriffen: 6. Juli 2019

https://www.stufftoblowyourmind.com/videos/urine-video.htm. Zugegriffen: 6. Juli 2019

Umweltbundesamt (2018) Arzneimittel in der Umwelt https://www.umweltbundesamt.de/daten/chemikalien/arzneimittel-in-der-umwelt. Zugegriffen: 6. Juli 2019

Wasserverbrauch: Durchschnitt. http://www.energiesparen-im-haushalt.de/energie/tipps-zum-energiesparen/hoher-wasserverbrauch/wasserverbrauch-personenhaushalt.html. Zugegriffen: 6. Juli 2019

https://de.wikipedia.org/wiki/Peak_Phosphor#cite_ref-EOS912_13-0. Zugegriffen: 6. Juli 2019

Deutsches Wörterbuch von Jacob Grimm und Wilhelm Grimm. http://www.woerterbuchnetz.de/cgi-bin/WBNetz/wbgui_py?sigle=DWB&lemma=Urin. Zugegriffen: 6. Juli 2019

# 5 Pipicheck – Methoden der Urindiagnostik

Aus den Untiefen der Kanalisation und den gesellschaftlichen Irrwegen der Klospülung gelangen wir in diesem Kapitel endlich zurück ans Tageslicht, auf überschaubares und gut abgesichertes naturwissenschaftliches Terrain. Zuvor machen wir noch einen kurzen Abstecher durch die dunklen bis halbschattigen Zaubergärten des Altertums und des Mittelalters. Auf diesem Spaziergang erwartet uns die eine oder andere wundersame Begegnung. Die bizarren Vorstellungen zum Ausscheidungsmechanismus aus der Hindumedizin, wonach der Harn den Körper zunächst in 24 Rohren durchströmt – von mysteriösen Winden getrieben – und ihn dann völlig korrekt über die Blase und Harnröhre verlässt (Konert 2002), die Überzeugung der alten Ägypter, das Geschlecht ungeborener Kinder anhand des Keimverhaltens unterschiedlicher Samenkörner, die mit dem Harn der werdenden Mütter getränkt wurden, bestimmen zu können, der Einfluss von Harnproben auf Erbsen als Test auf Jungfräulichkeit im byzantinischen Reich, die Verwendung von Linsen im ähnlichen Versuchsansatz zur Erkennung



I. Kühlmann, *Urin – Eine Entdeckungsreise durch Niere, Blase und Co*,
https://doi.org/10.1007/978-3-662-59687-6_5

von Fruchtbarkeit bei Mann und Frau, lassen den Einfallsreichtum bei anatomischen und diagnostischen Schlussfolgerungen, basierend auf anfänglich spärlichem wissenschaftlichem Fundament, erahnen.

## 5.1 Die lange Geschichte der Harnschau in Kurzfassung

Diagnostikern früher Zeiten stand lediglich der Einsatz ihrer fünf Sinne als methodische Grundlage zur Verfügung – andere Nachweisverfahren existierten schlichtweg nicht. Neben dem Sehsinn mussten der Geruchs- und gelegentlich auch der Geschmackssinn zur Untersuchung des Urins, der **„Uroskopie"**, zu Deutsch **„Harnschau"**, herhalten (Geruch und Geschmack werden hierbei großzügig den visuellen Sinnen zugeordnet).

### 5.1.1 Urindiagnostik in der Antike

Pulsdiagnostik und Urinuntersuchung sind die ältesten Untersuchungsmethoden schlechthin. Die Bedeutung des Urins als diagnostisches Probenmaterial ist uralt und lässt sich bis in das 4. Jh. unserer Zeitrechnung zurückverfolgen.

Schon den alten Griechen, Ägyptern, Persern, Indern und Chinesen war bekannt, dass der Urin süß schmecken konnte, ebenso war der salzige Geschmack einigen aufmerksamen und wagemutigen Untersuchern schon im Altertum aufgefallen.

Bis in die frühe Neuzeit stellte die im Wesentlichen von dem griechischen Arzt **Hippokrates** von Kos (460–375 v. Chr.) entwickelte und von dem ebenfalls griechisch-stämmigen, jedoch im kleinasiatischen Territorium des römischen Reiches aufgewachsenen **Galen von Pergamon,** weiterentwickelte „Säftelehre", die **Humoralpathologie,** die Grundlage für die Deutung körperlicher Vorgänge und damit die Basis ärztlicher Kunst dar. Nach dieser Lehrmeinung musste sich jede Krankheit im Harn widerspiegeln, ist er doch das wichtigste Ausscheidungsprodukt der vier Körpersäfte – auf Lateinisch „Humores" – (Blut, Schleim, gelbe Galle, schwarze Galle).

Von den Klöstern wurde das medizinische Wissen der antiken Kulturen ins Mittelalter hinübergerettet.

(Quelle: Konert und Dietrich 2004).

### 5.1.2 Die mittelalterliche Harnschau

Im Mittelalter hatte die Harnschau einen hohen Stellenwert inne, entwickelte sich zur wichtigsten ärztlichen Tätigkeit überhaupt und wurde immer weiter verfeinert. Sie galt als unfehlbare Methode und wurde zur Diagnose für fast alle bekannten Krankheiten eingesetzt, bis hin zu Geisteskrankheiten, und sogar bei Knochenbrüchen schien es dem Arzt angebracht, den Urin des Verunglückten zu inspizieren.

Mittelalterliche Patienten bekamen die Anweisung, ihren Morgenurin mit dem ersten Hahnenschrei aufzufangen. Sie taten das in einem Glas, das die Bezeichnung **„Matula“** (lat. „Topf“, „Waschgeschirr“, „Nachtgeschirr“) trug. Man wusste bereits damals, dass es wichtig ist, den Urin lichtgeschützt und kühl aufzubewahren.

Erfahrungen, die man über die Zeiten, nicht zuletzt auch durch den Vergleich von Urinproben Gesunder und Kranker gewonnen hat, gingen in die **diagnostischen Kriterien** ein. Art, Menge, Konsistenz und Aussehen (wasserdünn, mitteldick oder dickflüssig, durchsichtig, undurchsichtig, getrübt), Farbe und Beimengungen sowie Geruch und Geschmack waren wesentliche diagnostische Parameter. Auch die Jahreszeit wurde bei der Beurteilung berücksichtigt.

Das diagnostische Know-how steckte im Mittelalter allerdings noch arg in den Kinderschuhen. Neben Erfahrung und Qualifikation spielte auch ein erhebliches Maß an Mystik eine Rolle bei der Befunderstellung.

(Quelle: Konert und Dietrich 2004).

### 5.1.3 Methoden der Urinuntersuchung am Übergang zur Neuzeit

Mit dem Übergang in die Neuzeit wurde die Methode der Harnschau immer weiter modernisiert und an den jeweiligen Kenntnisstand der

Wissenschaft angepasst. Bereits im 15. Jh. begann man etwa, das spezifische Gewicht des Harns zu bestimmen. **Paracelsus** (Theophrast Phillipus Aureolus Bombastus von Hohenheim, 1493/1494–1541) forderte die Ärzte explizit auf, mithilfe der „Alchemie" tiefer in die Geheimnisse der Natur vorzudringen und empfahl beispielsweise die Destillation des Harns. Der Wittenberger Chemieprofessor **Daniel Sennert** (1572–1637) erkannte bereits ganz richtig, dass der Harn das überschüssige Salz aus Speisen und Getränken enthält. Ebenfalls im 17. Jh. wurde der süße Geschmack mit der Zuckerkrankheit in Verbindung gebracht. Im Jahr 1675 führte der englische Mediziner **Thomas Willis** den Begriff **„mellitus"** für die „wundervoll süße" Geschmacksrichtung des Urins von Diabetikern ein. Gut hundert Jahre später fand sein Landsmann, der Arzt und Naturphilosoph **Matthew Dobson,** heraus, dass das Blut dieser Patienten ebenfalls süßer als gewöhnlich war. Zuvor hatte man das Phänomen des zuckrigen Harns als Erkrankung der Nieren gedeutet.

(Quelle: Konert und Dietrich 2004).

Mit der Entwicklung chemischer Nachweisverfahren im 18. Jh. wurde die Harnschau durch laborchemische Untersuchungen weitgehend abgelöst (Roche Kompendium der Urinanalyse 2014).

## 5.2 Moderne Zeiten – Urinanalyse im Labor

So ziemlich jeder von uns hat schon einmal eine Urinprobe abgegeben – beim Hausarzt, beim Internisten, beim Gynäkologen, beim Uro- oder Nephrologen, beim Rheumatologen, bei der Eingangsuntersuchung im Krankenhaus – zum Zweck einer Routinekontrolle, einer Vorsorgeuntersuchung oder für eine Therapieverlaufs-Kontrolle. Manch einer führt sogar sporadisch oder regelmäßig eine Selbstkontrolle durch. Urin ist ein leicht zu gewinnendes und fast immerwährend zur Verfügung stehendes Untersuchungsmaterial (Außer man ist gerade eben noch einmal nichts ahnend zur Toilette gegangen, bevor man von irgendeiner Sprechstundenhilfe einen Urinbecher in die Hand gedrückt bekommt). Mit ein wenig Herumhantieren wird das kleine Plastikbehältnis vorzugsweise mit **Mittelstrahlurin** befüllt.

Urin ist ein gehaltvolles Wässerchen, nicht nur als Rohstoffquelle. Fleißige Forscher der *University of Alberta* (Canada) konnten unter Einsatz ausgefeilter Detektionsmethoden mehr als 3000 verschiedene Inhaltsstoffe als sog. **Urin-Metabolom** nachweisen (www.puls.meertext.eu). Etwa zwei Dutzend davon besitzen eine diagnostische Bedeutung als **Biomarker** und somit als Indikator für biologische Prozesse. (Das können normale oder krankhafte Vorgänge im Körper sein).

Zu den Biomarkern zählen die harnpflichtigen Substanzen Harnstoff, Kreatinin und Harnsäure. Diese machen zusammen mit den Salzen die Hauptmenge der circa 60 Gramm im Pipi gelösten Stoffe aus, die wir täglich ausscheiden. Dazu kommen noch Hormone, Farbstoffe, Geruchsstoffe und eventuell krankheitsbedingte Inhaltsstoffe wie z. B. Eiweißstoffe, Traubenzucker, rote und weiße Blutkörperchen, bakterielle Krankheitserreger, sowie Partikel, die beim Stehenlassen einen Bodensatz bilden (z. B. Zellbestandteile aus Niere, Blase oder den ableitenden Harnwegen sowie Kristalle aus unterschiedlichen Materialien). Auch physikalisch-chemische Größen wie der pH-Wert und das spezifische Gewicht haben eine diagnostische Aussagekraft. Darüber hinaus lassen sich auch Drogen und Dopingmittel im Urin nachweisen. Es sei an dieser Stelle darauf hingewiesen, dass dieses Kapitel keinen Anspruch auf Vollständigkeit erhebt – es ist kein Beitrag zur Facharztausbildung für Uroskopie!

### 5.2.1 Urinstatusbestimmung: Übersicht

Die umfassende Erhebung des **Urinstatus,** der Gesamtheit aller aus der Urinuntersuchung erhaltener Laborergebnisse, beinhaltet im Wesentlichen drei Untersuchungsstufen:

- die Beurteilung auf Aussehen, Farbe, Trübung und Geruch (der Geschmack wird heutzutage eher nicht untersucht), auch **makroskopische Untersuchung** genannt (man braucht dafür kein Makroskop!)
- die **Teststreifen-Untersuchung** und evtl. anderweitige **laborchemische Untersuchung**
- die Untersuchung mit dem **Mikroskop**

Bei Verdacht auf eine Infektion werden u. U. noch spezielle Untersuchungen auf bestimmte Bakterien angeschlossen – dann wären wir schon bei vier Stufen.

Die **medizinische Aussagekraft** des Urinstatus betrifft sowohl Erkrankungen der Niere, der ableitenden Harnwege als auch Stoffwechsel-, Leber- und Blutkrankheiten, sie ist in der folgenden Auflistung dargestellt. Urinstatusbestimmungen dienen zur Erkennung von:

- Erkrankungen der ableitenden Harnwege (Harnwegsinfekte, Blasentumoren)
- Erkrankungen der Niere (Entzündungen, Funktionsbeeinträchtigungen, Tumoren)
- Störungen des Kohlenhydratstoffwechsels (Diabetes mellitus)
- Lebererkrankungen
- Hämolytischen Erkrankungen (Zerfall von roten Blutkörperchen)
- Harnsteinleiden

An dieser Stelle sei darauf hingewiesen, dass die hier aufgeführten Erkrankungen der Niere und der ableitenden Harnwege in Kap. 7 näher beleuchtet werden.

### 5.2.2 Materialgewinnung

Das Untersuchungsmaterial Urin kann auf unterschiedlichen Wegen gewonnen werden:

**Spontanurin** wird auf natürlichem Weg gewonnen. Er wird in der Regel in einem Einmal-Plastikbehälter (Urinbecher) mit 100 Milliliter Fassungsvermögen aufgefangen. Den ersten Strahl lässt man weglaufen, mit ihm werden Verunreinigungen aus dem Harnröhrenausgang gespült, und weil die Menge meist auch nicht bis zum letzten Tropfen in den Becher passt, ohne dass dieser überfließt, nennt man die aufgefangene Portion **„Mittelstrahlurin"**.

Weil der Tierarzt seinen Patienten keinen Urinbecher in die Pfote drücken kann, lässt sich Spontanurin in der Tierarztpraxis schlecht gewinnen. Auch in der Humanmedizin kann eine alternative Methode der Urinentnahme über einen Katheter oder durch Punktion direkt aus der Blase notwendig werden. **Blasenpunktionsurin** enthält keine Bakterien und auch keine anderen Verunreinigungen aus der Harnröhre und dem äußeren Genitalbereich.

Nach wie vor wird, wie schon im Mittelalter, bevorzugt **Morgenurin** untersucht, weil dieser am gehaltvollsten und damit am aussagekräftigsten ist. (Nachts läuft die Niere im Wassersparmodus und produziert einen konzentrierteren Urin). Eine weitere Variante ist der **24-Stunden-Sammelurin.** Hierbei wird rund um die Uhr jeder Tropfen aufgefangen. Das gleicht die im Tagesverlauf auftretenden Konzentrationsschwankungen der Inhaltsstoffe aus. (Manchmal wird auch nur zwei, vier oder zwölf Stunden lang gesammelt). Die ältere Frau aus einem Insider-Witz, der den Intelligenzlevel der Bewohner einer schwäbischen Kleinstadt auf die Schippe nimmt, die mit einem Fässchen in der Arztpraxis aufkreuzt und sich mit den Worten „Ich bin die Frau von Siebeneich und bring' von 14 Tag mein' Saich" an der Rezeption anmeldet, hatte wohl in der Tat etwas falsch verstanden.

72 Stunden vor der Urinabgabe sollte man extreme körperliche Anstrengungen vermeiden und die Untersuchung sollte tunlichst nicht während der Menstruation stattfinden.

Urin ist ähnlich einem Lebensmittel leicht verderblich. Beim Stehenlassen in warmer Umgebung kann es zu Bakterienwachstum und weiteren Veränderungen kommen, im Kühlschrank können sich Kristalle bilden. Die Untersuchung sollte also möglichst schnell erfolgen.

### 5.2.3 Makroskopische Begutachtung – die Harnschau in heutiger Zeit

Hell oder dunkel, gelb, rot, blau oder grün, trüb oder klar, geruchlos oder streng riechend, schaumig oder sprudelnd… Aussehen und Geruch, sowie auch die täglich produzierte Harnmenge können entscheidende Hinweisgeber auf verschiedenste Krankheiten sein. Wie gesagt, man braucht kein Makroskop für die visuelle und olfaktorische Begutachtung. Jedoch ist es nicht zeitgemäß, dass der Patientenurin in einer modernen Praxis oder im Klinikalltag durch den Arzt inspiziert wird – er (oder sie) bekommt die Laborergebnisse lediglich schwarz auf weiß auf einem Analysezettel vorgelegt. An dieser Stelle ein guter Tipp:

Man könnte ja durchaus auch selbst einmal auf die Beschaffenheit des eigenen Pipis achten!

Solange der Urin gelb ist, ist alles im grünen Bereich. Er sollte auch keine trübe Brühe sein, denn jede Trübung ist krankhaft (sofern man kein Pferd ist – Pferdeurin ist von Natur aus schleimig-trüb). Wenn sich dagegen beim Stehenlassen und Abkühlen Schleimwölkchen, sogenannte Nubecula, bilden, ist das völlig normal. Auch nicht jede Farbveränderung und jede auffällige Geruchsnote ist ein Grund zur Besorgnis. Oftmals liegt dem ins Auge bzw. in die Nase stechenden Phänomen die harmlose Erklärung zugrunde, dass wir ein spezielles Nahrungsmittel, Nahrungsergänzungsmittel oder ein bestimmtes Medikament zu uns genommen haben.

**Urinmenge** Schauen wir uns zuerst die **Menge** an (die Angaben sind als Näherungswerte zu betrachten – siehe Lehrbücher der Urologie – und beziehen sich auf Erwachsene):

- Die tägliche Harnproduktion ist abhängig davon, wie viel wir trinken und schwitzen und gilt als **normal** in einem Bereich zwischen 600 und 1800 Milliliter.
- Kommen **weniger als 500 Milliliter** in 24 Stunden zusammen, ist die medizinische Bezeichnung dafür **„Oligurie"***. („oligo" kommt aus dem Griechischen und bedeutet „wenig").
  *die Nachsilbe -urie wird uns noch öfter begegnen, sie steht in der Medizin für alles, was mit dem Urin ausgeschieden wird.
- Wenn nichts oder fast nichts ausgeschieden wird, also **weniger als 100 Milliliter** am Tag, ist der medizinische Begriff dafür **„Anurie".** Die Vorsilbe „an" bedeutet „ohne".
- Der Fachbegriff **Polyurie** bedeutet, dass die täglich produzierte Urinmenge **zweieinhalb Liter** übersteigt. Der griechische Wortstamm „poly" steht für „viel".

Zu wenig, zu viel oder die „richtige" Menge – was hat es zu bedeuten? An erster Stelle steht die Frage nach der ausreichenden (und nicht übertriebenen) **Flüssigkeitsversorgung** – einem der reizvollen Themen von Kap. 8. Weitere, unter Umständen lebensbedrohliche Einflussfaktoren auf die Ausscheidungsmenge sind

Erkrankungen des Herz-Kreislaufsystems, Stoffwechselerkrankungen, Störungen der Nierenfunktion oder des Regulationssystems.

Auch die Häufigkeit des Wasserlassens unterliegt einer bemerkenswerten Bandbreite.

**Geruch** Der Geruch des Urins (auf lateinisch „vapor urinae") ist normalerweise nicht unangenehm. Übelriechender Urin ist in den meisten Fällen ein deutlicher Hinweis auf eine gesundheitliche Beeinträchtigung.

Steigt einem ein beißender Geruch aus dem Urinbecher oder der Toilettenschüssel entgegen, liegt höchstwahrscheinlich eine Harnwegsinfektion mit Bakterien vor, die Ammoniak produzieren. „Ausgewanderte" Darmbakterien verursachen dagegen einen jauchig-fauligen Geruch. (Siehe auch Kap. 7, Abschn. 7.3).

Wie bereits erwähnt, kann der Verzehr bestimmter Lebens- und Genussmitteln sowie die Einnahme mancher Medikamente eine Auswirkung auf den Harngeruch haben. Besonders beeindruckend ist die flächendeckend auftretende Geruchsentwicklung während der Spargelsaison. Spargel enthält den Aromastoff **Asparagusinsäure**, der im Körper enzymatisch in schwefelhaltige Metabolite aufgespalten wird – und das sind wahre Stinkbomben. Aber wie das mit dem Geruchsempfinden nun einmal so ist: es ist individuell sehr unterschiedlich. Dem französischen Schriftsteller Marcel Proust schien es, sein Nachttopf würde sich nach dem Spargelverzehr in eine Parfümflasche verwandeln. Spargel führt übrigens auch zu Geschmacks- bzw. Geruchsveränderungen der Muttermilch. Da kann das Baby schon mal die Nase rümpfen. Nicht alle Menschen riechen jedoch nach Spargel, nachdem sie ihn vertilgt haben und nicht alle können den eigenartigen Geruch riechen (Markt SC et al. 2016).

Zuckerkrankheit, Hunger, ketogene Ernährung und übermäßiger Alkoholgenuss führen gleichermaßen zur Entstehung und Ausscheidung von **Ketonkörpern** mit einem kennzeichnenden süßlich-fruchtigen Geruch.

Sehr spezielle Duftnoten werden bei einigen seltenen Erkrankungen erzeugt und nach dem Einatmen von Terpentin riecht der Urin tatsächlich nach Veilchen.

Nicht unerwähnt soll schließlich bleiben, dass auch der Mensch Pheromon-Duftmarken über den Urin verbreitet: Männerurin (und auch -Achselschweiß) enthält **Androstenon.** Das ist genau jener berüchtigte Ebergeruchsstoff, der in Trüffeln vorkommt – weshalb die weiblichen Trüffelschweine wie verrückt danach buddeln – und welcher das Fleisch unkastrierter Eber für uns ungenießbar macht und Ziegenböcke brutal stinken lässt. Anziehend oder abscheulich – das ist eben wie so oft eine Frage der Dosis.

Ach ja, die ganzen harnpflichtigen Substanzen sind übrigens geruchlos.

**Alles klar?**

Die Hauptursachen für merkwürdige Gerüche des Urins sind:

- Harnwegsinfekte
- Zuckerkrankheit (Diabetes mellitus)
- Hungerzustand, ketogene Ernährung oder übermäßiger Alkoholkonsum
- Einnahme von B-Vitaminen
- Verzehr von Spargel, Knoblauch, Zwiebeln, „Smacks"/Popcorn

**Geschmack** Beim Gedanken, den Urin abzuschmecken, kommen nun doch verstärkt Ekelgefühle auf – das scheint unvereinbar zu sein mit unserem „guten Geschmack". Diagnostiker früherer Zeiten waren nicht so zimperlich und haben auch schon mal den Finger in den Patientenurin getaucht und daran geleckt. So kamen ja schließlich die Bezeichnungen „Diabetes mellitus", der „honigsüße Durchfluss" für die Zuckerkrankheit und „Diabetes insipidus", der „geschmacklose Durchfluss" für die Wasserharnruhr zustande.

Ameisen und andere Insekten lassen sich für derartige diagnostische Experimente sehr gut einsetzen. Stellen Sie ein Schälchen mit ihrem Pipi in den Garten. Ist Zucker darin, werden alsbald Ameisen anmarschiert und Schmetterlinge angeflogen kommen.

 Zuckerhaltiger Urin lockt Insekten an.

**Aussehen** Der Urin eines gesunden Menschen ist klar und hell- bis goldgelb. Jede **Trübung** hat eine krankhafte Ursache und sollte deshalb durch weitergehende Untersuchungen abgeklärt werden.

Die **Intensität** der normalerweise vorherrschenden **Basisfarbe Gelb** hängt stark von der gebildeten Harnmenge ab. Sie reicht von nahezu wasserklar bei Polyurie bis hin zu dunkelgelb-bräunlich bei geringer Urinproduktion (Oligurie). Die Farbintensität kann im Übrigen auch von Farbenblinden beurteilt werden.

Stoffwechselprodukte, die dem Urin seine typische Farbe verleihen, heißen **Urochrome.** Urochrom A und Urochrom B machen 95 % des gelben Farbstoffs aus und sind Abbauprodukte des roten Blutfarbstoffs Hämoglobin. Sie sind den Gallenfarbstoffe ähnlich, welche dem Stuhl seine Farbe geben, jedoch nicht mit diesen identisch. Gallenfarbstoffe kommen unter Normalbedingungen nicht im Urin vor.

**Rot wie Blut, schwarz wie Ebenholz und zuweilen auch weiß wie Schnee...** Neben Gelb kann der Urin auch einige andere Farbtöne annehmen, die zwar nicht die vollständige RAL-Farbpalette umfassen, aber doch eine ganz beeindruckende Vielfalt aufweisen. Es kann also ganz schön bunt werden im Urinlabor. Neben der Veränderung durch Krankheiten oder besondere physiologische Vorgänge können Harnfärbungen auch durch Flüssigkeitsmangel, und – ähnlich wie beim Geruch – durch Medikamente, Nahrungsmittel sowie Vergiftungen entstehen. Manche Farben sind sogar pH-Wert abhängig: rote Beete färben sauren Urin rot, alkalischen dagegen gelb. Beim Stehenlassen dunkelt der Harn immer etwas nach.

Eine Übersicht über die gängigsten Farbvarianten des Urins einschließlich deren diagnostischem Stellenwert gibt die Tab. 5.1. In der Rubrik „Laboruntersuchungen" folgen später noch ausführlichere Erläuterungen zu einigen der farblichen Phänomene. Alle umfänglich zu erläutern würde den Umfang des Kapitels sprengen.

Als weitere typische Farbveränderungen durch Medikamente sind zu beobachten:

- gelbe, braune oder orange Färbungen durch Gerinnungshemmer, Blutdrucksenker, Mittel zur Blutdrucksteigerung, Abführmittel.

**Tab. 5.1** Die Farben des Urins

| Farbe | Farbstoff/Ursache | Entstehung/diagnostische Bedeutung |
|---|---|---|
| Gelb | Urochrome A und B (Abbauprodukte des roten Blutfarbstoffs Hämoglobin) | Normalfarbe des Urins. Die Farbintensität ist abhängig von dessen Konzentration |
| Neongelb | Einnahme von B-Vitaminen | Kein Grund zur Panik |
| Intensiv gelb bis braun | Gallenfarbstoffe, v. a. Bilirubin | Hepatitis |
| Gelb-grün | Abbauprodukte von Hämoglobin | Vermehrter Zerfall von roten Blutkörperchen, z. B. nach schlimmem Bluterguss |
| | Infektion mit Pseudomonas-Bakterien | Behandlungsbedürftige Infektion |
| Grün oder blau (je nach Intensität der gelben Hintergrundfärbung) | Verabreichung von Methylenblau für diagnostische Zwecke, Verzehr von Lebensmittelfarben | Unbedenkliche Begleiterscheinung |
| | Vergiftung z. B. mit dem Insektizid E605 | Lebensbedrohlich |
| Blau nach Stehenlassen | Indikanurie, Ausscheidung von farblosem Indican, das an der Luft zum schönen Farbstoff Indigo oxidiert | Evtl. durch Verstopfung bedingt |
| Gelb-orange | Sehr konzentrierter Urin | Diverse Ursachen, u. a. Fieber |
| | Abbauprodukte von Hämoglobin | Vermehrter Zerfall von roten Blutkörperchen, Lebererkrankung |
| Rosa | Rhabarber gegessen? | Kein Grund zur Aufregung |
| Rosa und trüb | Harnsäurekristalle | Relativ harmlos |
| Rot | Rote Beete oder eine Menge Brombeeren gegessen? | Kein Grund zur Aufregung |
| Rot/rotbraun | Hämoglobin oder Myoglobin (roter Muskelfarbstoff) im Harn | Diverse Ursachen – siehe weiter unten |
| Rot/rotbraun und trüb | Blut im Harn | Diverse Ursachen – siehe weiter unten |
| Braun-schwarz | Verschiedene Medikamente, z. B. gegen Parkinson | Normale Begleiterscheinung |
| | Farbpigment Melanin | Schwarzer Hautkrebs |

- rötliche oder rotbraune Tönung durch Zytostatika, Röntgenkontrastmittel, Gichtmedikamente.
- grünliche Verfärbung durch Entzündungshemmer/Rheumamedikament, Antidepressivum, Allergiemedikament/Beruhigungsmittel.

Ein sehr dunkler Urin kann auch Folge einer schweren Malariainfektion sein – man spricht in diesem Fall von „Schwarzwasserfieber" (www.wissen.de). Eine andere Tropenkrankheit, die Bilharziose, die wir schon kennengelernt haben, kann den Urin colafarben erscheinen lassen.

Rosa oder blau verfärbte Windeln (unabhängig davon, ob's ein Bub oder ein Mädchen ist) können bei den Eltern schon mal irritiertes Stirnrunzeln hervorrufen. Rosa kommt durch Harnsäure-Ausscheidung zustande, blau durch die in der Tabelle aufgeführte Indicanurie.

Wenn Erythrozyten vermehrt zerstört werden, die Leberfunktion gestört (z. B. bei einer Hepatitis) oder der Gallenabfluss verstopft ist, steigt der Bilirubinspiegel im Blut an. Das farbintensive Pigment führt zur Gelbfärbung von Haut und Schleimhäuten, dem Symptom der **Gelbsucht (Ikterus).** Dabei wird nicht nur das Weiße im Auge gelb. Bilirubin geht auch in großen Mengen in den Harn über, der dadurch eine dunkelbraune Farbe annehmen kann. Im Stuhl kommt dann nicht mehr viel Farbe an, der wird u. U. ganz hell.

### Der Blutfarbstoff Hämoglobin und seine Abbauprodukte

Das Rot des Bluts, das Grün der Galle, das Braun des Kots und das Blau des Flecks – die gesamte Farbpalette nimmt ihren Ausgang vom roten Blutfarbstoff Hämoglobin. Die roten Blutkörperchen, die Erythrozyten (rot heißt auf Altgriechisch „erythrós"), die während der Zellreifung ihren Zellkern verlieren, deswegen eingedellt sind und ein wenig an das bayrische Schmalzgebäck „Ausgezogene" erinnern, sind bis zum Anschlag mit Hämoglobin vollgestopft.

Weil Erythrozyten ihre Aufgabe, nämlich Sauerstoff zu transportieren, besser erfüllen können, solange sie jung sind, werden sie ausgemustert, sobald sie ein Alter von 120 Tagen erreichen. Dann werden sie in der Milz abgefangen und dort auch zum Teil zerlegt. Vorwiegend passiert die Demontage jedoch in der Leber. Manchmal gehen Erys auch aus anderen Gründen kaputt, z. B., wenn wir uns eine Prellung zuziehen oder von Malaria-Erregern heimgesucht werden. Immer wenn rote Blutkörperchen platzen – das Ereignis nennt sich

Hämolyse – wird Hämoglobin frei. Dieses Riesenmolekül besteht aus dem „blutroten" Farbstoff **Häm** und einem Proteinanteil, dem Globin. Uns interessiert im Weiteren nur das Häm. Dieses Gebilde ist ein ringförmiges Monstermolekül, in dessen Zentrum ein Eisenmolekül wie die Spinne im Netz sitzt. (Seine Strukturformel ist in der Tat einem Spinnennetz nicht ganz unähnlich).

Freigewordenes Häm muss eliminiert werden. Im ersten Schritt des Entsorgungsprozesses, der in Leber, Milz und Knochenmark stattfindet, wird der Ring aufgeknackt. Es entsteht das **grüne Biliverdin,** das anschließend weiter zum **orangeroten Bilirubin** umgewandelt wird. Beides sind Gallenfarbstoffe, die Namen kommen aus dem Lateinischen: „bilis" bedeutet Galle, „viridis" grün und „ruber" rot. Gallenfarbstoffe werden von der Leber in die Gallenflüssigkeit abgegeben und über den Gallengang in den Zwölffingerdarm eingespeist. Im Dünndarm basteln freundliche Darmbakterien weiter an den Farbpigmenten herum und produzieren unter anderem das farblose **Urobilinogen** und das gelblich-bräunliche **Urobilin.** Letztere kennen wir als Inhaltsstoffe des Harns. Die Frage ist, wie sie da hineingelangen. Des Rätsels Lösung ist der **enterohepatische Kreislauf,** über den ein beträchtlicher Anteil der Gallenflüssigkeit im hinteren Dünndarmabschnitt ins Blut zurück resorbiert wird. Die Harnfarbstoffe werden dann endgültig über die Niere ausgeschieden. Die Gallenfarbstoffe werden von der Leber erneut in die Gallenflüssigkeit verfrachtet, gelangen wieder in den Darm und werden in weiter hinten gelegenen Darmabschnitten von dort ansässigen Darmbakterien in die wohlvertrauten **braunen Kotfarbstoffe** umgewandelt.

Haben wir uns einen Bluterguss zugezogen, so finden Abbauprozesse des Hämoglobins mit dem ganzen beeindruckenden Farbspektakel in dem betroffenen Gewebe statt.

**Schaumbildung** ist ein weiteres makroskopisches Erkennungszeichen und wird durch Eiweiße im Urin hervorgerufen.

**Alles klar?**

- Trübungen sind ein Hinweis auf Infektionen.
- Farbveränderungen können durch Abbauprodukte des Blutfarbstoffs und auch durch Nahrungsmittel, Nahrungsergänzungsmittel oder Medikamente zustande kommen.
- Eiweiße im Urin führen zu Schaumbildung.

### 5.2.4 Urinstatusbestimmung: Urinuntersuchung im Schnelltest

In diesem Kapitel wird nur die direkte Ermittlung von sog. **Harnmessgrößen** vorgestellt, auf komplexe Untersuchungen zur Nierenfunktionsprüfung wird an dieser Stelle nicht eingegangen. Urin ist tatsächlich und nicht nur in der Vorstellung der Humoralpathologen ein Spiegelbild – wenn auch ein verzerrtes – der Körpersäfte. Wie wir mittlerweile wissen: Alles was im Urin erscheint, stammt aus dem Blutplasma.

Bei ganz vielen Routineuntersuchungen wird der Urin schnell mal im Schnelltest untersucht (Abb. 5.1). Im Laborjargon nennt man die Aktion flapsig **„stixen"**, weil dafür ein sogenannter **Urin-Stix** kurz in den Urinbecher eingetaucht wird. Solche Urinstäbchen werden von zahlreichen Firmen angeboten. Es handelt sich um biegsame schmale Plastikstreifen, auf denen kleine, zart gefärbte Reagenzpapier-Quadrate angebracht sind. Und die haben es in sich, nämlich von findigen

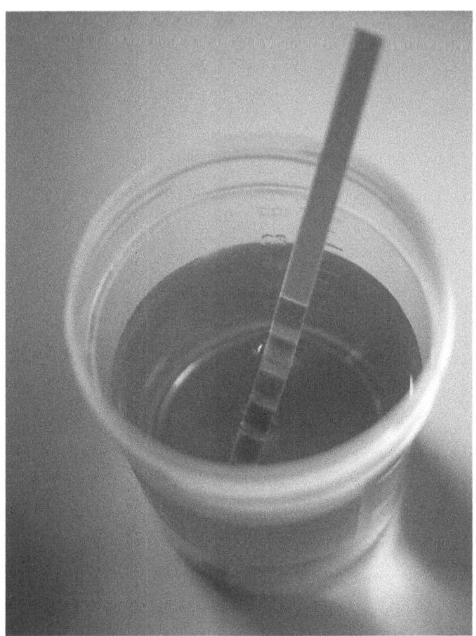

**Abb. 5.1** Urinbecher mit eingetauchtem Stix

Forschern ausgesuchte Chemikalien in getrockneter Form, die bei Kontakt mit den gesuchten Substanzen wie ein Chamäleon die Farbe wechseln können. Durch den Vergleich mit einer mitgelieferten Farbtafel kann man das Ergebnis direkt ablesen und zum Teil sogar halbwegs quantitativ beurteilen. Diese Art von Diagnostika heißen Schnelltest, weil die Nachweisreaktionen in ungefähr einer Minute ablaufen.

Es gibt solche Streifen mit unterschiedlich vielen – beispielsweise zehn – Reaktionsfeldern, von denen jedes ein Ergebnis für einen spezifischen Parameter liefert. Es werden auch sogenannte Monotests mit nur einem Farbquadrat angeboten, mit denen man nur einen ganz bestimmten Untersuchungsparameter bestimmen kann, wie z. B. Zucker oder Ketonkörper.

Als „übliche Verdächtige" werden in vielen solcher handelsüblichen Urin-Schnelltests folgende Parameter untersucht Roche Kompendium der Urinanalyse (2014):

- **Spezifisches Gewicht**
- **pH-Wert**
- **Leukozyten**
- **Nitrit**
- **Protein**
- **Glukose**
- **Ketone**
- **Urobilinogen**
- **Bilirubin**
- **Blut**

Die möglichen Farbentwicklungen, die in den einzelnen Feldern nach dem Urintauchbad ablaufen können und deren Relevanz für die Erkennung gesundheitlicher Probleme sind den Gebrauchsinformationen der Produkte zu entnehmen. Es ist grundsätzlich ein gutes Zeichen, wenn sich auf dem Stix farblich wenig verändert.

Weil einige Resultate je nach Konzentration des Harns unterschiedlich zu bewerten sind, richten wir unseren Blick zunächst auf das spezifische Gewicht.

**Spezifisches Gewicht** Das spezifische Gewicht zeigt den Konzentrations- bzw. Verdünnungsgrad des Urins an. Die makroskopische Begutachtung hat uns bereits einen optischen Hinweis geliefert: je dunkler der Urin, desto konzentrierter ist er. Der Begriff „spezifisches Gewicht" ist eigentlich nicht ganz korrekt im physikalischen Sinn, untersucht wird nämlich die Dichte als Maß für die Urinkonzentration. Das müssen wir als Nicht-Physiker aber nicht so genau nehmen – beide Messgrößen sind von der Anzahl und dem Gewicht der gelösten Teilchen abhängig. Wer's genau wissen will: im Urinteststreifen wird die **Ionenkonzentration** gemessen. Weil Zuckermoleküle keine Ionen (also keine elektrisch geladenen Teilchen) sind, werden sie nicht erfasst. (Andernfalls würde die Untersuchung bei Diabetikern wenig Sinn machen.)

Das zugehöriges Farbfeld auf dem Urinstix wird – im Gegensatz zum Urin – mit zunehmender Konzentration immer heller. In mehreren Farbabstufungen werden Dichtewerte von 1,00 bis 1,03 Gramm pro Liter angezeigt. Zum Vergleich: der Wert 1,0 entspricht dem spezifischen Gewicht von reinem Wasser, der Wert 1,03 ungefähr dem von Meerwasser. Die Dichte von Morgenharn liegt bei etwa 1,023. 1,03 bedeutet, dass der Harn sehr stark konzentriert ist. Der maximale Wert, den eine voll funktionsfähige menschliche Niere erzielen kann, wäre 1,04 und ist am Stix nicht mehr ablesbar. (Für Kamelurin müsste die Farbskala noch viel weiter nach oben ausgeweitet werden).

Mithilfe der Dichtebestimmung lassen sich Wasserhaushalt und Nierenfunktion abschätzen. Ursache für eine niedrige Dichte kann sein, dass entweder große Mengen getrunken wurden oder dass die Fähigkeit zur Urinkonzentration ausgefallen ist. Letzteres kann an der Niere selbst liegen oder daran, dass die zentrale Regulation der Wasserausscheidung nicht funktioniert, z. B. bei einer Schädigung der Hirnanhangsdrüse mit mangelnder Produktion von ADH (siehe Kap. 2). Wird von diesem

Hormon zu wenig gebildet oder ist seine Wirkung außer Kraft gesetzt, werden große Mengen eines sehr wässerigen Harns ausgeschieden. Bis zu 30 L können das sein und entsprechend groß ist dann der Durst (Chapman I 2017). Das Krankheitsbild ist uns bereits unter dem Begriff **„Diabetes insipidus"** bekannt. Aber auch wenn große Mengen osmotisch wirksamer Moleküle in den Harn übergehen, wie dies beim Diabetes mellitus der Fall ist, geht entsprechend viel Wasser mit verloren. Die Wirkung des Diuretikums Mannitol beruht ebenfalls auf diesem osmotischen Prinzip.

---

> » Mithilfe der Dichtebestimmung lassen sich Wasserhaushalt und Nierenfunktion abschätzen.

---

**PH-Wert** Diese Messgröße wurde ebenfalls in Kap. 2 erklärt. Während der pH-Wert des Blutes sich in dem engen Spielraum zwischen pH 7,35 und 7,45 bewegt, kann der pH-Wert des Urins in einem viel weiteren Bereich schwanken. (Dahinter steckt ja einer der Hauptmechanismen zur Konstanthaltung des Blut-pH: überschüssige Säuren oder Basen werden von der Niere ausgeschieden und landen im Urin).

Die Farbabstufungen des Indikators auf dem zugehörigen Testfeld umfassen den gesamten Normbereich der Urin-pH-Werteskala zwischen pH 5 und pH 8,5. Wenn das Testergebnis am oberen oder unteren Ende der Farbskala liegt, kann der genaue Wert mithilfe eines Messgeräts mit der Bezeichnung pH-Meter ermittelt werden.

Wie wir aus Kap. 2 wissen, ist es normal, einen sauren Urin auszuscheiden. Neben fleisch- und fettreicher Ernährung treiben auch Hunger und hohes Fieber den pH-Wert in den sauren Bereich. Das liegt an der Ausscheidung von Ketonkörpern, die gleich im Anschluss besprochen werden. pH-Werte über 7 können, wie auch bereits bekannt, durch vegetarische Ernährung bedingt sein, aber auch durch Harnwegsinfekte mit solchen Bakterien, die das Enzym Urease besitzen und (wie damals in den Wäschereien im alten Rom) Ammoniak produzieren können. pH-Werte unter 5 können z. B. durch die vermehrte Ausscheidung von Harnsäure verursacht sein.

---

» **Die pH-Wert-Bestimmung im Schnelltest kann einen Hinweis auf die Ernährungslage, auf eine Harnwegsinfektion oder eine Stoffwechselstörung geben.**

---

**Ketone** Der Nachweis von Ketonkörpern im Urin kann verschiedenartigste Ursachen haben.

Eine Ketonurie (Ausscheidung von Ketonkörpern) kann sich einstellen

- im Zustand des Hungerns
- nach schwerem Erbrechen oder schwerem Durchfall
- durch extreme körperliche Belastung
- nach einem Herzinfarkt
- bei dekompensiertem Diabetes mellitus (nicht ausreichend behandelte Zuckerkrankheit)*
  * dann ist auch der Glukosewert erhöht
- bei ketogener Ernährung

Die Farbabstufungen auf dem Urinstix zeigen Ketonwerte zwischen 0 und 160 Milligramm pro Deziliter an. Für Diabetiker gibt es gesonderte Ketose-Stäbchen, mit denen nur dieser eine Parameter geprüft wird, die sich auch zur Diätkontrolle eignen.

Das Image der Ketonkörper hat sich in den letzten Jahren grundlegend verändert. Galten sie in den alten Lehrbüchern der Biochemie noch in jedem Fall als Indikator für eine üble Entgleisung des Stoffwechsels, so werden sie inzwischen unter bestimmten Umständen sogar als positives Zeichen gewertet (www.aerztezeitung.de). Führt der

Proband eine der neuerdings in Mode gekommenen ketogenen Superdiäten durch, so lässt sich deren Wirksamkeit am verstärkten Auftreten von Ketonen direkt ablesen. Bei zuckerkranken Patienten sind sie allerdings stets ein Alarmzeichen und ihr Auftreten kann auch auf ein Alkoholproblem hinweisen.

Um das alles zu verstehen, sollten wir uns ein wenig über Sinn und Zweck von Ketonkörpern schlau machen.

**Ketonkörper als alternative Energiequelle** Der Organismus des Menschen und zahlreiche Bakterien haben eines gemeinsam: Glukose ist ihnen der liebste Energielieferant. Wird dieser Brennstoff knapp, können beide auf eine alternative Energiequelle zurückgreifen. Mensch und Bakterium verfügen sozusagen über eine Art Hybridantrieb. In beiden Fällen ist die Umschaltung auf den Ersatztreibstoff jedoch stoffwechseltechnisch mit einigem Aufwand verbunden: es werden zusätzliche Enzyme benötigt und für deren Bereitstellung müssen zunächst die zuständigen Gene aktiviert werden. (Berühmtheit hat in diesem Zusammenhang das sog. lac-Operon erlangt, das es dem Darmbewohner *Escherichia coli* ermöglicht, anstelle von Traubenzucker (Glukose) Milchzucker (Laktose) zu verwerten (Spektrum 2001).

Unsere Vorfahren konnten die Eiszeit nur deshalb überleben, weil die menschliche Leber Fett in geeignete Energieträger, umwandeln kann, die für die restlichen Organe des Körpers nutzbar sind. Die Synthese von Ketonkörpern aus Fett ist eine Spezialaufgabe der Leber. (Sie läuft zwar nicht ausschließlich in der Leber ab, aber dieses Organ liefert bei weitem den größten Beitrag).

Den Startschuss für die Ketogenese, die Synthese von Ketonkörpern, gibt ein Insulinmangel. Sobald die Nahrung weniger Kohlenhydrate enthält, wird die Insulinfreisetzung vermindert. Das gibt der Leber den Anstoß, Fett zu verarbeiten – das kann aus den Fettreserven des Körpers stammen oder mit der Nahrung zugeführt sein. Dabei entstehen die Ketonkörper Acetessigsäure und beta-Hydroxybuttersäure. Zu einem kleineren Teil bildet sich als dritter Ketonkörper noch Aceton. Verwertbar sind nur die ersten beiden. Aceton ist ein toxischer Störfaktor für den Organismus.

» **Die Leber kann nicht unterscheiden, ob Hungersnot herrscht, eine Diät den Zuckermangel verursacht hat oder eine Diabeteserkrankung an dem Insulinmangel schuld ist, der die Ketogenese einläutet.**

Die Ketonkörper können die Glukose im menschlichen Organismus weitgehend, jedoch nicht vollständig, ersetzen. Herz- und Skelettmuskulatur, die Nieren und Teile des Gehirns können sie nach entsprechender Anpassung, die ein bisschen Zeit braucht, gut verwerten. Ein Teil des Gehirns, die Erythrozyten, und die Netzhautzellen in unseren Augen sind dagegen auf die ständige Versorgung mit Glukose angewiesen.

Ein übermäßiger Anstieg der Ketonkonzentration im Blut hat allerdings eine lebensgefährliche Übersäuerung zur Folge, die als **Ketoazidose** bezeichnet wird. Säuren-Basenhaushalt, Blutsalze und Blutgase geraten außer Kontrolle. Die Ketoazidose gilt als gefürchtete Komplikation bei der Diabeteserkrankung, sie kann jedoch im Extremfall auch durch intensives Fasten ausgelöst werden.

Ein Teil der Ketone wird von den Nieren ausgeschieden. Aceton wird zusätzlich in der Lunge abgeatmet, weshalb man es in der Atemluft riechen kann.

**Alles klar?**

- Die Ketonsynthese ist eine Sonderleistung der Leber in Notzeiten.
- Ketonkörper im Urin zeigen an, dass der Körper Fett verbrennt.
- Der Nachweis kann als Zeichen des Erfolgs einer ketogenen Diät oder als Warnhinweis für eine Stoffwechselentgleisung gedeutet werden.

Alle folgenden Harnmessgrößen lassen oftmals nichts Gutes erahnen, wenn sie oberhalb des Normbereichs liegen.

**Blut**

Für den Nachweis von Blut im Urin steht der Fachbegriff **„Hämaturie“**. Hämaturien treten bei vielen Erkrankungen und auch als Folge von körperlicher Anstrengung auf. Wenn die in einem diagnostischen Test nachgewiesene Blutmenge so gering ist, dass sie den Urin nicht sichtbar rot färbt, spricht man von „Mikrohämaturie“. „Makrohämaturie“ bedeutet, dass Blut mit dem bloßen Auge erkennbar ist. Bei einer Hämaturie können sich ganze Erythrozyten oder freies Hämoglobin im Urin befinden. Das Blut-Anzeigefeld auf dem Urinteststreifen kann entweder lediglich die Farbe ändern oder es kann klumpige Farbflecken bekommen. Monochrome Farbänderungen treten auf, wenn die Blutkörperchen lysiert sind. Ganze Zellen erscheinen als krümelige Struktur auf dem Farbfeld. Die Einstufungen reichen von „negativ“ über „Spur“, „gering“ und „mittel“ bis „stark“.

Drei unterschiedliche Herkunftsorte sind (falls es sich nicht um eine Verunreinigung handelt) für das Auftreten von Blut im Harn möglich: es kann aus dem Blutgefäßsystem stammen, aus den diversen Abschnitten der Nieren oder aus den ableitenden Harnwegen. Die Fachbegriffe für diese drei möglichen Ursprungsorte sind: prärenal (vor der Niere), renal (in der Niere) und postrenal (nach der Niere).

Einer prärenalen Hämaturie können vielerlei Ursachen zugrunde liegen, wie Herz-Kreislauferkrankungen, Durchblutungsstörungen, Blutgerinnsel und Gerinnungsstörungen, evtl. auch zu hoch dosierte Einnahme von Gerinnungshemmern. Man kann aber auch schlichtweg seine Füße oder Hände malträtiert haben. Die Überbeanspruchung beispielsweise durch einen Gewaltmarsch oder beim extensiven Trommeln kann zur Zerstörung einer großen Anzahl roter Blutkörperchen in den kleinen Blutgefäßen der der Füße oder der Hände führen. Im ersten Fall spricht der Mediziner von einer „Marschhämoglobinurie“.

Nierenschäden, Nieren- oder Blasentumoren, Harnsteine und auch Infektionen können in der Niere oder in den ableitenden Harnwegen Blutungen verursachen und kommen somit als Auslöser für renale und postrenale Hämaturien infrage.

Neben dem Blutfarbstoff Hämoglobin kann auch das Myoglobin, das sauerstoffbinde Farbmolekül der Muskelzellen, im Urin auftauchen. Ursache dafür können Muskelverletzungen sein; auch hierfür reichen bereits schwere körperliche Anstrengungen aus. Es gilt die sinnvolle Empfehlung, derartige Aktionen am Vortag einer Urinuntersuchung zu unterlassen.

Ist ein Testergebnis auffällig, müssen weiterführende Untersuchungen erfolgen.

An dieser Stelle erscheint der Hinweis sinnvoll, dass kein diagnostischer Test ein unfehlbares Ergebnis liefert.

**Über die Treffsicherheit von diagnostischen Tests**

Die Treffsicherheit von diagnostischen Tests versteckt sich hinter den statistischen Begriffen **Sensitivität** und **Spezifität** (Akobeng 2007).

Die Sensitivität gibt an, wie viele Ergebnisse richtig positiv angezeigt werden, wenn man 100 Patienten mit einer entsprechenden Erkrankung untersucht. Die Spezifität gibt Aufschluss über den prozentualen Anteil an falsch positiven Testergebnissen bei nicht erkrankten Personen. Für den Schnelltest auf Blut wird letztere mit 65–93 % angesetzt (DEGAM-Leitlinien). Im Klartext heißt das, dass von 100 untersuchten Patienten, die kein Blut im Urin aufweisen, zwischen 7 und 35! falsch positiv reagieren. Bei den Schnelltests handelt es sich generell um sogenannte „Screeningtests", also Vorabtests, die dazu dienen, Abweichler großzügig und umfassend herauszufischen, um sie im Anschluss genauer zu untersuchen.

---

» Blut im Urin kann aus den Blutgefäßen des Körpers, der Niere oder aus den ableitenden Harnwegen stammen. Ein positives Ergebnis im Schnelltest muss durch zusätzliche Untersuchungen abgesichert werden.

---

**Leukozyten** Leukozyten (weiße Blutkörperchen) im Harn sind ein Indiz für eine entzündliche Erkrankung des Harnapparates. Die überwiegende Anzahl positiver Befunde wird durch bakterielle Harnwegsinfektionen verursacht (Roche Kompendium der Urinanalyse 2014).

Als mögliche Ursachen für eine **Leukozyturie** stehen an erster Stelle bakterielle Infektionen der Nieren und der ableitenden Harnwege, wie Nierenbecken-, Blasen- und Harnröhrenentzündungen. Auch Pilze und Viren können solcherlei Symptome hervorrufen, gleichfalls Parasiten, wie beispielsweise der schon erwähnte Bilharziose- Erreger. Bei entsprechendem Verdacht wird eine Untersuchung auf mikrobielle Keime durchgeführt.

Als weitere Ursachen kommen Erkrankungen der Nierenkörperchen, Nierenschädigungen durch langjährige Einnahme von Schmerzmitteln oder durch Vergiftung, sowie Harnabflussstörungen, Prostataentzündungen und nicht zuletzt auch wieder bösartige Tumoren infrage.

Bei einer Leukozyturie ist es für den Untersucher aufschlussreich, ob gleichzeitig Protein, Blut oder Nitrit im Harn nachweisbar ist.

---

» Leukozyten (weiße Blutkörperchen) im Harn sind ein Indiz für eine entzündliche Erkrankung des Harnapparates.

---

**Bilirubin und Urobilinogen**

Die beiden Gallenfarbstoffe Bilirubin und Urobilinogen kommen normalerweise nur in geringen Mengen im Urin vor. Ihr verstärktes Auftreten kann ein Anzeichen für akute und chronische Lebererkrankungen sein.

Der Nachweis der beiden Gallepigmente im Urin hat für die Diagnostik von Lebererkrankungen im Übrigen keine wahnsinnig große Bedeutung, hierfür sind Blutuntersuchungen das bessere Mittel der Wahl.

---

» Gallenfarbstoffe im Urin sind in erster Linie ein Hinweis auf eine angegriffene Leber.

---

**Nitrit**

Urin gesunder Personen enthält kein Nitrit. Bei einem positiven Testergebnis liegt mit sehr großer Wahrscheinlichkeit eine bakterielle Harnwegsinfektion vor. In diesem Fall haben die unerwünschten Besiedler im Urin vorhandenes Nitrat zu Nitrit umgewandelt.

Dieser Test hat eine hohe Spezifität! Die Sensitivität ist dagegen ziemlich bescheiden, weil bestimmte Voraussetzungen erfüllt sein müssen, damit der Test anschlagen kann. Die Nitrat-zu-Nitrit-Umwandlung kann nur dann stattfinden, wenn mit der Nahrung Nitrat aufgenommen wurde. Bei gemüsefreier Ernährung ist dies z. B. nicht der Fall. Zweitens muss der Urin lange genug in der Blase verweilen, damit die Bakterien ihr Werk verrichten können. Zum Dritten gibt es jede Menge Erreger von Harnwegsinfektionen, denen die Fähigkeit fehlt, Nitrat in Nitrit umzuwandeln. Dann tut sich auf dem Testfeld natürlich ebenfalls nichts.

---

» Nitrit im Urin spricht für eine bakterielle Besiedelung der Harnwege. Ein negatives Ergebnis schließt eine Harnwegsinfektion nicht aus.

---

**Protein**

Zahlreiche Ursachen kommen für eine **Proteinurie** in Betracht. Der spezielle Indikator auf dem Urinstix reagiert am empfindlichsten auf Albumin. Der Normbereich liegt bei unter 10 Milligramm pro Deziliter.Ähnlich wie beim Blut wird auch die Albuminausscheidung in verschiedene Schweregrade unterteilt. Je nach Ausscheidungsmenge unterscheidet man zwischen **Mikroalbuminurie** und **Makroalbuminurie.**

Wie wir das schon vom Hämoglobin her kennen, werden Proteinurien werden ebenfalls in prärenal, renal und postrenal unterteilt.

Bei einer **prärenalen Proteinurie** fallen irgendwo im Körper vermehrt Eiweiße an. Unter anderem können Koliken, epileptische Anfälle, Infarkte oder Schlaganfälle dahinterstecken.

Bei den **renalen** Formen der **Proteinurie** werden die normalen Plasmaeiweiße von der Niere nicht ausreichend zurückgehalten oder zu wenig rückresorbiert. Schädigungen der Nierenkörperchen oder der Nierenkanälchen kommen als Ursachen in Betracht. Sind die Poren der Nierenkörperchen erweitert, wird das Albumin nicht mehr vom Nierensieb zurückgehalten. Sind dagegen die Zellen des Tubulussystems defekt, werden die kleinen Mikroglobuline nicht mehr aus dem Primärharn ins Plasma zurückbefördert und landen deshalb im Urinbecher.

Diverse Auslöser wie Entzündungen verschiedener Art, Zystennieren, bestimmte Medikamente, Herz-Kreislauferkrankungen, die wohlbekannte Stoffwechselkrankheit Diabetes mellitus, Nierenkarzinome, erbliche Erkrankungen des Nierentubulussystems und, bei einer transplantierten Niere, die Abstoßungsreaktion des Empfängers können für die Schäden verantwortlich sein, die eine renale Proteinurie bewirken. Der Funktionsverlust der Niere korreliert mit der Höhe der im Urin vorgefundenen Eiweißkonzentration. Wenn sowohl Albumin als auch Mikroglobuline gefunden werden, eventuell auch Lipide, und wenn außerdem noch Ödeme auftreten, spricht dies für eine gravierende Schädigung.

In der Umkehrfolge kann die Proteinbestimmung zur Erfolgskontrolle einer durchgeführten Therapie beitragen.

**Postrenale Proteinurien** werden durch Infektionen oder Blutungen in den ableitenden Harnwegen oder auch durch Prostataentzündungen verursacht.

Erhöhte Eiweißwerte im Harn zu finden ist also in vielen Fällen kein so gutes Zeichen. Es kann aber auch hier eine ganz harmlose Ursache dahinterstecken. So können körperliche Aktivität, Schwangerschaft und Fieber einen positiven Proteinbefund bewirken. In Abhängigkeit von körperlicher Aktivität können tageszeitliche Schwankungen mit Spitzenwerten von 500 mg pro Deziliter auftreten (Roche Kompendium der Urinanalyse 2014).

Es leuchtet ein, dass auf jeden Fall weiterführende Untersuchungen mit spezifischen Methoden der Proteinchemie erforderlich sind.

» **Die Ausscheidung hoher Eiweißkonzentrationen über einen langen Zeitraum hinweg ist ein Hinweis auf eine chronische Nierenkrankheit.**

**Glukose** Glukose findet sich dann im Urin, wenn der Blutzuckerspiegel die Nierenschwelle überschreitet. Diese liegt bei 150 bis 180 Milligramm pro Deziliter (Roche Kompendium der Urinanalyse 2014). Ein Schnelltest auf Glukose wird häufig als Selbsttest durchgeführt und dafür wird er sinnvollerweise auch als Monotest angeboten.

Wenn Glukose den Urin versüßt, steckt mit hoher Wahrscheinlichkeit ein Diabetes mellitus dahinter – volkstümlich als „Zuckerkrankheit" bezeichnet. Angaben des Bundesgesundheitsministeriums zufolge sind 7,2 % der erwachsenen Bevölkerung Deutschlands von diesem Leiden betroffen, und zwar zu 90 % vom **Typ-2-Diabetes,** der auch als **Altersdiabetes** bezeichnet wird, weil die Hälfte der daran Erkrankten über 65 Jahre alt ist (www.bundesgesundheitsministerium.de). Man geht davon aus, dass weitere zwei Prozent unentdeckt sind. Der Urinstix ist geradezu prädestiniert, für diesen Personenkreis Licht ins Dunkel zu bringen. Die andere Haupt-Form des Diabetes mellitus, der **Typ-1-Diabetes,** betrifft vorwiegend Kinder, Jugendliche und junge Erwachsene, während er bei den Älteren anteilmäßig nur etwa fünf Prozent ausmacht. Als weitere Form ist der Schwangerschaftsdiabetes zu erwähnen. In schweren Fällen des Diabetes mellitus werden gleichzeitig mit dem Zucker auch die – in diesem Fall bösen – Ketonkörper ausgeschieden.

Auch Fieber kann die Glukoseausscheidung verstärken, ebenso wie der exzessive Verzehr von Kohlenhydraten dazu führen kann, dass die Nierenschwelle überschritten wird und Glukose in den Urin übertritt.

**Alles klar?**

- Glukose findet sich dann im Urin, wenn der Blutzuckerspiegel die Nierenschwelle überschreitet.
- In den meisten Fällen ist eine Diabetes-mellitus-Erkrankung die Ursache einer Glukosurie.
- Die Glukoseausscheidung kann auch durch Fieber oder exzessiven Verzehr von Kohlehydraten verursacht sein.

Zusammenfassend sei am Ende dieser Etappe noch einmal wiederholt, dass sich hinter vielen auffälligen Ergebnissen des Schnelltests ganz harmlose aber auch schwerwiegende Ursachen verbergen können. Diese müssen sorgfältig, eventuell mit aufwendigen laborchemischen Methoden, abgeklärt werden. Anstatt nach einer Selbstkontrolle mit auffälligem Ergebnis voreilig das Schlimmste zu befürchten, sollte man lieber zum Arzt gehen und ihm die abschließende Diagnose überlassen.

### 5.2.5 Erweiterte laborchemische Untersuchungen

Der Schnelltest hat uns einen ersten Eindruck über den Gesundheitszustand des Probanden vermittelt. Auffällige Ergebnisse oder andere Verdachtsmomente erfordern eine weiterführende Diagnostik. In die vertiefte Untersuchung können zusätzliche Parameter einbezogen werden:

- Kreatinin
- Bakterien und Pilze
- Zylinder
- Kristalle
- Epithelzellen

Für die Erkennung von Kristallen und zellulären Elementen kommt das Mikroskop zum Einsatz. Für die Spezialuntersuchung auf Proteine stehen dem Labor zahlreiche kommerziell erhältliche Testsysteme zur Verfügung.

**Kreatinin** Kreatinin, das Verbrennungsprodukt des Muskeltreibstoffs Kreatin, das kontinuierlich von den Muskeln abgegeben und mit dem Urin ausgeschieden wird, ist ein wichtiger Indikator für Nierenprobleme. Bei Verdacht auf eine beginnende Niereninsuffizienz (Nierenschwäche) wird die Kreatinin-Clearance bestimmt. Die Messung erfolgt mit laborchemischen Methoden parallel im Blut und im 24-h-Urin. Alternativ kann der Protein-Kreatinin-Quotient im Spontanurin bestimmt werden, der zumindest bei Katzen als wichtigstes Kriterium einer chronischen Niereninsuffizienz gilt.

---

» Kreatinin ist ein wichtiger Untersuchungsparameter zur Erkennung von Nierenproblemen.

---

**Proteine** Verschiedenartige Krankheiten führen zu sehr charakteristischen Proteinmustern. So lässt sich beispielsweise das Krankheitsstadium einer Niereninsuffizienz einschätzen: bei Defekten an der Basalmembran der Nierenkörperchen ist das Nierensieb anfangs noch in der Lage, hochmolekulare Proteine zurückzuhalten, während es in späteren Phasen immer „undichter" wird, und dann rutschen auch große Eiweißkörper durch die ausgeleierten Poren hindurch.

Ein spezieller Tumor des Knochenmarks sezerniert Bruchstücke von Immunglobulinen, die nach ihrem Entdecker **Bence-Jones-Proteine** genannt werden. Diese sind so klein, dass sie gut durch die Poren des Nierenfilters passen und dann massenhaft im Harn auftauchen. Diese Proteine werden vom Urinstix nicht erfasst.

Ein anderes Protein wird hingegen ganz regulär über den Urin ausgeschieden. Es handelt sich um das **Tamm-Horsfall-Protein,** das in der Henle-Schleife gebildet wird. Es wird uns später – bei der mikroskopischen Betrachtung von Zylindern – wiederbegegnen. Diesem Protein werden Schutzfunktionen gegen Harnsteinbildung und Harnwegsinfekte zugeschrieben.

» Am Proteinmuster lässt sich das Krankheitsstadium von Nierenschäden einordnen.

### 5.2.6 Mikroskopie

**Das Harnsediment unter dem Mikroskop** Bevor wir einen Blick ins Mikroskop werfen, müssen wir uns ein Harnsediment (Abkürzung **HASE**) herstellen. Dazu wird der Harn zentrifugiert, damit sich der Bodensatz bildet, aus dem sich dann – ganz ohne astrologischen Firlefanz – allerhand Aufschlussreiches ablesen lässt. Ausnahmsweise wird für diesen Untersuchungsbereich nicht der erste Morgenurin verwendet, weil eventuell enthaltene Zellen über Nacht kaputtgehen können. Aus dem gleichen Grund sollte HASE nach der Uringewinnung zügig hergestellt werden – und auch deshalb, weil sich beim Herumstehen Krankheitserreger vermehren können.

Beim Blick ins Mikroskop kann es mit einer 400- bis 1000-fachen Vergrößerung das eine oder andere Interessante zu sehen geben:

**Zellen, Zylinder, Kristalle und Krankheitserreger**
Als Normwerte für das Harnsediment gelten, bezogen auf einen Milliliter Ausgangsmaterial:

- maximal 5 rote Blutkörperchen
- maximal 10 weiße Blutkörperchen
- keine Zylinder (außer nach körperlichen Anstrengungen)
- keine Krankheitserreger

Es gibt zwei große Gruppen von Zellen: solche, die aus dem Blutkreislauf stammen – das sind Erythrozyten (rote Blutkörperchen), Leukozyten (weiße Blutkörperchen) und Makrophagen (Fresszellen) – und solche, die sich aus den Nieren oder den ableitenden Harnwegen abgelöst haben – das sind die unterschiedlichen Epithelzellen.

Sowohl ein alkalischer pH-Wert als auch ein sehr niedriges spezifisches Gewicht des Harns kann dazu führen, dass Zellen nicht erkannt werden, weil sie unter solchen Bedingungen zerfallen bzw. platzen.

**Erythrozyten** können schön erythrozytenmäßig geformt sein, so wie wir sie aus dem Blut kennen, dann nennt man ihr Aussehen „isomorph" oder sie können eine ganz unregelmäßige (dysmorphe) Form aufweisen. Wohlgeformte Erys finden sich bei Blutungen im Harntrakt, deren Ursache u. a. Tumoren oder Harnsteine sein können. Verkrüppelte Formen gelten in erster Linie als Hinweis auf eine Glomerulonephritis, die fatale Entzündung der Nierenkörperchen. Das Auftreten von Erys im Urin kann auch rätselhaft bleiben. Bei jungen Erwachsenen ist in 98 % der Fälle keine Ursache nachweisbar (Froom P et al. 1984).

Die Hauptfraktion der im Urinsediment vorgefundenen **Leukozyten** ist der Untergruppe der **neutrophilen Granulozyten** zuzuordnen, die mehrheitlich auf Harnwegsinfektionen hinweisen oder auch aus Beimengung von Sekreten aus dem Genitalbereich stammen können.

**Eosinophile Granulozyten** können ein Zeichen für Erkrankungen mit immunologischem Hintergrund sein, sowohl allergischer als auch autoimmuner Natur.

**Lymphozyten** sind eventuell ein frühes Zeichen für eine zelluläre Abstoßungsreaktion bei Nierentransplantaten.

**Epithelzellen** im Urin können eine harmlose Ursache haben, es kann sich aber auch eine Reihe ernsthafter Erkrankungen hinter ihrem Auftreten verbergen. Ihre Form kann Aufschluss über den Ursprungsort geben. Spezielle Epithelzellen (sog. Urothelzellen) aus den Nierenkelchen, dem Nierenbecken, den Harnleitern und der Harnblase werden nach Größe unterschieden. Die größeren stammen aus oberflächlichen Schichten und kommen häufig bei Harnwegsinfekten vor. Die kleineren haben ihren Ursprung in tieferen Schichten. Ihr Auftauchen im Urin kann auf Harnsteine, auf eine Stauniere oder auf Blasenkrebs zurückzuführen sein. Epithelzellen aus den Harnkanälchen können akutes Nierenversagen oder die Abstoßung eines Nierentransplantats anzeigen. Die größten Zellen im Harnsediment sind abgeschilferte Plattenepithelzellen aus der Harnröhre und den äußeren

Geschlechtsorganen. Zellen mit auffälliger „Kaulquappen-Form" besitzen Krankheitswert und können sowohl aus der Niere als auch aus den ableitenden Harnwegen stammen.

---

» Das Harnsediment kann Blutzellen oder Epithelzellen aus dem Harntrakt enthalten. Art und Form der Zellen können Hinweise auf verschiedenartige Krankheiten geben.

---

**Zylinder** treten häufig bei Nierenerkrankungen, z. B. bei einer Nierenbeckenentzündung, aber auch bei verschiedenen anderen Erkrankungen (Fieber, Herzschwäche) sowie auch nach körperlicher Anstrengung auf. Es handelt sich um zylinderförmige Ausgüsse der Nierentubuli, die aus verschiedenen Materialien zusammengesetzt sein können. Zu 50 % bestehen sie aus dem Tamm-Horsfall-Protein (siehe unter Abschn. 5.2.5 – Proteine), oftmals bestehen sie aus einer Zusammenballung von Zellen und Eiweißen. Viele verschiedenartige Partikel können eingeschlossen sein, diese stammen immer aus der Niere und geben Hinweise auf unterschiedliche krankhafte Zustände. Wenn Erythrozyten in den Zylindern eingeschlossen sind, so stammen diese aus einer Blutung innerhalb der Niere. Je langsamer der Harnfluss ist, umso breiter werden die Zylinder.

---

» Zylinder können bei Erkrankungen der Nieren, bei anderen Krankheitszuständen und auch nach körperlicher Anstrengung auftreten.

---

**Kristalle** präsentieren sich als mikroskopische Bilder, die oftmals einem Kunstwerk gleichen. Sie entstehen durch Ausfällungen in einem hochkonzentrierten Urin, in Abhängigkeit von den Inhaltsstoffen und vom pH-Wert. Auch viele Arzneimittel können im Urin Kristalle bilden.

Saurer Urin begünstigt die Bildung von **Calciumoxalat**- und von **Harnsäure**kristallen. Calciumoxalat ist auch das Material der häufigsten Harnstein-Art beim Menschen.

Alkalischer Urin unterstützt die Bildung von Phosphat-Kristallen, wie Ammoniummagnesiumphosphat, bekannt als **Struvit** und bereits in Kap. 4 als idealer Düngemittel-Kandidat aufgetaucht oder auch Calciumphosphat.

Das Erscheinungsbild von Struvit erinnert manche Betrachter an Briefumschläge, andere eher an Sargdeckel.

Kristalle können Aufschluss über die Zusammensetzung von Harnsteinen geben. Harnsäure-, Oxalat- und Phosphat-Kristalle sind meistens harmlos, sofern sie sich nicht zu größeren Gebilden auswachsen.

---

> » Kristalle können Aufschluss über die Zusammensetzung von Harnsteinen geben.

---

### 5.2.7 Die Urinkultur

Die Urinkultur hat ausnahmsweise nichts mit den hochkultivierten Römern zu tun, sondern ist eine weiterführende Untersuchung auf Harnwegsinfektionen. Dafür wird Urin auf spezielle Nährmedien gegeben, die vom Fachhandel als praktische Eintauchnährmedien angeboten werden. Sind Bakterien oder Pilze im Untersuchungsmaterial vorhanden, so wächst beim Inkubieren jede Zelle auf dem Agar zu einer Kolonie heran. Diese Zellhäufchen kann man mit dem bloßen Auge sehen. Sie werden ausgezählt und mit gesonderten Methoden weiter identifiziert. Als signifikant für eine Infektion gelten mehr als 100 000 Keime pro Milliliter Urin (Roche Kompendium der Urinanalyse 2014).

Hier schließt sich der Kreis. Makroskopische und mikroskopische Erscheinungen und die Ergebnisse aus laborchemischen Untersuchungen sollten zusammen im Idealfall ein schlüssiges Bild ergeben.

### 5.2.8 Spezialuntersuchungen

**Schwangerschaftstests** Der Test, der am häufigsten erwartungsvolles Herzklopfen verursacht, ist sicherlich der Schwangerschafts-Schnelltest. Schätzungsweise acht von zehn Frauen bekommen ihre Schwangerschaft erstmalig durch einen selbst durchgeführten Urintest offenbart. Es war eine große Innovation, als in den 70er Jahren des vorigen Jahrhunderts die ersten derartigen Tests auf den Markt kamen. Vordem konnte Frau ihren Urin in die Apotheke bringen, wo Frösche als lebende Testsysteme in einem Aquarium gehalten wurden, mit denen der Apotheker den sogenannten Galli-Manini-Test durchführte: nach Injektion des Urins reagiert so ein männlicher Frosch bei bestehender Schwangerschaft seitens der Frau mit der Produktion von Spermien (Süddeutsche Zeitung 2016).

Heutzutage werden unzählige Schwangerschaftstests mit einer wahnsinnig hohen Genauigkeit angeboten, man kann sie in Apotheken, Drogerien, Kaufhäusern und im Internet beziehen. Es gibt sie als Teststreifen, in Kassettenform und auch direkt in Form eines Urinbechers. Das Ergebnis wird als Symbol, in Textform oder auch digital angezeigt, manchmal sogar mit Angabe des Zeitraums der Empfängnis. Mit diesen modernen Tests kann eine Schwangerschaft bereits 4–5 Tage vor dem Ausbleiben der Regelblutung, das entspricht 7–10 Tage nach der Empfängnis, erkannt werden – eine Meisterleistung der Testentwickler (www.familienleben.ch).

Froschtest und urinbasierter Selbsttest beruhen gleichermaßen auf dem Nachweis des Hormons **hCG (humanes Choriongonadotropin).** Es handelt sich dabei um ein Glykoproteinhormon, das kurz nach der Einnistung der befruchteten Eizelle von der Plazenta (Mutterkuchen) gebildet wird und dessen Konzentration in Blut und Urin in den ersten Schwangerschaftswochen rasant ansteigt.

Wie nicht anders zu erwarten, eignet sich für diese Untersuchung wieder einmal am besten der altbewährte Morgenurin, weil die Hormonkonzentration darin am höchsten ist. „Mein Test zeigt an, dass ich nicht schwanger bin, was soll ich tun?" Diese Frage gehört offensichtlich zu den „FAQs", den „frequently asqued questions" (häufig gestellten Fragen) der Anwenderinnen an die Herstellerfirmen. Die lapidare Antwort einer der befragten Firmen: „Drei Tage warten". War nämlich der Zeitpunkt der Untersuchung zu früh, kann eine Testwiederholung nach zwei bis drei Tagen ein klares Ergebnis liefern.

Spezielle Tumoren können hCG in großen Mengen produzieren und das Testergebnis verfälschen.

**Drogentests** Die Polizei verfügt über ein kleines Arsenal an Drogentests zur Untersuchung freiwillig abgegebenen Urins, die, wenn es schlecht läuft, dem Delinquenten den Führerschein kosten können. Typischerweise werden die Urinproben mit einem Multitest auf die 5 Hauptdrogen Amphetamin (Speed), Methamphetamin (Crystal Meth), Kokain, THC (Cannabis) sowie Opiate untersucht. Dummerweise werden einige der Substanzen auch mehrere Wochen nach dem Konsum noch ausgeschieden.

**Dopingtests** Der Vollständigkeit halber soll noch erwähnt werden, was ohnehin jeder weiß: bei den Dopingkontrollen, denen sich Sportler unterziehen müssen, dient ebenfalls Urin als Untersuchungsmaterial. Die Erforschung neuer Dopingmittel und die Entwicklung von Verfahren zu deren Nachweis stehen in ständigem wechselseitigem Wettstreit.

## Literatur

Akobeng AK (2007) Understanding diagnostic tests 1: sensitivity, specificity and predictive values. Acta Paediatr 96:338–341

Froom P et al (1984) Significance of microhaematuria in young adults. Br Med J 288:20

Hautmann R, Gschwend JE (2014) Urologie. Springer, Berlin

Karlson P, Doenecke D, Koolman J (1994) Kurzes Lehrbuch der Biochemie für Mediziner und Naturwissenschaftler. Thieme, Stuttgart

Konert J (2002) Vom Steinschnitt zur Nierentransplantation. Schattauer, Stuttgart

Konert J, Dietrich HG (Hrsg) (2004) Illustrierte Geschichte der Urologie. Springer, Berlin

Kraft W, Dürr UM (Hrsg) (2005) Klinische Labordiagnostik in der Tiermedizin. Schattauer, Stuttgart

Löffler G (2008) Basiswissen Biochemie und Pathobiochemie. Springer, Berlin

Markt SC et al (2016) Sniffing out significant „Pee Values“: genome wide association of asparagus anosmia. BMJ 355:i6071

Paoli A, Rubini A, Volek JS, Grimaldi KA (2013) Beyond weight loss: a review of the therapeutic uses of very-low-carbohydrate (ketogenic) diets. Eur J Clin Nutr 67:789–796

Pferdekamp W (1967) Die Indianer-Story. Büchergilde Gutenberg, Berlin

Thomas C (2013) Ein ganz besonderer Saft – Urin: Die Hausapotheke des Körpers. Inklusive „Erfahrungen mit Urin. Briefe zum besonderen Saft“ & „Blick über den Zaun. Erfolge und Erfahrungen mit Urin“. Aurum, Freiburg im Breisgau

Wagenstaller M, Buettner A (2013) Quantitative determination of common urinary odorants and their glucuronide conjugates in human urine. Metabolites 3:637–657

Walczyk T, Wick JY (2017) The ketogenic diet: making a comeback. Consult Pharm 32:388–396

Wu J, Gao Y (2015) Physiological conditions can be reflected in human urine proteome and metabolome. Expert Rev Proteomics 12:623–636

## Internetquellen

Bundesgesundheitsministerium (2018) Gesundheitsgefahren. Diabetes mellitus Typ 1 und Typ 2. https://www.bundesgesundheitsministerium.de/themen/praevention/gesundheitsgefahren/diabetes.html. Zugegriffen: 4. Juli 2019

Chapman I (2017) Zentraler Diabetes insipidus (Vasopressin-sensitiver Diabetes insipidus). https://www.msdmanuals.com/de-de/profi/endokrine-und-metabolische-krankheiten/erkrankungen-der-hypophyse/zentraler-diabetes-insipidus. Zugegriffen: 4. Juli 2019

DEGAM S1 Handlungsempfehlung AWMF-Register Nr. 053–028. https://www.awmf.org/leitlinien/aktuelle-leitlinien/ll-liste/-b942022795.html. Zugegriffen: 6. Juli 2019 familienleben. Wann ein Schwangerschaftstest Gewissheit bringt. https://www.familienleben.ch/schwangerschaft/kinderwunsch/wann-schwangerschaftstest-der-frueheste-zeitpunkt-fuer-gewissheit-4514. Zugegriffen: 6. Juli 2019

Martin S (2018) https://www.aerztezeitung.de/medizin/krankheiten/diabetes/article/974557/imagewechsel-ketonkoerper-feind-fleissigen-helfer-praevention.html. Zugegriffen: 4. Juli 2019

Roche Kompendium der Urinanalyse (2014) Urinteststreifen und Mikroskopie. www.roche.de/res/content/7696/urinanalyse-kompendium.pdf. Zugegriffen: 4. Juli 2019

Spektrum 2001 (2001). https://www.spektrum.de/lexikon/biologie-kompakt/lactose-operon/6800. Zugegriffen: 4. Juli 2019

Süddeutsche Zeitung (2016) Schwangerschaft. https://www.sueddeutsche.de/gesundheit/schwangerschaft-schwere-geburt-des-schwangerschaftstests-1.2854021-7. Zugegriffen: 4. Juli 2019

https://de.wikipedia.org/wiki/Uroskopie. Zugegriffen: 4. Juli 2019

https://www.wissen.de/medizin/schwarzwasserfieber. Zugegriffen: 4. Juli 2019

Wurche B (2013) Puls Online-Magazin des FB der Goethe-Uni. www.puls.meertext.eu/forschung-the-human-urine-metabolome-neue-wege-in-der-diagnostik. Zugegriffen: 4. Juli 2019

# 6 Die therapeutische Anwendung von Urin

*Es gibt viele religiöse Pfade, die den Menschen zu Wohlbefinden und Glück führen, so wie es für verschiedene Krankheiten verschiedene Arzneimittel gibt*
Dalai Lama

Nach der extensiven Begehung des farbenprächtigen Diagnostikfeldes kommt auf den naturwissenschaftlich orientierten Reiseleiter nunmehr ein kleines Problem zu. Er muss ein Gelände betreten, in dem er sich nicht so ganz zuhause fühlt, sind die teilweise auf spiritueller Weltanschauung beruhenden Medizinsysteme doch sehr weit vom Horizont der reinen Naturwissenschaften entfernt.

Urintherapie wird von vielen Menschen mit Leidenschaft praktiziert, von anderen abgrundtief verabscheut. Auch wenn mir selbst bei manchen der real praktizierten Behandlungsarten die Haare zu Berge stehen, will ich Sie dennoch unvoreingenommen über die verschiedenen Aspekte der Urintherapie informieren und Ihnen auch ein paar anrüchige bzw. dubiose Kuriositäten nicht vorenthalten.



I. Kühlmann, *Urin – Eine Entdeckungsreise durch Niere, Blase und Co*,
https://doi.org/10.1007/978-3-662-59687-6_6

Seit 1996 finden regelmäßig Weltkongresse zum internationalen Erfahrungsaustausch über Urintherapie statt: erstmals in Indien (in der Stadt Goa), im Jahr 1999 in Deutschland (Gersfeld), 2003 in Brasilien (Belo Horizonte), 2006 in Südkorea (Seoul), 2009 in Mexiko (Guadalajara), 2013 in den USA (San Diego) und 2016 in England (London). Der englische Suchbegriff „urine therapy“ führt bei Google zu 116 Mio., „Urin-Therapie“ immerhin zu mehr als 10 Mio. Treffern (Stand Juni 2019).

## 6.1 Traditionelle Urin-Anwendungspraktiken – kulturhistorische Betrachtungen

Urin ist ein uraltes Heilmittel der Volksmedizin. Seine äußerliche oder innerliche Anwendung wird auf der ganzen Welt praktiziert, allerdings mit deutlichem Schwerpunkt auf der östlichen Hemisphäre. Die unterschiedlichen Weltanschauungen der Kulturbereiche spiegeln sich in dem hohen Stellenwert wider, der dem Urin als Lebenselixier in den traditionellen Heilsystemen Indiens, Tibets, Chinas, Japans und weiterer asiatischer Völker beigemessen wird. Während der Schwerpunkt westlicher Gesundheitssysteme auf der Heilung manifester Krankheiten liegt, sind die Methoden traditioneller asiatischer Medizindomänen viel eher auf die Erhaltung der Gesundheit von Körper, Geist und Seele ausgerichtet.

Urin ist ein göttlicher Nektar, diese These wird bereits in einem 5000 Jahre alten Sanskrit-Schriftstück, der *Damar Tantra,* vertreten. Eigenurin trägt darin den lieblichen Namen „Shivambu“, was so viel bedeutet wie „Wasser des Gottes Shiva“ und alternativ auch übersetzt werden kann mit „Heilwasser“. In den Traktaten der Ayurveda wird die Verwendung von Eigenharn ebenfalls ausgiebig angepriesen, wird dort als Stärkungs- und Verjüngungsmittel „Rasayana“ bezeichnet, etwas, das angeblich selbst alte Leute wieder jung werden lässt. Die tantrische Yogakultur verwendet schließlich noch den Begriff „Amroli“, in dessen Wortstamm sich die Bedeutung „unsterblich“ verbirgt.

In anderen alten Schriften finden sich noch weitere schöne Worte für diesen „Nektar aus der eigenen Niere“ und selbst das Alte Testament preist seine Verwendung an: „trinke das Wasser aus deiner eigenen Zisterne“.

Die traditionellen Urinpraktiken haben sich von Asien aus ins römische Reich und ins restliche Westeuropa verbreitet. Auch Hippokrates hat den Harn als Heilmittel empfohlen.

Als universelles Heilverfahren unter den innerlich angewandten Urintherapiemethoden gelten Urin-Trinkkuren. Indische Yogi-Texte und chinesische Dokumente aus der Antike verkünden bereits seit tausenden von Jahren den Nutzen des Trinkens von Eigenurin. Diese Praktiken, von den Jüngern der Urintherapie oft lebenslang durchgeführt, sollen Jugend und Schönheit bewahren und sich, wie es heißt, hervorragend zur Bekämpfung der allermeisten Krankheiten – auch der allerschlimmsten – eignen. Wer in Seuchenzeiten den Harn junger Knaben zu sich nahm, soll sogar vor der Pest gefeit gewesen sein. Für die langfristige Anwendung der oralen Eigenurintherapie gehen die Empfehlungen in Richtung eines Gläschens Morgenurin. Zur Bekämpfung hartnäckiger Beschwerden wird auch schon mal empfohlen, sich die ganze Tagesproduktion einverleiben. Als ideal wird generell eine Kombination von Urintherapie und Fastenkur angesehen.

In seinem Buch *Manan Mutra* („Menschenurin“) zitiert der Autor **Roadschi-bhai Manibhai** (siehe Lesetipps) die einer alten Sanskrit-Schrift entnommene Unterhaltung des Gottes Schiwa mit seiner Gattin: „Der Urin-Praktiker soll keine salzigen und scharfen Speisen zu sich nehmen, maßvoll essen, viel arbeiten, seine Sinne unter Kontrolle halten und auf dem Boden schlafen. Er soll morgens früh aufstehen und gegen Osten gerichtet urinieren“. (Falls der Wind aus dieser Richtung weht, ist die äußerliche Behandlung wohl gleich inbegriffen).

Im Zuge der Hinwendung zu den Naturwissenschaften bekam Urin in der Epoche der Aufklärung in Europa erst einmal einen ganz schlechten Ruf. Er wurde nicht mehr als Heilmittel, sondern als Ansammlung giftiger, dem Organismus schädlicher Substanzen angesehen. Seine Verwendung hielt sich aber weiter als Geheimtipp.

## 6.2 Urin als Quelle für Jugend, Gesundheit, Lebens- und Manneskraft – Anwendungsbereiche und Applikationsarten

### 6.2.1 Was wird behandelt? Anwendungsbereiche von A bis Z

Um uns einen Überblick der Anwendungsbereiche von Urin zu verschaffen beginnen wir mit einer alphabetischen Auflistung der häufigsten medizinischen Einsatzgebiete von Urin, wie sie in antiken Schriften, in Überlieferungen aus der Volksmedizin und in brandaktuellen Publikationen zu finden sind. Es wird kein Anspruch auf Vollständigkeit erhoben und an dieser Stelle keine Einschätzung zu den Erfolgsaussichten abgegeben. Einige Überschneidungen bei den Zuordnungen lassen sich nicht vermeiden.

- **Allergien:** Heuschnupfen, Sonnenallergie, Penicillinallergie
- **Allgemeinsymptome/Befindlichkeit:** Fieber, Fettleibigkeit, Leibschmerzen
- **Augen:** Ägyptische Augenkrankheit (Trachom, bakterielle Infektion), Bindehautentzündung, eitrige Augenentzündungen, Fehlsichtigkeit, Gerstenkorn, Leukom, Star
- **Autoimmunerkrankungen:** Rheuma
- **Chronische Erkrankungen**
- **Entzündliche Erkrankungen:** Brustentzündung, geschwollene Geschlechtsteile
- **Hände und Füße:** rissige Hände, Schweißfüße
- **Hals- und Rachen:** Halsentzündungen, Mandelentzündungen (siehe auch „Infektionskrankheiten")
- **Haut und Haare:** Altersflecken, Akne, Hautausschläge, Haarausfall, Hautflecken, Juckreiz, Pickel, Mitesser, runzlige Haut, Schuppen, Schuppenflechte, Sonnenbrand, wundgescheuerte Stellen, Warzen
- **Herz-, Kreislauf- und Gefäßerkrankungen:** Bluthochdruck, Krampfadern, offene Beine (bedingt durch Venenschwäche)
- **Infektionskrankheiten:** Bilharziose, Diphtherie, Fußpilz, Gonorrhoe, Syphilis und andere Geschlechtskrankheiten, Hepa-

titis, Herpesbläschen, Keuchhusten, Pest, Rotlauf (Streptokokkeninfektion), Scharlach (Sonderform einer Streptokokkeninfektion), Trachom (Chlamydieninfektion)
- **Insektenstiche:** Bienenstiche, Wespenstiche
- **Krebs:** Darmkrebs, Leberkrebs, Leukämie, Uterus-Tumor
- **Lunge:** Asthma bronchiale
- **Magen-Darm:** Appetitlosigkeit, Erbrechen, Durchfall, Essstörungen, Magen-Darm-Empfindlichkeit
- **Mund:** Aphthen, Mundfäule (Herpesviren-Infektion)
- **Nerven:** Zittern
- **Niere und ableitende Harnwege:** Harnverhalten, Bettnässen
- **Ohren:** Ohrgeräusche, Ohrengeschwüre, Ohrensausen, Ohrenweh, Taubheit, übles Gehör
- **Schlafstörungen**
- **Schmerzen:** Seitenstechen, Rückenschmerzen
- **Skelettsystem:** Arthritis
- **Stoffwechsel:** Gicht, Diabetes mellitus
- **Verletzungen:** Schürf- und Schnittwunden, Prellungen, Splitter entfernen, Seeigelstacheln entfernen, Schlangenbisse
- **Zähne und Zahnfleisch:** Zahnsäuberung, Zahnschmerzen, Zahnstein
- **Weitere:** Menstruationsbeschwerden, perniziöse Anämie (Blutbildungsstörung), Prostatabeschwerden, Raucherentwöhnung

### 6.2.2 Wie und womit wird behandelt?

Urinanwendungen erfolgen in erster Linie mit Eigenurin. Alternativ kommt der Urin von anderen Leuten zum therapeutischen Einsatz, bevorzugt der von jungen Knaben, in manchen Fällen sogar ausdrücklich der von Frauen. Länder- und kulturspezifisch müssen zudem verschiedene Groß- und Kleintiere – Kühe, Schweine, Ziegenböcke, Stiere, Bären, Hasen, Luchse und Hyänen – als Pipilieferanten herhalten. Für manche Gebrechen wird frischer, für andere abgestandener Urin verwendet. Letzterer wird allerdings nur für die Oberflächenbehandlung eingesetzt.

In Indien gilt der Harn von heiligen Kühen, der auf hindi „Gomutra" heißt, als ähnlich wirkungsvoll wie der humane. Auch in Myanmar und Nigeria ist Kuhpipi eine klassische Volksmedizin. In der Schweiz, wo die Kühe nicht im religiösen Sinn heilig, jedoch in großer Zahl vorhanden sind, wurde deren flüssiges Ausscheidungsprodukt im 19. Jh. ebenfalls für medizinische Zwecke eingesetzt (Loeffler JM 2010).

In manchen Gegenden Asiens wird sowohl menschlicher Urin als auch der von Bären in Apotheken als Heiltrank angeboten. Insbesondere Babyurin wird in Asien für teures Geld gehandelt.

### 6.2.3 Verabreichungsformen von Urin: draufschmieren, schlucken, gurgeln, schnupfen, spritzen, rektal applizieren

Als übergeordnetes grobes Schema zum besseren Durchblick bei den Urintherapie-Methoden soll die Einteilung in äußerliche und innerliche Anwendungen dienen.

**Äußerliche Anwendungsformen**

Äußerliche Applikationsarten wie Einreiben, Aufträufeln oder als Wickel aufbringen werden vielfach zum Einsatz gebracht. Haut-, Haar- und Nagelprobleme werden durch Oberflächenbehandlung mit Urin zum Verschwinden gebracht. Aufs Gesicht aufgetragener Urin hat den Ruf, als Schönheitsmaske zu wirken. Auf die Kopfhaut geträufelt soll er vor Haarausfall schützen. In Indien wird Urin Schampoos und anderen Kosmetikartikeln zugemischt.

Das direkteste äußerliche Anwendungsverfahren ist ohne Frage das direkte Draufpinkeln auf befallene Stellen. Schon die Azteken haben auf diesem Weg verunreinigte Wunden desinfiziert und in den beiden Weltkriegen wurde das praktische Naturheilverfahren (und meistens das einzige, die im Feld zur Verfügung stand) ebenfalls erfolgreich zur Wundbehandlung eingesetzt. Als Erste-Hilfe-Maßnahme bei Quallenkontakt gilt es jedoch eher als kontraindiziert, auch wenn Nicole Kidmann in dem Film *„Paperboy"* ihren quallengeschädigten Filmkollegen Zac Efron noch so ausdrucksvoll bepinkelt. Das kann nämlich gehörig nach hinten losgehen: noch ungeöffnete Nesselkapseln, die auf der Haut kleben oder in ihr stecken könnten mittels Urin, je nach dessen Beschaffenheit, erst recht zum Platzen gebracht werden. Ungefährlicher soll in diesem Fall das Abspülen mit Meerwasser sein.

Spülungen mit Urin werden bei verschiedensten Augenkrankheiten angewandt und täglich in die Augen getropft führt Urin, wie behauptet wird, zu einem klaren Blick. Und – frei nach den *drei Peheiros –:* „auch zum Zähneputzen kann man ihn benutzen".

Uringetränkte Kopfwickel gelten als hilfreich bei Migräne.

Eine Sonderform der äußerlichen Behandlung stellen Sitzdampfbäder über erhitztem und mit Knoblauch versetztem Knabenurin dar, die von der Volksmedizin zur Behandlung von Menstruationsstörungen angepriesen wurden.

Mundspülungen und Gurgeln mit Urin sind in erster Linie der Gesundheit von Mund- und Rachenraum dienlich, sollen aber auch eine Wirkung in Form einer allgemeinen „Umstimmungstherapie" entfalten.

Fuß- und Vollbäder (letztere lediglich mit einem Pipi-Zusatz zum Badewasser) sollen das Immunsystem stärken und haben den Bonuseffekt, dass im gleichen Aufwasch auch Fußpilze, Warzen und Hühneraugen verschwinden sollen. Es heißt, auch die Pop-Ikone Madonna gönne ihren Füßen gelegentlich eine Urindusche (Reid R 2015).

### Innerliche Anwendungsformen

Bei den innerlichen Behandlungsarten wird der Urin als Flüssigarznei getrunken, mittels Spritze injiziert oder rückseitig als Einlauf verabreicht.

Zur Geschmacksverbesserung können verschiedene Essenzen zugesetzt werden. Knoblauch soll den Urin- Eigengeschmack und -Geruch neutralisieren. In der Antike hat man gerne eine Prise Safran zur Veredelung beigemengt, im Mittelalter galt das Zumischen von Holundersaft oder Petersilie als Mittel der Wahl zur Herstellung eines geschmackvollen Heiltranks.

Für all diejenigen, denen der harnbasierte Energydrink trotz aller Zusätze zur Geschmacksneutralisierung Brechreiz verursacht, bietet sich das „Snuffen" als Alternativmethode an. Geschnupftes Pipi – mittels kleinem Finger in die Nasenlöcher eingebracht und dann hochgezogen – hat Berichten zufolge eine ähnliche vorbeugende und therapeutische Wirkung bei so manchem Zipperlein wie das hinuntergeschluckte.

Aufwendiger und umständlicher ist die Verabreichung als Klistier. Fünf bis dreißig Milliliter frisch gewonnener Harn in das Rektum eingeflößt soll sich insbesondere bei zur Behandlung allergischer Schübe bewährt haben.

Intramuskuläre und subcutane Injektionen von Eigenurin werden insbesondere zur Desensibilisierung bei Allergien eingesetzt und sind zumindest in Deutschland abrechnungstechnisch von Vorteil (siehe Gebührenverzeichnis für Heilpraktiker).

**Urintrinken gegen bakterielle Infektionen des Rachenraums**

Einen Grenzfall stellt das Urintrinken zur Behandlung von Infektionen des Hals-Rachenraums dar, bei denen mutmaßlich die lokale desinfizierende Wirkung während des Vorbeifließens beim Schluckvorgang im Vordergrund steht.

„Würgeengel der Kinder", so wurde die schreckliche Erkrankung genannt, an der im 19. Jh. jährlich circa 50 000 Kinder in Deutschland starben (Coordes G 2017) und die aktuell weltweit leider immer noch Opfer in dieser Größenordnung fordert, mit der höchsten Inzidenz in Haiti und der zweithöchsten in Lettland (RKI Epidemiologische Bulletin 2009). Aus der Zeit des zweiten Weltkriegs, als eine große Diphtherieepidemie mit vielen tausend Todesfällen in Deutschland ihren Höhepunkt erreichte, stammen zahllose Schilderungen über die erfolgreiche Behandlung von erkrankten Kindern (und auch Erwachsenen) durch Eigenurintherapie, wobei oftmals von Großmüttern berichtet wird, die ihren Enkeln die rettende Medizin verabreicht haben.

### Diphtherie

*Corynebacterium diphtheriae* ist ein sporenbildendes Stäbchenbakterium und an sich ganz harmlos. Erst wenn diese Mikrobe sich ihrerseits eine Virusinfektion einfängt, wird's für den Menschen gefährlich. Im vorliegenden Fall steuert das Bakterienvirus, Bakteriophage genannt, die genetische Information zur Produktion des hochgiftigen Diphtherietoxins bei, das seinerseits die lebensbedrohlichen Krankheitssymptome der Diphtherie auslöst. Siedelt sich das derart genveränderte Bakterium im Rachenraum an, kommt es zu massiven Schwellungen und als Folge davon häufig zum Erstickungstod. Herzrhythmusstörungen und Nierenkomplikationen sind weitere Folgen der Toxinwirkung.

Im Jahr 1890, gar nicht so lange, nachdem überhaupt erst erkannt worden war, dass hinter jeder ansteckenden Krankheit ein mikrobieller Erreger steht (Robert Koch hatte das nachgewiesen), ist es **Emil von Behring** gelungen, ein „Heilserum" gegen die Diphtherie herzustellen, weswegen man ihm den Titel „Retter der Kinder" zuerkannte und wofür er 1901 zusammen mit seinem Kollegen **Shibasaburo Kitasato** den ersten Nobelpreis für Medizin verliehen bekam. Was die zwei Forscher da zusammengetüftelt hatten, war nichts anderes als ein passiver Impfstoff, der sich in größeren Mengen in Pferden (weil diese Tiere groß sind) produzieren ließ. Den Tieren wurde das Toxin gespritzt und ihre Immunzellen bildeten als Gegengift anti-Toxin- Antikörper. Mit der intravenösen Verabreichung des gewonnenen Serums wurden die Antikörper – und mit ihnen der Immunschutz – auf die Erkrankten übertragen.

Den durchschlagenden Erfolg in der Bekämpfung dieser Seuche brachte schließlich die aktive Schutzimpfung gegen Diphtherie im Jahr 1923. Hierbei handelt es sich um eine ausschließlich vorbeugende Maßnahme. Der Mensch wird mit dem abgeschwächtem Toxin, als Toxoid bezeichnet, geimpft und produziert daraufhin (nach einer gewissen Anlaufzeit) über einen langen Zeitraum eigene Antikörper, die im Falle einer Ansteckung mit den Erregern die Krankheit erst gar nicht aufkommen lassen.

Im darauffolgenden Jahr, 1928, machte **Sir Alexander Fleming** seine bahnbrechende Entdeckung zur Wirkung von Penicillin. Er beobachtete, dass der Pilz *Penicillium* jegliches Bakterienwachstum in seinem näheren Umfeld in der Petrischale verhinderte. Der Grundstein für die Antibiotikatherapie war gelegt.

Berichte über die erfolgreiche Behandlung von Scharlach sind weniger zahlreich als solche über Diphtherie. Scharlach ist auch nicht so unmittelbar lebensgefährlich, kann aber gefährliche Spätfolgen haben.

Über die Anwendung der Urintherapie bei Keuchhusten finden sich nur vereinzelte Berichte. Den therapeutischen Wirkungsmechanismus bei dieser Erkrankung nachzuvollziehen fällt allerdings auch schwer. Während bei Diphtherie und Scharlach eine desinfizierende und abspülende Wirkung von Urin beim Vorbeiströmen an den Bakterien im Rachenraum vorstellbar ist, ist dies für den Keuchhustenerreger

*Bordetella pertussis* schwer nachvollziehbar. Er setzt sich nämlich direkt in der Lunge fest, auf den Flimmerepithelien der Bronchien.

Ob tierischer Eigenurin oder der des Tierbesitzers – was dem Menschen gut tut sollte seine Wirkung auch bei Tieren nicht verfehlen. U. a. existieren Empfehlungen für die Urintherapie bei einer Hundohrenentzündung, Schweinehusten und Rindergeschwüren.

## 6.3 Wirksamkeitsnachweis der Urintherapie

Für viele Naturheilmittel ist es kaum möglich, die Wirksamkeit eindeutig nachzuweisen. Das gilt auch für die Heilwirkung von Urin. Selbst Abertausende von Fallbeispielen liefern ja keinesfalls einen schlagkräftigen Beweis für den kausalen Zusammenhang zwischen der Behandlung und der beobachteten gesundheitlichen Besserung. Am Ende weiß keiner, wie die Sache ohne die Anwendung ausgegangen wäre. Hierzu muss man sich klarmachen, dass nur ein sehr geringer Prozentsatz an Erkrankungen nicht von selbst ausheilt. Und auch wenn noch so viele Hochbetagte auf das Lebenselixier Urin schwören – eine Auswirkung auf deren Lebensdauer lässt sich ebenfalls nicht beweisen. Daran ändert auch die Tatsache nichts, dass der ehemalige indische Ministerpräsident Morarji Desai (siehe Lesetipps) mit regelmäßigem Urinkonsum letztendlich 99 Jahre alt geworden ist. Schon manch einer hat seinen 100sten Geburtstag bei guter Gesundheit gefeiert, ohne in seinem Leben auch nur einen einzigen Tropfen Urin angerührt zu haben.

Es gibt keine anerkannten Belege für die therapeutische Wirkung von Urin. Das ist in der Tat ein ernstzunehmender Mangel. Obwohl es einige Hinweise auf Studien in Indien, England und den USA gibt, gelingt es kaum, überzeugende Studiendaten zu finden. Welches sind die Hauptgründe für diese Lücke? Nun, die Wirksamkeit alternativer Heilverfahren lässt sich generell schlecht nachweisen. Zwar wird tausendfach bezeugt, dass die Urintherapie Leben gerettet und Menschen vor Alterserscheinungen und Siechtum bewahrt hat, aber die klaren Vorgaben für die Beweisführung werden nicht erfüllt. Wissenschaftliche Anerkennung wird nur erteilt, wenn die Wirksamkeit, genauso wie beim synthetischen Präparat, eindeutig bewiesen ist.

Wir alle sind heilfroh, dass Arzneimittel konsequent überwacht werden. Bevor ein neues Medikament auf Patienten losgelassen wird, muss es strenge Prüfungen bestanden haben. Seine Wirksamkeit muss bewiesen sein – es muss einen therapeutischen Nutzen für den geplanten Einsatzbereich vorweisen. Und es darf in der Regel keine schlimmen Nebenwirkungen haben (Diese sind jedoch nicht immer zu vermeiden und müssen in manchen Fällen bis zu einem gewissen Ausmaß akzeptiert werden, sofern der Nutzen den Schaden deutlich überwiegt). Die „Leistungsbewertung" eines Arzneimittels stützt sich auf klinische Studien (Brody 2016).

### Klinische Studien

Das wichtigste Werkzeug bei der Planung, Durchführung und Auswertung klinischer Studien ist die Statistik. Weil Statistik für Laien schwer durchschaubar ist (wer kennt nicht den Spruch: „glaube keiner Statistik, die du nicht selbst gefälscht hast"), werden solche Studien von Experten penibel geplant, damit ihre Aussagekraft am Ende hieb- und stichfest ist. Ergebnis der Planung ist das sogenannte „Studiendesign", das wiederum von staatlichen Aufsichtsbehörden genehmigt werden muss. Ein brauchbares Studiendesign verlangt eine genügend hohe Anzahl (sie liegt in der Regel im Hunderter- oder Tausenderbereich) an sorgfältig ausgewählten Versuchspersonen. Die Kriterien für das Auswahlverfahren sind naturgemäß von der speziellen Fragestellung abhängig. Die Komplexität der Einflussfaktoren ist enorm. Merkmale wie Alter und Geschlecht, Lebensgewohnheiten oder auch genetische Besonderheiten müssen berücksichtigt werden. Steht die Probandenauswahl fest, erfolgt im nächsten Schritt das „Matching": Ähnlich wie bei einer Partnervermittlung werden Personen mit übereinstimmenden Merkmalen herausgefischt und gleichmäßig auf mindestens zwei Gruppen verteilt:

- Gruppe eins ist die Testgruppe, die das Prüf-Medikament verabreicht bekommt.
- Gruppe zwei ist die Kontrollgruppe, die ein Placebo erhält, das genauso aussieht, riecht und schmeckt wie das Wirkstoffpräparat.

Keiner, der bei der Studie mitmacht, darf wissen, zu welcher Gruppe er gehört, und auch der Arzt, der die Zubereitungen austeilt, weiß nicht, was jeweils drin ist. Beide Seiten sind sozusagen blind. Weil zudem die Gruppenzuordnung nicht nach Lust und Laune des Studienleiters, sondern unter Zuhilfenahme des Zufallsprinzips durchgeführt wird und dafür der statistische Fachbegriff „randomisieren" steht, trägt das ganze Projekt am Ende die recht kompliziert klingende Bezeichnung „randomisierte Doppelblindstudie".

Ein Beispiel aus meinem eigenen Berufsleben soll Ihnen eine Vorstellung davon vermitteln, wie schnell das Ergebnis einer relativ einfach erscheinenden Untersuchung in die Irre führen kann. Unsere Arbeitsgruppe, die sich mit einem Tiermodell für Immundefekte befasste, wurde von einem renommierten Naturheilmittelhersteller mit einer Studie beauftragt. Es sollte untersucht werden, inwieweit sich deren Echinacin-Präparat auf die angeborene Immunschwäche unserer Versuchstiere (es handelte sich um Hühner) auswirkt. Das pflanzliche Immunstimulans wurde – typisch für pflanzliche Extrakte – als hochprozentige alkoholische Lösung dargeboten. Das Ergebnis konnte sich sehen lassen: alle immunschwachen Versuchstiere, die die Echinacin-Tropfen bekommen hatten, konnten plötzlich genauso wie normale Hühner schützende Antikörper bilden. Das Überraschende war nur, dass dies auch für die Kontrollgruppe zutraf, die nur den Alkohol bekommen hatte. Die übrigen Tiere, die nichts verabreicht bekommen hatten, behielten ihren Immundefekt weiterhin. Wir hatten also indirekt gezeigt, dass Alkohol die Immunabwehr der kranken Hühner stärkt! Falls sich das Versuchsergebnis auf den Menschen übertragen lässt, hätte der gute alte Grog tatsächlich seine Daseinsberechtigung als Hausmittel gegen Erkältungskrankheiten.

Ein brauchbares Studiendesign für auch nur einen der Anwendungsbereiche der Urintherapie zu erstellen erfordert einiges an Fantasie. Eine ausreichende Anzahl von Probanden mit gleichem gesundheitlichen Problem müsste unter kontrollierten Bedingungen urinbehandelt werden. Man könnte sich eine Art Dschungelcamp für die Urintest-Teilnehmer vorstellen, um sicherzugehen, dass individuelle Unterschiede in der Lebensführung das Versuchsergebnis nicht verfälschen. Dann sollte der verabreichte Trank auch aus einem Topf kommen. Da würden sich vielleicht die Installationen zweier Künstler eignen: Sarah Schönfeld stellte 2014 im Berliner *Club Berghain* eine mit 1000 Litern Urin befüllte illuminierte Glasvitrine aus (Meffert C 2014), der kanadischen Künstlers Cassils stellte 2017 einen 750-Liter- Urintank mit dem Titel „Pissed" in einer New Yorker Galerie zur Schau (www.cassils.net).

Und schon taucht die nächste schwerwiegende Frage auf: was bekommt die Kontrollgruppe verabreicht, das genauso aussieht, riecht und schmeckt wie Urin (Abb. 6.1)?

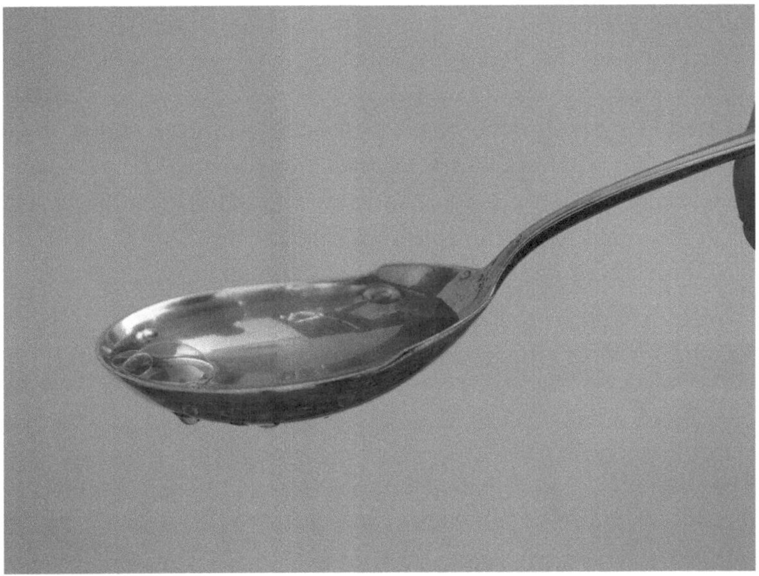

**Abb. 6.1** Was sieht genauso aus, riecht und schmeckt wie Urin?

## 6.4 Schräge Gepflogenheiten – Sonderformen der Urinkonsumierung

Eine Spezialität aus der ostchinesischen Stadt Dongyang sind die berühmten Frühlingseier **Tong zi dan,** die von der Stadtverwaltung 2008 zum immateriellen Kulturgut erklärt wurden.

Statt zehn Minuten in Wasser werden diese Eier einen Tag lang im Urin kleiner Schulbuben gekocht. Damit sie sich richtig mit dem Sud vollsaugen können, werden die Schalen nach dem ersten Kochgang geknackt. Den urin-gegarten Eiern wird nachgesagt, dass sie angenehm duften und vor Herzinfarkt, Arthritis, Erkältung, Müdigkeit, Hitzschlag, schützen, den Blutkreislauf anregen und überhaupt gegen einen Mangel an Yin und auch an Manneskraft wirken.

Unter dem Stichwort „Urinrecycling" begegnen uns Praktiken der Wiederverwertung von Rauschmitteln aus dem Urin. Es soll ja durchaus Schluckspechte geben, die sich ihr Pipi nach einem Zechgelage wieder einverleiben, weil sie den ausgeschiedenen Alkohol nicht vergeuden wollen. Eine ganz besondere Bewandtnis hat es mit der Weitergabe eines anderen Rauschmittels über den Urinweg auf sich. Diesmal geht es um das Halluzinogen des Fliegenpilzes. Für ein derartiges Brauchtum bei Bewohnern der nordostasiatischen Halbinsel Kamtschatka gibt es kulturhistorische Belege. Diese „Kamtschadalen" haben mit russischen Händlern Tauschhandel betrieben und ihnen u. a. auch Fliegenpilze abgekauft. Das konnten sich aber nur die Reichen leisten. Die ärmeren Leuten durften dann deren halluzinogenhaltigen Urin in bereit gehaltenen Holzschalen auffangen. Auch bei den Ureinwohner Skandinaviens soll dieser Brauch verbreitet gewesen sein. Der Autor Wasson vermutet, dass Rentiere mit einer auffälligen Vorliebe für menschlichen Urin die eigentlichen Erfinder dieser Praktik waren. Gemäß einer alten schwedischen Sage soll umgekehrt der Urin von Rentieren, die Fliegenpilz gefressen hatten, von Menschen verzehrt worden sein. Diesen Sachverhalt greift der Drehbuchautor Rochus Hahn in seinem 2016 erschienenen Roman „Die Kunst, Elch-Urin frisch zu halten" auf. Darin jagen zwei junge Typen in Finnland zwecks Uringewinnung hinter Elchen her, die zuvor psychogene Drogen gefressen haben. Zum totlachen.

**Das Fliegepilzgift Ibotensäure**

Fliegenpilze sind giftig, das haben wir alle mal so gelernt. Deswegen lassen die meisten Leute auch die Finger davon. Ganz so giftig sind sie allerdings auch wieder nicht – um daran zu sterben, müsste man ungefähr zehn Pilze vernaschen. Deswegen sind auch so gut wie keine Todesfälle durch Fliegenpilze bekannt. Vergiftungen kommen aber ab und zu schon vor, sie werden in der Regel durch vorsätzlichen Gebrauch des Pilzes als Droge herbeigeführt. Das Gift des Fliegenpilzes nennt sich Ibotensäure und ist ein Halluzinogen. Es wirkt also verwirrend (oder wie immer man es nennen möchte – bewusstseinserweiternd?) auf das Zentralnervensystem. Die Vergiftungserscheinungen ähneln denen einer heftigen Alkoholvergiftung (wikipedia.org/wiki/Fliegenpilz).

Im Körper wird die Ibotensäure zu dem weniger giftigen und noch wirksameren Stoff Muscimol abgebaut. Und dieses Muscimol landet schließlich in beträchtlichem Ausmaß im Urin. Einige Schlaumeier sind daher auf den Trichter gekommen, dass sich Urin-Recyceln ganz prima zur Erneuerung oder Weitergabe des Rausches eignet. Zudem ist diese Form der Zudröhnung weniger gefährlich ist als der direkte Pilzverzehr – die Wirkstoffe lassen sich besser dosieren. Sogar nach 3–4-maligem Durchlauf lässt sich noch ein berauschender Effekt erzielen.

---

» Weder Fliegenpilze noch Urin unterliegen in Deutschland dem Betäubungsmittelgesetz.

---

## 6.5 Urin: Naturheilmittel, Wunderdroge oder Giftgebräu?

Ein kurzer Abriss der Pros und Contras zu den Urintherapieverfahren soll das Kapitel abrunden.

**Urin kann eine Wunderdroge sein**

In der Traditionellen Chinesischen Medizin und der ayurvedischen Heilkunst hat die Eigenharntherapie auch heute noch einen enormen Stellenwert, genauso wie vor vielen tausend Jahren. Das hat sicher seine guten Gründe und spiegelt auch unterschiedliche Weltanschauungen wider. Auch in vielen der unzähligen themenbezogenen Berichte und Schriften der westlichen Welt wird der Urintherapie eine generelle „Umstimmung des Organismus“ bzw. die „Aktivierung von Selbstheilungskräften“ als Wirkungsmechanismus zugrunde gelegt. Wissenschaft und Glaube können sich ja durchaus ergänzen. Man muss nicht immer alles verstehen, und mit den Instrumenten der Naturwissenschaften lässt sich eben auch nur ein Teilbereich der Wirklichkeit erfassen. Dass die Kraft der Gedanken enorme Rolle spielt, wird am Beispiel der Placebowirkung deutlich. Obwohl sie keine Arzneisubstanzen enthalten, können sie einen messbaren neurobiologischen Vorgang auslösen, sofern der Patient auf die Wirkung des vermeintlichen Medikaments vertraut. Der Wirkungsmechanismus soll auf der Ausschüttung von Endorphinen beruhen (Spiegel Online 2005).

**Urin kann ein Naturheilmittel sein**

Man nehme, so man hat… So stand es in vielen Koch-und Backrezepten der Kriegs-und Nachkriegszeit. Die Mittel der modernen Medizin standen und stehen nicht allzeit und überall auf der Welt zur Verfügung. Der bereits erwähnte ehemalige indische Ministerpräsident und notorische Urintrinker Desai vertrat die Auffassung, dass die Urintherapie die perfekte Lösung zur medizinischen Behandlung von Millionen von Indern sei, die sich andere Arzneien nicht leisten können. Urin kostet nichts und ist allzeit verfügbar.

Urin enthält pharmakologisch wirksame Inhaltsstoffe und kann sogar Leben retten. Im Notfall kann er als einzige vorhandene Flüssigkeit einen Verunglückten kurzzeitig vor dem Verdursten bewahren, sofern die maximale Konzentration noch nicht ausgereizt ist. In Phasen des Fastens oder unfreiwilligen Hungerns kann es von Vorteil sein, die ausgeschiedenen Mineralstoffe in den Körper zurückzuholen, um einem Mangel vorzubeugen. **Mahatma Ghandi,** Anführer der indischen Unabhängigkeitsbewegung, hat seinen langen Hungerstreik möglicherweise durch das Trinken des eigenen Urins besser überstanden.

Wenn keine sterile Lösung zur Wundbehandlung vorhanden ist, ist das Auswaschen mit Urin ohne Zweifel eine zweckdienliche Lösung, die in Kriegsgefangenenlazaretten tausendfach erprobt wurde. Urin ist zwar keine Sterillösung, besitzt aber schon allein aufgrund seines Salzgehalts mild desinfizierende Eigenschaften. Dieser Effekt kommt höchstwahrscheinlich auch bei den genannten Beispielen der Behandlung von bakteriellen Infektionen im Hals-Rachenraum zum Tragen. Das Schlucken von Urin macht es auch den weit hinten ansässigen Bakterienmonstern so richtig ungemütlich.

---

» Urin kostet nichts, ist allzeit verfügbar und kann manchmal Leben retten.

---

Unter normalen Umständen hat die Urintherapie bei der Behandlung von Infektionskrankheiten heutzutage kaum noch eine Relevanz. Für deren Bekämpfung stehen drei punktgenau wirksame Waffen zur Verfügung:

- Wer rechtzeitig eine aktive Schutzimpfung erhält, wird von vornherein nicht krank. Der Erreger wird von den körpereigenen Antikörpern in Schach gehalten. Damit wird gleichzeitig die Infektionskette unterbrochen, Massenepidemien wird der Boden entzogen (Voraussetzung ist natürlich, dass ein Impfstoff gegen den Erreger existiert).
- Bei bereits erfolgter Ansteckung kann ein passiver Impfstoff den Eindringling bzw. das von ihm gebildete Toxin neutralisieren. Dem Patienten werden dabei Antikörper eines Fremdorganismus übertragen (Beispiele für die Anwendung von passiven Impfstoffen: Diphtherie, Tetanus, verschiedene virale Erkrankungen).
- Antibiotika töten Bakterien im oder auf dem Körper ab bzw. verhindern ihre Vermehrung.

Erwähnenswert ist in diesem Zusammenhang das Penicillinrecycling aus dem Urin von Patienten, die am Ende des zweiten Weltkriegs das Glück gehabt hatten, einer Penicillinbehandlung teilhaftig zu werden. Deren Urin war immer noch so wirkstoffhaltig, dass damit Infektionen bei anderen Leidensgenossen bekämpft werden konnten.

Urin ist reich an Harnstoff (Urea), und dessen positive Wirkung auf den Feuchtigkeitsgehalt der Haut ist wohlbekannt. (Urea-haltige Salben und Cremes enthalten im übrigen keinen Urin, wie oft behauptet wird, sondern synthetisch hergestellten Harnstoff.) Wegen der diuretischen Wirkung von Harnstoff wurde im 19. Jh. in der Schweiz Kuhurin zur Behandlung von Ödemen und der Bauchwassersucht eingesetzt (Loeffler JM 2010).

In den 20er und 30er Jahren des 20. Jhs. wurde Urin schwangerer Frauen zur Behandlung von Hormonstörungen eingesetzt und noch heute wird der Harn trächtiger Stuten in großem Umfang für die Herstellung eines Hormonpräparats gewonnen und zur Hormonersatztherapie in den Wechseljahren verwendet (www.hormonspezialisten.de).

Ein weiterer Inhaltsstoff des Urins ist das Hormon Melatonin, das nachts von der Zirbeldrüse (Epiphyse) produziert wird. Melatonin stellt unsere innere Uhr und hat eine beruhigende Wirkung.

**Urin kann eine Giftbrühe sein**

Denn sie wissen nicht, was sie tun… Diesen Eindruck kann man besonders bei den fanatisch angehauchten Verfechtern der Urintherapie gewinnen. Auf diesem Gebiet wird leider sehr viel mit pseudowissenschaftlichen Erklärungen gearbeitet. Da wird die eine oder andere Wirkung auf Inhaltsstoffe zurückgeführt, die der Urin schlichtweg nicht enthält. Eine relativ häufige Behauptung ist, Urin enthalte Antikörper und diese würden die Abwehrkräfte des Körpers unterstützen. Das ist falsch: Antikörper haben im Urin nichts verloren. Als Proteine sind sie zu groß für die Poren der Nierenkörperchen, sie werden von einer gesunden Niere nicht ausgeschieden. Außerdem würden sie bei einer Trinkkur während der Passage durch den Magen-Darmtrakt verdaut und damit als Abwehrstoff unbrauchbar werden.

Ferner wird Urin des öfteren als sterile Flüssigkeit angepriesen. Das ist ebenfalls nicht richtig. Urin, der den Körper auf natürlichem Weg verlassen hat, ist nicht steril. Selbst wenn keine ausgeprägte Harnwegsinfektion vorliegt, enthält er Keime, die aus der Auslassregion der Harnröhre stammen. Es besteht immer die Gefahr, sich über Eigen- oder Fremdurin eine Infektion einzufangen. Sogar vor der Übertragung von Prionen, den Auslösern des Rinderwahns BSE, wird in wissenschaftlichen Publikationen gewarnt (Moda F et al. 2014).

Unter wissenschaftlichen Aspekten erscheint es mehr als angebracht, gegenüber der innerlichen Anwendung von Urin eine kritische Haltung einzunehmen. Die Evolution hat auf unserer fabelhaften Erde ausreichend Zeit gehabt, die Dinge optimal zu gestalten. Die Funktion der Niere ist eine der ausgereiftesten technischen Leistungen unseres Körpers. Es kann nicht primär sinnvoll sein, diese Leistung zu unterlaufen und quasi die Abgase in den Reinigungsmotor zurückzuleiten.

Die Zusammensetzung des Urins ist total abhängig davon, ob wir am zuvor im Steakhouse geschlemmt oder uns ernährungstechnisch in Askese geübt haben, wie es die Yogis tun. Je nach Beschaffenheit kann sich die Urin-Rückführung nachteilig auf die Gesamtstoffwechsellage auswirken, Nierensteine können sich vermehrt bilden, Gichtanfälle können ausgelöst werden. Als absolutes No- Go gilt die Eigenurintherapie in der Schwangerschaft und bei Medikamenteneinnahme.

### 6.5.1 Fazit

Urintherapie kann beides sein – Natur- und Wunderheilverfahren; Urin kann sowohl ein Heilgetränk als auch eine giftige Brühe sein. Es kommt immer auf die Umstände der Anwendung an. Jeder, der sich nicht damit auskennt, sollte die Finger von Urintrinkkuren lassen. Suchen Sie sich einen Therapeuten, der sein Handwerk versteht! Durch das erworbene Wissen sollten Sie in der Lage sein, die Spreu vom Weizen zu trennen. Auf jeden Fall gilt: Man sollte daran glauben, wenn es wirken soll!

## 6.6 Buch- und Filmtipps

Damit Sie sich selbst schlau machen können, gibt es an dieser Stelle ein eigenes Unterkapitel mit Empfehlungen für einschlägige Sachbücher; auch diesmal soll die alphabetische Rangordnung gelten (in diesem Fall für die Autoren). Wer möchte, darf sich abschließend zur Entspannung noch das eine oder andere themenbezogene Filmchen ansehen.

**Lesestoff**

**John W. Armstrong:** Urin, Wasser des Lebens. Urintherapie – Erfahrungen und Heilanwendungen. Verlag Altmann (Erstausgabe 1944 in englischer Sprache).

Armstrong lebte im ländlichen England und war an Tuberkulose erkrankt. Mit den Behandlungsmethoden seiner Ärzte machte er äußerst schlechte Erfahrungen. Nachdem er unter den ärztlichen Verordnungen genug gelitten hatte – er bekam Entzündungen im Mund-Rachenraum, litt an Nervosität, Stimmungsschwankungen und Schlaflosigkeit – griff er zur Selbsthilfe in Form einer 45-tägigen Fasten- und Urin- Kur, die ihn schließlich gesunden ließ. Fortan sah er seine Berufung darin, sich als Urintherapeut bei Mensch und Tier zu betätigen. Bei schwerwiegenden akuten Erkrankungen empfiehlt Armstrong, den gesamten Eigenurin und dazu nach Bedarf frisches Wasser zu trinken. Mehrmalige tägliche Einreibungen sollen mit Fremdurin durchgeführt werden. Für die vorbeugende Behandlung wird nur der Morgenurin getrunken, der Rest steht dann für die Einreibungen zur Verfügung. Für die Behandlung von Hautkrankheiten und Geschwüren wird drei bis vier Tage alter abgestandener Urin verwendet. Armstrong hat die Urintherapie so ziemlich für alles, was unter Abschn. 6.2.1 aufgeführt ist, angewandt und berichtet in seinem Buch auch über die Gesundungsprozesse der Patienten. Kühe werden bei ihm ebenfalls mit Eigenurin behandelt, für Hunde gilt die Empfehlung, mit Wasser verdünnten Urin des Herrchens zu verwenden.

**Dr. Beatrice Bartnett & Margie Adelman:** The miracles of Urine Therapy (Die Wunder der Urintherapie). Verlag New Leaf Distributors.

Die Urintherapie wird hier in einen ganzheitlichen medizinischen Ansatz mit spirituellen Elementen eingebunden. Sogar AIDS wird hinsichtlich Vorbeugung und Heilung behandelt. Die Autorinnen weisen darauf hin, dass man bei Einnahme von Medikamenten keine Eigenurin-Therapie machen sollte. Als wichtige Voraussetzung zur Anwendung wird eine fleischlose Ernährung propagiert. Das Buch ist nur in englischer Sprache erhältlich.

**Hans Höting:** Lebenssaft Urin. Bechtermünz Verlag.

Der Heilpraktiker Höting gibt in seinem Buch umfassende praktische Anleitungen für die äußerliche und innerliche Anwendung von Urin als Heilmittel für nahezu alle Gebrechen.

**Martin Krebs/Heinrich Lampert:** Der menschliche Harn als Heilmittel. Geschichte – Grundlagen – Entwicklung – Praxis. Hippokrates Verlag. In diesem Buch werden u. a. 41 Krankengeschichten vorgestellt.

**Coen van der Kroon:** Die goldene Fontäne. Die praktische Anwendung der Urin-Therapie. vgs Verlagsgesellschaft.

Dieser Autor bietet ebenfalls eine inhaltsreiche und umfassende Anleitung zur Durchführung der Urin-Therapie bei unzähligen Beschwerden und Krankheiten – mit einem Vorwort von Carmen Thomas.

**Dorothee Osterhagen, Helga Schuler:** Shivawasser – Selbstheilung mit dem Superharn. A. Zupan- Verlag. Die Besonderheit bei diesem Buch ist, dass es Theorie und Praxis der Heilkraft von gekochtem Urin abhandelt. (Das Abkochen gilt als ayurvedische Veredelungsmethode.)

**Carmen Thomas:** Ein ganz besonderer Saft – Urin. Verlag Aurum.

Die legendäre Rundfunkmoderatorin Carmen Thomas hat wahre Pionierarbeit geleistet, als sie in einer Ausstrahlung der Radio-Mitmach-Sendung „hallo Ü-Wagen" im Jahre 1988 das Thema Urin erstmals mutig aufgriff. Eine nicht enden wollende Serie von teils verschämten, teils offenherzigen Berichten der Hörer über eigene Erfahrungen mit dem anrüchigen Ausscheidungsprodukt gingen bei der Reporterin ein, die sich daraufhin entschloss, die Beiträge in Buchform herauszubringen, ein Projekt, das inzwischen einige Neuauflagen durchlaufen hat. Neben unterhaltsamen und amüsanten Kapiteln über historische und brandaktuelle Einsatzbereiche von Urin stehen unzählige Fallberichte von Menschen, denen die äußerliche oder innere Behandlung mit Eigenurin das Leben gerettet, sie von Siechtum befreit oder (auch nur) das Aussehen verbessert hat.

Weitergehende Information dazu ist unter folgendem Link zu finden: www.uriwiki.de/entdeckt.html (abgerufen am 22.07.2019)

**Schriften älteren Datums**

**John Gregory Bourke:** Der Unrat in Sitte, Brauch, Glauben und Gewohnheitsrechten der Völker. 1891 in Washington D.C erschienene Übersicht über die Nutzung von Fäkalien und anderen Körperflüssigkeiten in verschiedenen Ethnien. Das Vorwort schrieb Sigmund Freud! 1998 bei Eichborn neu erschienen.

**Christian Franz Paullini**: Die heilsame Dreckapotheke. Der Untertitel der Originalausgabe von 1697 kommt einer Inhaltsangabe gleich: „wie nemlich mit Koth und Urin fast alle, ja auch die schwerste, giftigste Kranckheiten und bezauberte Schäden vom Haupt biß zun Füssen, inn- und äusserlich glücklich curiret worden; durch und durch mit allerhand curieusen, so nütz- als ergötzlichen Historien und Anmerckungen und andern feinen Denck-würdigkeiten". Verschiedene Neuauflagen, auch als ebook.

Paullini, Stadtarzt in Eisenach mit fabelhafter akademischer Ausbildung, hat die überlieferten Methoden der Volksmedizin – speziell die Rezepturen der Fäkalienmedizin – gesammelt, um mittellosen Kranken zu billigen Arzneien zu verhelfen.

In der Ausgabe 39/1977 der Zeitschrift „Der Spiegel" finden sich zwei Artikel zum Thema. In „Schöne Kur" und „Nur den eigenen Urin trinken" wird über indische Heilkünstler und Organisationen berichtet, die sich für Urin-Trinken als Kur gegen viele Leiden einsetzen. Dort wird auch aus dem Buch „Manan Mutra (=Menschenurin)", ein Leitfaden der „Urin-Therapie für vollkommene Gesundheit" des Autors **Roadschi-bhai Manibhai** zitiert. Das Vorwort hat der ehemalige Ministerpräsident **Morarji Desai** geschrieben, der täglich ein Gläschen seines Morgenurins zum Frühstück trank und 1994, damals 98 Jahre alt, Besuch von Carmen Thomas bekam. Auch in diesem Buch werden Urinkuren gegen Tod und Teufel, gegen Alter und alle gängigen Krankheiten – so auch gegen Lepra und die Pest – angepriesen.

**Filmtipps aus dem Internet**

Wenn Sie den zugehörigen Link in die Browserzeile und dann den entsprechenden Film anklicken kann es direkt losgehen:

**Film 1: Heiliges Heilmittel – Inder schwören auf Kuh-Pipi**

www.youtube.com/watch?v=rNx4scF9Ysg (abgerufen am 06.07.2019)

Der Youtube-Kurzfilm gibt Einblick in die Verarbeitung von Kuh-Urin in einem Hindu-Tempel und seine Anwendung als wirkungsvolle Medizin gegen vielerlei Krankheiten.

**Film 2: Urine Therapy – Interview with Dr. Nakao (Urintherapie – Interview mit Dr. Nakao)**

www.youtube.com/watch?v=IEPrB6x02CI (abgerufen am 06.07.2019)

In diesem Film wird uns der hochbetagte japanische Arzt Dr. Nakao vorgestellt, der 50 min lang in seiner Muttersprache (mit englischer Untertitelung) über einige spezielle Selbsterfahrungen rund um die Urintherapie berichtet und auch allerhand Erklärungen zum Wirkungsmechanismus abgibt. Er berichtet unter anderem, wie er die sexuell übertragbare Krankheit *Gonorrhoe* am eigenen Leib innerhalb kurzer Zeit durch Trinken seines Urins kuriert hat, nachdem vorher alle ärztlichen Behandlungsversuche erfolglos geblieben waren.

**Film 3: Urin-Eier**
www.prosiebenmaxx.de/tv/galileo-360/video/201522-urin-eier-clip (abgerufen am 06.07.2019)

In dem zehnminütigen Video des Prosieben-Wissensmagazins *Galileo* wird die Herstellungsprozedur der berüchtigten Urineier von Dongyang am Beispiel eines kleinen Familienbetriebs vorgeführt, angefangen vom emsigen Pipisammeln an örtlichen Grundschulen über das stundenlange Köcheln der angeknacksten Eier, bei deren Anblick man förmlich die aufsteigenden Dämpfe zu riechen glaubt, bis zum fertigen Endprodukt und dem abschließenden Geschmackstest durch den Journalisten.

## Literatur

Bhavnani BR, Stanczyk FZ (2014) Pharmacology of conjugated equine estrogens: efficiacy, safety and mechanism of action. J Steroid Biochem Mol Biol 142:16–29

Brody T (2016) Clinical trials. design, endpoints and biomarkers, drug safety and FDA and ICH guidelines. Elsevier, Amsterdam

Jain K, Gupta VB, Garg R, Sialavat N (2010) Efficacy of cow urine therapy on various cancer patients in Mandsaur District, India – a survey. Int J Green Pharm 4:29–35

Loeffler JM (2010) Editorial. The golden fountain – is urine the miracle drug no one told you about? Pan Afr Med J 25:5–13

Moda F et al (2014) Prions in the urine of patients with variant Creutzfeldt-Jakob disease. N Engl J Med 371:530–539

Randhawa GK, Sharma R (2015) Chemotherapeutic potential of cow urine: a review. J Intercult Ethnopharmacol 4:180–186

Aktuelle Aspekte zur Diphtherie (2009) RKI Epidemiologisches Bulletin. Aktuelle Aspekte zur Diphtherie 2:9–11

Savica V, Caló LA, Santoro D, Monardo P, Mallamace A, Bellinghieri G (2011) Urine therapy through the centuries. J Nephrol 17:123–125

Thomas C (2013) Ein ganz besonderer Saft – Urin: Die Hausapotheke des Körpers. Inklusive „Erfahrungen mit Urin. Briefe zum besonderen Saft“ & „Blick über den Zaun. Erfolge und Erfahrungen mit Urin“. Aurum, Freiburg im Breisgau

Vallejo JR, Aparicio Mena AJ, González JA (2017) Human urine-based therapeutics in Spain from the early 20th century to the present: a historical literature overview and a present-day case study. Acta Med Hist Adriat 15:73–108

## Internetquellen

Bundesministerium für Bildung und Forschung (Archiv 2006) Placebo Effekt sichtbar gemacht. https://www.gesundheitsforschung-bmbf.de/de/placebo-effekt-sichtbar-gemacht-2847.php. Zugegriffen: 6. Juli 2019

http://cassils.net/portfolio/pissed/. Zugegriffen: 6. Juli 2019

Coordes G (2017) Emil von Behring. Ein schwieriger Retter. Ärztezeitung online. https://www.aerztezeitung.de/panorama/article/932778/emil-behring-schwieriger-retter.html. Zugegriffen: 6. Juli 2019

DER SPIEGEL Nr. 39 (1977) Indien. Schöne Kur. https://www.spiegel.de/spiegel/print/d-40831368.html. Zugegriffen: 6. Juli 2019

https://www.heilpraktiker.org/gebuehrenverzeichnis-fuer-heilpraktiker. Zugegriffen: 6. Juli 2019

https://www.hormonspezialisten.de/sexualhormone/konjugierte-stutenoestrogene/. Zugegriffen: 6. Juli 2019

Meffert C (2014) Zeit Magazin Nr. 35. Gute Nacht! https://www.zeit.de/zeit-magazin/2014/35/berghain-berlin-jubilaeum-club. Zugegriffen: 6. Juli 2019

Reid R (2015) The Telegraph. https://www.telegraph.co.uk/women/sex/11348415/I-put-urine-on-my-face.-Welcome-to-the-UKs-latest-health-trend.html. Zugegriffen: 6. Juli 2019

Robert Koch Institut. Diphtherie. RKI Ratgeber. https://www.rki.de/DE/Content/Infekt/EpidBull/Merkblaetter/Ratgeber_Diphtherie.html. Zugegriffen: 6. Juli 2019

SPIEGEL ONLINE (2005) Placebo Effekt. Scheinmedikamente aktivieren Endorphine https://www.spiegel.de/wissenschaft/mensch/placebo-effekt-scheinmedikamente-aktivieren-endorphine-a-371110.html. Zugegriffen: 6. Juli 2019)

Uriwiki (2018) Das gesammelte Wissen zur Anwendung und Wirkung des (Eigen-) Urins. http://www.uriwiki.de/entdeckt.html. Zugegriffen: 6. Juli 2019

Wikipedia (2019) Fliegenpilz. https://de.wikipedia.org/wiki/Fliegenpilz. Zugegriffen: 18. Okt. 2019

# 7 Krankheiten des Harntrakts – was das Wässerchen trübt oder versiegen lässt

*Gesundheit ist das Schweigen der Organe*
Paul Valéry

## 7.1 Einleitung

Gesundheitliche Themen mit krankheitslastiger Ausrichtung haben insbesondere für Menschen in fortgeschrittenem Lebensalter einen hohen Unterhaltungswert. Das Niveau bei der Erörterung des Themenkreises ist dabei oftmals nicht sehr anspruchsvoll. Weil es jedoch unübertroffen aufschlussreich und nützlich ist, sich mit den Ursachen und der Entstehung von Krankheiten ein wenig auszukennen, kann ein bisschen Nachhilfe sicherlich nicht schaden. Vorbeugende Vermeidungsstrategien und frühzeitige Fehlerbehebung – bevor die Schäden irreparabel werden – können vor unnötigem Leiden bewahren.

Vor ein paar Tagen blieb mein Blick an einer Postkarte mit dem folgenden lustigen Spruch hängen:



I. Kühlmann, *Urin – Eine Entdeckungsreise durch Niere, Blase und Co*,
https://doi.org/10.1007/978-3-662-59687-6_7

## » Gut zu wissen

Bin krank.

Hab meine Symptome gegoogelt.

Es gibt drei Möglichkeiten:

Pest, Borkenkäfer oder Zylinderkopfdichtung.
(Rannenberg & Friends, Hamburg)

Auf Anhieb erschien er mir als Paradebeispiel dafür, wie sehr man mit Selbstdiagnosen danebenliegen kann. Weil das aktuelle Kapitel wieder allerlei Zündstoff für Hypochonder enthält, wiederhole ich meinen dringenden Appell: Wenn Sie in manchen Passagen meinen, eindeutige Symptome bei sich wiederzuerkennen, fühlen Sie sich nicht gleich dem Tode geweiht, denken Sie zur Beruhigung an obige Karte und überlassen den Rest der ärztlichen Abklärung.

Zuständige medizinische Fachbereiche sind die **Urologie** und die **Nephrologie,** zwischen denen es einige Überschneidungen gibt.

- Ein **Nephrologe** ist ein auf Diagnose und Therapie internistischer Erkrankungen der Niere spezialisierter Facharzt.
- Ein **Urologe** kümmert sich um Störungen der harnbildenden und harnableitenden Organe (Niere, Harnblase, Harnleiter und Harnröhre) und ist für Teilbereiche der **Andrologie** zuständig, der Fachrichtung, die sich mit Erkrankungen der männlichen Geschlechtsorgane befasst (Siehe auch Kap. 1).

Als Teilnehmer an den bisherigen Erkundungstouren durch die Katakomben der Urinproduktionsstätte haben Sie die wesentlichen Strukturen und Funktionen der körpereigenen Abwasserentsorgung kennengelernt und damit bereits ein gutes Basiswissen erworben.

Dass ein so hochkomplexes System anfällig für Störungen aller Art ist, dürfte niemanden überraschen. Alle Module des Harnapparats können eine Reihe von Fehlfunktionen aufweisen, sowohl angeborene als auch erworbene. Von einfach zu behebenden Fehlern wie versperrten Wegen und verstopften Ausflüssen bis zum funktionellen Totalversagen der Nieren wird uns ein Panoptikum an pathologischen Erscheinungen begegnen und wir werden die wichtigsten Instandsetzungsmaßnahmen kennenlernen. Auch über den Einsatz technischer Nierenersatzverfahren werden wir einiges erfahren und wir dürfen uns darüber freuen, wie dramatisch sich die therapeutischen Möglichkeiten auf diesem Gebiet in den letzten 40, 50 Jahren verbessert haben.

Dass in manchen Fällen die Psyche eine nicht zu unterschätzende Rolle für die Entwicklung körperlicher Fehlfunktionen spielt, ist altbekanntes Wissen. So kann sich Stress negativ auf die Nierenfunktion auswirken, Regulationsstörungen der Blasenentleerung verursachen und eventuell sogar das gehäufte Auftreten von Harnwegsinfekten bewirken. Weil umgekehrt Krankheiten auch auf das Gemüt schlagen, muss der aufgesuchte Therapeut – frei nach Eugen Roth – unter Umständen zunächst herausfinden:

> was trübte sich zuerst beim Kranken
>
> a) der Urin
> b) die Gedanken?

Interessierte sind herzlich zur Teilnahme an der neuen Expeditionsreise eingeladen! Wir starten wieder am gleichen Ausgangspunkt wie beim letzten Mal, ganz oben in der Niere.

## 7.2 Nierenkrankheiten

Einige Indizien sprechen dafür, dass Wolfgang Amadeus Mozart im Jahr 1791 (mit nicht ganz 36 Jahren) an Nierenversagen starb. Kein Arzt hätte ihm damals helfen können. Ohne Ersatztherapie führt ein Totalausfall der Nieren unweigerlich zum Tod. Im Gegensatz zum plötzlichen Herztod, der nach Meinung mancher Menschen nicht die schlechteste Art des Ablebens darstellt, ist das Endstadium des Nierenversagens äußerst unschön. Am Schluss fällt der Mensch nicht tot um, sondern ins Koma. Der vorangehende körperliche Verfall zieht sich über Tage und Wochen hin.

Es gibt zwei grundsätzlich unterschiedliche Erscheinungsformen des Nierenfunktionsverlusts. Stellt die Niere ihre Arbeit über Jahre oder gar Jahrzehnte hinweg peu à peu ein, spricht man von einer **chronischen Niereninsuffizienz.** Beim **akuten Nierenversagen** bzw. der akuten Nierenschädigung tritt die Funktionseinschränkung dagegen plötzlich und heftig auf und kann sich nach wechselnd langer Zeit spontan zurückbilden.

Die Einschränkung der Nierenleistung beruht in den meisten Fällen auf einer Schädigung oder einem Ausfall von Nephronen (Zur Erinnerung: das sind die kleinen Funktionseinheiten, bestehend aus Nierenkörperchen und Harnkanälchen, die dafür sorgen, dass unser Blut gereinigt wird, Wasser- und Salzgehalt des Körpers stimmen und Elektrolyt- sowie Säuren-Basenhaushalt ausgeglichen sind – siehe Kap. 2, Abschn. 2.1.3). Die auftretenden Störungen hängen von der Art und dem Ausmaß des Schadens ab und bedürfen einer diagnostischen Abklärung, damit die richtigen Gegenmaßnahmen eingeleitet werden können.

### 7.2.1 Chronische Nierenerkrankungen

Chronische Nierenerkrankungen verkürzen die Lebenserwartung des Menschen und sie werden oftmals erst katastrophal spät bemerkt. Schätzungen zufolge leiden in Deutschland neun Millionen Menschen an einer chronischen Nierenerkrankung (www.dgfn.eu) – aber nur 20 % der Betroffenen wissen, dass sie schadhafte Nieren haben. Die schleichende Verschlechterung der Nierenleistung kann erstaunlich lange unentdeckt bleiben.

**Krankheitsverlauf und -Auswirkungen** Bei der chronischen Niereninsuffizienz werden über einen langen Zeitraum hinweg Struktur und Funktion einer zunehmenden Anzahl an Nephronen zerstört. Weil das Nierengewebe eine hohe Reservekapazität besitzt – eine Niere kann ja bekanntermaßen die Funktion von zweien übernehmen – macht sich der

Verlust erst bemerkbar, wenn bereits die Hälfte der oder Filtereinheiten oder mehr keinen Primärharn mehr produzieren kann. Das Schadensausmaß wird im Krankheitsverlauf immer größer und nach und nach kommen immer neue Funktionseinbußen dazu. Im Endstadium, dem **terminalen Nierenversagen,** läuft gar nichts mehr, die Niere stellt die Urinproduktion ein. Soweit erst einmal der grobe Überblick.

Weil so etwas immer praktisch ist, wird das Krankheitsbild des chronischen Nierenversagens in Stadien unterteilt und weil diese sich in erster Linie auf den Grad der Einschränkung der glomerulären Filtrationsrate (GFR) beziehen, werden sie als **G-Stadien** bezeichnet (Tab. 7.1).

**Glomeruläre Filtrationsrate (GFR)**

Die GFR gibt an, wie viel Primärharn pro Zeiteinheit gebildet wird. (Anders ausgedrückt gibt der Wert an, welche Flüssigkeitsmenge aus dem Blutplasma in dieser Zeit von den Nieren durch das Filter gedrückt wird).

Eine der meistverwendeten Methoden, die GFR zu bestimmen, beruht auf der Messung des Serum-Kreatininspiegels. Daraus lässt sich die GFR über eine Umrechnungsformel, in welche Lebensalter, Geschlecht, Gewicht, Körpergröße, Körperfläche und interessanterweise auch die Hautfarbe eingehen, abschätzen (Exakter, aber viel aufwendiger, wäre die Ermittlung der Clearance. Wie das methodisch von statten geht, haben wir auf unserer zweiten Besichtigungstour in Kap. 2, Abschn. 2.1.3 erfahren). Die GFR gesunder Nieren liegt zwischen 90 und 120 Milliliter pro Minute (www.roche.de). Die GFR weist Schwankungen im Tagesverlauf auf, ist in der Schwangerschaft (nicht wegen der größeren Körperoberfläche) erhöht und sinkt mit zunehmendem Alter ab.

**Tab. 7.1** Einteilung des Krankheitsverlaufs in G-Stadien entsprechend der Leitlinien der Organisation KDIGO in vereinfachter Form. (Der internationale Verband **KDIGO** [Kidney Disease: Improving Global Outcomes] ist eine Institution, die es sich zum Ziel gesetzt hat, die Behandlung von Nierenkrankheiten weltweit zu verbessern. Die Organisation wurde 2003 gegründet und unterliegt belgischem Recht) (KDIGO 2012)

| Stadium | GFR | Funktionseinschränkung |
|---|---|---|
| G1 | >90 | leicht |
| G2 | 60–89 | geringgradig |
| G3a | 45–59 | Deutlich |
| G3b | 30–44 | Mittel-hochgradig |
| G4 | 15–29 | Stadium der schweren Niereninsuffizienz |
| G5 | <15 | Totalversagen der Nieren |

> **»** Kreatinin ist ein wichtiger Indikator für Nierenprobleme.

Neben der Bestimmung der glomerulären Filtrationsrate sind für die Beurteilung des Krankheitsstadiums weitere Untersuchungen sinnvoll. Ein gleichermaßen sensitiver Marker für eine Nierenschädigung ist die Ausscheidung von Albumin im Urin (Albuminurie).Weil es so klein ist, wird dieses Serumeiweiß von den defekten Nierenfilterchen schon frühzeitig nicht mehr ordentlich zurückgehalten. Geringe Mengen Albumin, die mit normalen Teststreifen noch gar nicht erfasst werden, sind wichtige Erkennungsmerkmale einer beginnenden Nierenerkrankung. Der Eiweißgehalt kann dazu führen, dass der Urin schäumt. Dieses Phänomen kann ein wichtiges Warnsignal sein. (Eine erhöhte Eiweißausscheidung kann aber auch schon allein durch körperliche Anstrengung zustande kommen).

Sehen wir uns nun einige Details des Krankheitsverlaufs etwas genauer an: Zu Beginn ist die Filterleistung noch normal oder kann sogar erhöht sein. Das kommt daher, dass die funktionstüchtig gebliebenen Nephrone sich kräftig ins Zeug legen, um die fehlende Arbeitsleistung der ausgefallenen Funktionseinheiten zu kompensieren. Es wird dann unter Umständen mehr Primärharn gebildet als normalerweise. Strukturschäden an den Harnkanälchen führen zum Ausfall der Harnkonzentrationsfähigkeit. Beides zusammen, der erhöhte Anfall an Primärharn und die fehlende Wasserrückgewinnung bei der Aufbereitung haben zur Folge, dass erhöhte Mengen eines hellen wässrigen Urins ausgeschieden werden. Neben Eiweiß können auch Spuren von Blut im Urin ein erster Hinweis auf vorhandene Schäden sein.

**Alles klar?**

**Erste Anzeichen für eine beginnende Nierenerkrankung können sein:**

- Schäumender Urin als Folge einer Eiweißausscheidung
- Heller, wässriger Urin
- Spuren von Blut im Urin

Die fortbestehende Grunderkrankung, die den Schaden ausgelöst hat, nagt weiter an der Nierengesundheit und führt zur dauerhaften Überlastung der Nephrone. Die Filtrationsleistung nimmt allmählich ab, es wird weniger Primärharn gebildet und die harnpflichtigen Substanzen häufen sich im Blut an. Der Blutdruck steigt immer weiter und nach und nach fallen die Zusatzleistungen der Niere aus: EPO, das körpereigene Erythropoietin, und die aktive Form von Vitamin D werden nicht mehr in ausreichender Menge hergestellt. „Blutarmut" (renale Anämie) und ein Kalziummangel sind die Folge. Phosphat wird nicht mehr angemessen ausgeschieden. Die Kombination von zu niedrigem Kalzium- und zu hohem Phosphatspiegel führt zur hormonell gesteuerten Freisetzung von Kalzium aus den Knochen. „Knochenschwund", Osteoporose, ist die Folge. Weil Wasser- und Salzhaushalt immer mehr durcheinandergeraten, treten zunehmend Ödeme auf. Meistens sieht der Patient zunächst im Gesicht, vor allem in der Augenpartie, aufgequollen aus (merkwürdigerweise muss ich dabei immer an Mona Lisa denken), später kommen Wassereinlagerungen in den Beinen dazu (Die Lokalisation kann sich im Laufe des Tages ändern). Schließlich sammelt sich sogar Wasser in der Lunge an, es kommt zum gefürchteten Lungenödem mit lebensbedrohlicher Luftnot.

**Alles klar?**

**Folgen des fortschreitenden Ausfalls der Nierenfunktion sind:**

- Anhäufung von harnpflichtigen Substanzen im Blut.
- Anstieg des Blutdrucks.
- Ödembildung, vor allem in der Augenpartie.
- Blutarmut (renale Anämie).
- Knochenschwund

Im Stadium der schweren Niereninsuffizienz nimmt die Urinmenge deutlich ab. Drastische Anzeichen der Harnvergiftung (Urämie) treten auf. Der Säure-Basen-Haushalt gerät außer Kontrolle mit der Folge einer Übersäuerung der Körpersäfte. Schließlich werden Muskeleiweiße abgebaut und eine zunehmende körperliche Schwäche macht sich bemerkbar. Spätestens jetzt muss auch dem letzten Nichtmerker klar werden, dass die schlechte gesundheitliche Verfassung keine normale Alterserscheinung sein kann.

Als **Symptome der Urämie** treten auf:

- Appetitmangel, Übelkeit, Erbrechen, Durchfall, Durst
- Müdigkeit und Leistungsknick
- Immense Blutdrucksteigerung
- Unerträgliche Kopfschmerzen
- Harngeruch, auch Foetor uraemicus genannt
- Hautveränderungen: schmutzig-graugelbe Hautfarbe („Café au lait –Flecken"), trockene, schuppige Haut, Juckreiz. Grund dafür sind Ablagerungen von harnpflichtigen Substanzen in der Haut.
- Verwirrung des Geistes, Zuckungen und Krämpfe, Schluckauf; bei schwerwiegender Störung des Elektrolythaushalts auch epileptische Anfälle
- Schädigung der Augen bis zur Erblindung
- Schwächung des Immunsystems
- Störung der Blutgerinnung

Das Ausmaß der Symptome ist vom Krankheitsstadium abhängig. Am Ende stehen urämisches Koma mit Lungen- und Herzversagen. Das ultimative organische Endstadium des Nierenversagens ist die **Schrumpfniere.** Auf dem Weg dahin wird – ähnlich wie bei der Leberzirrhose – funktionstüchtiges Gewebe nach und nach durch Narben- und Bindegewebe ersetzt.

Allerspätestens mit dem Auftreten lebensbedrohlicher Störungen wird eine **Nierenersatztherapie** notwendig.

**Auslöser des chronischen Nierenversagens**

Die Aufklärung der Krankheitsursache ist unabdingbarer Bestandteil einer korrekten Diagnosestellung. Diabetes mellitus und Bluthochdruck sind für die Mehrzahl aller Fälle von terminalem Nierenversagen verantwortlich (www.dgfn.eu). Weitere einschlägige Grunderkrankungen und andere Faktoren können den Zerstörungsprozess auslösen.

**Hauptauslöser der chronischen Niereninsuffizienz** (in absteigender Reihenfolge)*:

- **Diabetes mellitus**
  Ablagerungen an den Gefäßwänden führen bei der „Zuckerkrankheit" zur Schädigung kleiner Blutgefäße vor allem in der Netzhaut des Auges und in der Niere.
- **Bluthochdruck**
  Ein hoher Blutdruck beschädigt die Feinstruktur der Nierenfilterchen und führt zu Störungen des osmotischen Gradienten im Nierenmark (siehe Abschn. 2.1.3). Dadurch kommt es zu Veränderungen bei der Primärharnbildung und zu Störungen bei der Rückgewinnung von Wasser und anderen Stoffen. Eine sehr starke Erhöhung des Blutdrucks (maligne Hypertonie) führt zur Nekrose (Absterben) der Arteriolen, der feinsten Aufzweigungen der Arterien.
  Achtung: der Bluthochdruck kann auch eine Folgeerscheinung einer Nierenstörung sein (siehe Kap. 2, Abschn. 2.2.1 „Die Niere und der Blutdruck").
- **Chronische Glomerulonephritis**
  -Itis meint immer Entzündung. In diesem Fall sind beide Nieren symmetrisch betroffen. Die Entzündung der Glomeruli wird dabei nicht primär durch eine Infektion verursacht, sondern durch verschiedenartige Fehlreaktionen des Immunsystems.
  Eine Sonderform ist die postinfektiöse Glomerulonephritis als Folgeerkrankung einer Infektionskrankheit, oft einer Streptokokkeninfektion (klassischerweise nach einer Mandelentzündung).
- **Chronische Nieren- und Nierenbeckenentzündung**
  Diese Art von Entzündung wird in der Regel durch Bakterien verursacht. Sie tritt schubweise und eher einseitig auf. Die chronische Entzündung entwickelt sich aus einer nicht ausgeheilten akuten Infektion oder durch immer wiederkehrende, von der Blase aufsteigende Infektionen. Hinter derlei Komplikationen stecken meistens Harnabflussbehinderungen verschiedenster Art.
- **Zystennieren**
  Bei dieser Fehlbildung handelt es sich um eine Erbkrankheit. Ein verändertes Gen führt dazu, dass sich in den Nieren flüssigkeitsgefüllte

Blasen, Zysten genannt, bilden. Die Nierenfehlbildung führt in der Mehrzahl der Fälle vor dem 60. Lebensjahr zum endgültigen Nierenversagen.

- **Allgemeine Gefäßerkrankungen**
  Weil dabei auch die Blutgefäße in den Nieren betroffen sind, ist die Filterfunktion der Nierenkörperchen gestört.
- **Dauereinnahme von Schmerzmitteln**
  Abbauprodukte der schmerzdämpfenden Medikamente reichern sich im Nierenmark an und stören die Abläufe der Harnkonzentration und -aufbereitung.

Bei ca. 15 % der Erkrankten liegen einer Nierenfunktionsstörung andere, oft unbekannte Ursachen zugrunde.

*Bei den prozentualen Angaben gibt es z. T. enorme Schwankungen. Unter dem Aspekt, dass nur ein Teil der Nierenschäden überhaupt entdeckt werden, scheint dies nicht verwunderlich. Bei manchen Grunderkrankungen wird einfach mehr darauf geachtet und die Probleme werden früher erkannt. Statistik eben.

Erwähnenswert ist noch die **chronische Gichtniere** als Folgeerscheinung einer Gichterkrankung. Hierbei lagern sich Harnsäurekristalle in der Niere ab und behindern deren Funktion.

Auch eine Schwangerschaft kann die Nieren strapazieren. Eine **Schwangerschaftsnephropathie** geht mit den Symptomen Bluthochdruck, Ödembildung, Proteinurie (Eiweißausscheidung), Erbrechen, Schlaflosigkeit und Blässe einher.

---

» Die Dauereinnahme von Schmerzmitteln kann chronisches Nierenversagen auslösen.

---

### 7.2.2 Akutes Nierenversagen

Anstatt ganz langsam kann sich die Nierenfunktion auch sehr plötzlich, innerhalb weniger Stunden, rapide verschlechtern – bis hin zum Totalausfall. Dieses dramatische Geschehen wird als „akutes Nierenversagen" oder „akute Niereninsuffizienz" bezeichnet. Im Verlauf des

Prozesses nimmt die Filterleistung der Nephrone deutlich ab. Die Urinproduktion geht infolgedessen merklich zurück und – darauf läuft es beim Nierenversagen immer hinaus – Kreatinin und Harnstoff sammeln sich im Blut an. Wieder kann sich eine Urämie entwickeln.

Ein wichtiger Hinweis: Nicht bei jeder beobachteten Oligurie (Ausscheidung von wenig Urin) liegt eine Einschränkung der Nierenfunktion vor! Im Gegenteil, eine voll funktionstüchtige Niere kann durch ihre Fähigkeit der Wasserrückgewinnung die Ausscheidungsmenge im Notfall, bei entsprechend geringen Trinkmengen, ebenfalls drastisch herunterschrauben und trotzdem alle Schadstoffe aus dem Blut entfernen. Bei dieser Form der „regulären" Oligurie wird ein hochkonzentrierter dunkelgelber Harn gebildet, beim akuten Nierenversagen ist er dagegen wässrig und hell.

In manchen Stadien und bei einigen Verlaufsformen kann das akute Nierenversagen auch mit einer normalen oder stark erhöhten Urinausscheidung (Polyurie) verbunden sein.

Die gute Nachricht zuerst: akut ist in den meisten Fällen besser als chronisch! Der Prozess ist weniger heimtückisch. Die Veränderungen werden nicht so leicht übersehen, da sie in der Regel innerhalb von Stunden oder wenigen Tagen auftreten. Das Wichtigste bei dieser guten Nachricht: Die Niere kann sich entweder nach wechselnd langer Zeit spontan erholen oder sie kann ihre volle Funktionsfähigkeit durch unterstützende therapeutische Maßnahmen wie z. B. eine temporär durchgeführte Hämodialyse (künstliche Blutwäsche) zurückgewinnen. Die schlechte Nachricht ist: es kann auch dumm laufen. Auch ein akutes Nierenversagen ist alles andere als harmlos und führt insbesondere bei Schwerkranken oft zum Tod.

---

## » Gut zu wissen

- Beim akuten Nierenversagen verschlechtert sich die Filterleistung der Niere innerhalb kurzer Zeit.
- Die Niere kann ihre volle Funktionsfähigkeit zurückgewinnen.

---

Wie nicht anders zu erwarten, gibt es auch beim akuten Nierenversagen verschiedene Krankheitsformen mit unterschiedlichen Stadien. Praktische Bedeutung hat an dieser Stelle wieder die Unterteilung in prärenal, renal, postrenal – je nachdem, ob die Fehlerursache vor der Niere, innerhalb der Niere, oder hinter der Niere liegt.

**Hauptauslöser der akuten Niereninsuffizienz** (in absteigender Reihenfolge):

- **Akutes Nierenversagen mit prärenaler Ursache: gestörte Blutversorgung der Nieren**
  Die **„Schockniere"** ist ein markantes Beispiel für diesen Formenkreis. Eine Schockniere ist kein Halloween-Monster, sondern eine funktionsgestörte Niere vor dem Hintergrund eines lebensbedrohlichen Kreislaufschocks. Das Nierengewebe, vor allem die Nierenrinde, werden im Schockzustand nicht mehr ausreichend durchblutet, die Nieren „laufen trocken".
- **Akutes Nierenversagen mit renaler Ursache: direkte Schädigung des Nierengewebes**
  Fehlfunktionierende Mechanismen des Immunsystems können neben der chronischen auch eine akute Form der Nierenentzündung, die akute Glomerulonephritis, verursachen.
  Wenn plötzlich große Mengen an Harnsäure anfallen und die Harnkanälchen schlagartig verstopfen, spricht man von einer akuten Gichtniere.
  Weiterhin können Infektionen mit Hantaviren (siehe Abschn. 7.3) sowie Medikamente und chemische Gifte (ein Beispiel dafür sind Quecksilberpräparate, die in früheren Zeiten u. a. zur Bekämpfung der Syphilis eingesetzt wurden) durch Direktangriff auf das Nierengewebe das akute Versagen der Nieren auslösen.
- **Akutes Nierenversagen mit postrenaler Ursache: Abflussstörungen**
  Diesen Fällen liegt eine massive Behinderung des Harnabflusses vor. Die Verstopfung kann durch vielfältige mechanische Hindernisse verursacht sein. So kann der Blasenausgang durch eine vergrößerte Prostata abgequetscht werden. Auch Harnsteine, Verengungen durch Tumoren an verschiedenen Stellen und andere Barrieren können

einen Rückstau verursachen. Wird die Blockade rechtzeitig beseitigt, können sich die Nieren rasch wieder erholen.

Nachdem Sie mittlerweile recht ordentliche Kenntnisse über die reguläre Funktion und über verschiedenste Arten von Funktionsstörungen der Nieren bis hin zum Totalausfall erworben haben, sollen im nächsten Passus Fragen zum Funktionserhalt des sensiblen Organs sowie zu den medizinischen Möglichkeiten im Schadensfall behandelt werden.

### 7.2.3 Schutz- und Hilfsmaßnahmen

Weil kranke Nieren einen ganz schön alt aussehen lassen, sollte man zumindest die wichtigsten Vermeidungsstrategien für Nierenschäden kennen. Besonders bei vorgeschädigten Nieren gilt es, Belastungen weitgehend auszuschalten. Also lieber einmal mehr auf den „Nierenspießer" hören und es nicht von vornherein halten wie dieser Schlaumeier: „Ich habe so viel über die bösen Auswirkungen von Rauchen, Trinken und Sex gelesen, dass ich beschlossen habe, im neuen Jahr mit dem Lesen aufzuhören."

Auf der Website der *Deutschen Nierenstiftung* erteilt dieser Nieren spießer nützliche Ratschläge zur pfleglichen Nierenbehandlung (www.nierenstiftung.de).

Die **wichtigsten Geheimtipps** zum Wohl der Nieren sind:

- **Bluthochdruck** vermeiden bzw. absenken.
- Für Diabetiker gilt: **Blutzucker** streng unter Kontrolle halten.
- **Gesunde Ernährung*** mit maßvoller Verwendung von Kochsalz (siehe Kap. 8, Abschn. 8.2.2).
- **Sportliche Aktivität**
  Ein wohlig durchbluteter Körper bietet den Nieren ein gutes Arbeitsklima. (Also: Sex schadet nicht).
- **Normales Körpergewicht** aufrechterhalten bzw. Übergewicht abbauen.
- Vernünftige **Trinkmengen** einhalten(siehe Kap. 8)
- Verzicht auf **Tabakkonsum**
  Eigentlich ist es ja klar – und trotzdem zu wenig bekannt: Rauchen gefährdet die Nierengesundheit. Rauchen teert nicht nur die Lunge

zu. Nikotin ist ein Nervengift, es steigert die Herztätigkeit und bewirkt gleichzeitig, dass sich die Blutgefäße verengen. Beides führt zu einem erheblichen Blutdruckanstieg. Das alles tut der Niere nicht gut, ihre Filterleistung verschlechtert sich.
- **Erkennung von Warnsignalen** für Nierenprobleme. Bei deren Auftreten sollte ärztliche Hilfe in Anspruch genommen werden.

* Achtung: bei vorliegenden Nierenschäden werden von therapeutischer Seite, abhängig vom Krankheitsbild und vom Stadium, Anweisungen sowohl für die Ernährung als auch für die Trinkmengen gegeben, die sich von den Empfehlungen, die für Gesunde gelten, z. T. erheblich unterscheiden können.

 Rauchen gefährdet die Nierengesundheit.

**Die wichtigsten Warnsignale für Nierenprobleme sind:**

- **Veränderungen beim Wasserlassen:** ungewöhnlich große oder geringe Harnmengen, gehäuftes Wasserlassen oder auch eine Umkehr des Tag-Nacht-Rhythmus (Wer aufgepasst hat, weiß, dass letzteres auch am abendlichen Alkoholkonsum liegen kann).
- **Trübung** des Urins.
- **Blut** oder **Eiweiß** im Urin. Größere Mengen Blut im Urin (Makrohämaturie) führen zu einer rotbraunen Farbe, kleinere Mengen können mit dem Urinstäbchen erkannt werden. Eiweiß führt zu Schaumbildung (Achtung: das kann auch von Reinigungsmittelresten in der Toilette herrühren) und wird ebenfalls vom Urinstick angezeigt.
- **Gesichts – und Knöchelschwellungen.** Meist treten morgendliche Gesichtsödeme auf, die im Verlauf des Tages nach unten in den Bereich der Knöchel rutschen können.
- **Bluthochdruck.** Anzeichen dafür sind: gerötetes Gesicht, Schwindel und Ohrensausen, Sehstörungen, Nasenbluten, Herzrasen, Schweißausbrüche, Kopfschmerzen, Schlafstörungen, Nervosität und Kurzatmigkeit.

- **Schmerzen** oder ein dumpfes Gefühl in der Nierengegend und evtl. Fieber. Diese Symptome treten bei einigen Formen der Nierenentzündung auf. Die Nieren können dabei beträchtlich anschwellen.

**Medizinische Maßnahmen** Der medizinische Maßnahmenkatalog umspannt ein weites Feld. Das adäquate therapeutische Verfahren ist abhängig von der Art und dem Schweregrad des Nierenschadens. Fundamental ist selbstverständlich auch hier die frühzeitige Diagnose.

Als wichtigste **Werkzeuge der Nierenfunktionsdiagnostik** dienen:

- die Methoden der modernen Harnschau: Pipi-Check mittels Urinstreifen und weitere Laboranalysen
- Serumuntersuchungen
- Ultraschalluntersuchung und Computertomografie
- Nierenbiopsie

**Therapeutische Maßnahmen und Vorkehrungen** Bei rechtzeitiger Einleitung therapeutischer Maßnahmen kann der Funktionsverlust der Nieren unter Umständen gestoppt oder zumindest verlangsamt werden; Folgeschäden werden vermieden oder abgemildert.

- Diätempfehlungen müssen an das Krankheitsbild angepasst werden. Angeknackste Nieren tun sich schwer mit der Phosphatausscheidung. Lebensmittel mit künstlichen Phosphatzusätzen sollten dann weitgehend tabu sein. Das sind so gut wie alle industriell verarbeiteten Lebensmittel, darunter Schmelzkäse und insbesondere auch Cola-Getränke. Es gibt 15 E-Nummern für Phosphatzusätze in Lebensmitteln!
- Im Falle von Bluthochdruck und Ödemen ist eine strenge Kochsalzrestriktion angezeigt.
- Bereits manifeste funktionelle Einbußen müssen kompensiert werden. Dazu gehören der Ausgleich des Flüssigkeits-, Elektrolyt- und Säure- Basenhaushalts sowie die medikamentöse Behandlung einer renalen Anämie (= Blutarmut aufgrund einer verminderten EPO-Produktion durch die Nieren) und eines Vitamin-D-Mangels.
- Die Dosierung von Arzneimitteln muss eventuell herabgesetzt werden. Das gilt zum einen für solche Medikamente, die für die Nieren

toxisch sind, zum anderen ist es dann angezeigt, wenn Medikamente von einer schadhaften Niere vermindert ausgeschieden werden.
- Harnabflussstörungen jeglicher Art müssen umgehend beseitigt werden!

### 7.2.4 Nierenersatzverfahren: 1) Dialyseverfahren

Bei einer terminalen Niereninsuffizienz, wenn in der Niere nichts mehr oder nur noch wenig läuft, muss ihre Funktion durch den Einsatz technischer Blutreinigungsverfahren oder die Einpflanzung einer Spenderniere ersetzt werden.

**Das Geheimnis der künstlichen Niere**
Wenn die Niere ihren Dienst quittiert, sammeln sich „Schlackstoffe" des Stoffwechsels in den Geweben und im Blut an. Ohne deren Entsorgung geht der Organismus an Selbstvergiftung zugrunde. Die frohe Nachricht: Die Funktion der Niere kann mit rein technischen Mitteln über Jahre und Jahrzehnte ersetzt werden. Bei keinem anderen Organ ist das bisher möglich.

---

» Die Reinigungsfunktion der Niere kann durch technische Mittel ersetzt werden.

---

Weltweit werden derzeit mehr als drei Millionen Patienten durch ein Dialyseverfahren am Leben erhalten (www.freseniusmedicalcare.com). Aufgrund der wachsenden Weltbevölkerung verbunden mit steigender Lebenserwartung, einer Zunahme an Diabetes- und Bluthochdruckerkrankungen, wegen des Ausbaus der Zugangsmöglichkeiten zur Dialyse und nicht zuletzt auch wegen der längeren Überlebenszeiten unter der Behandlung ist die Tendenz steigend.

Die heute angebotenen Technologievarianten des künstlichen Nierenersatzes bieten gute Alternativen für eine bestmögliche Anpassung an die Lebenssituation des einzelnen Patienten. Die Verfahren beruhen auf dem Prinzip der Dialyse. Behandlungen in Dialysezentren oder als Heimdialyse stehen zur Auswahl, Reisenden werden

Urlaubsdialysen offeriert und sogar auf Kreuzfahrt kann man sich als Dialysepatient unbesorgt begeben.

Diese vergleichsweise komfortable Situation besteht noch nicht sehr lange. Bei der Dialyse haben wir es mit einem relativ jungen medizinischen Verfahren zu tun. Die erste wirklich erfolgreiche Blutwäsche mit einer künstlichen Niere gelang zwar schon 1945 bei einer Patientin mit akutem Nierenversagen, jedoch erst in den 1960er Jahren wurden die Voraussetzungen für eine Langzeitbehandlung chronisch Nierenkranker geschaffen. Für die Ausreifung der Technologie und eine flächendeckende Versorgung mit Dialysestationen bedurfte es noch einiger weiterer Jahre intensiver Entwicklungsarbeit. So betrug die durchschnittliche Dialysezeit beispielsweise Anfang der 1970er Jahre noch 12 Stunden und die Durchführung war alles andere als angenehm für den Patienten (www.med.uni-giessen.de).

**Das Prinzip der Dialyse** Schauen wir hinter die Kulissen der spannenden Verfahrenstechnologie. Um das Prinzip der Dialyse zu verstehen, müssen wir uns an Kap. 2, Abschn. 2.1.2 zurückerinnern. Der „Warenaustausch" im Körper, das Hin und Her von Molekülen zwischen Blut, Gewebeflüssigkeit und Zellen, stützt sich auf die Pfeiler Diffusion und Osmose. Die treibende Kraft bei den beiden physikalischen Phänomenen sind lokale Konzentrationsunterschiede, die zur Wanderung von Molekülen mit dem Ziel der Gleichverteilung führen. Auf dieser Basis werden die Körperzellen mit Nährstoffen versorgt und von Abfallprodukten befreit. Erinnern wir uns weiter: Bei der Osmose diffundieren Stoffe über eine poröse Trennwand hinweg (eine sog. semipermeable oder halbdurchlässige Membran) aus einer Lösung mit höherer Konzentration in eine Lösung mit niedrigerer Konzentration.

Bei der Dialyse kommt eine solche semipermeable Membran zum Einsatz, das ist die **Dialysemembran.** Harnpflichtige Substanzen wandern durch diese Membran hindurch aus dem Blut in eine Spülflüssigkeit, die Dialyseflüssigkeit oder auch kurz **Dialysat** genannt wird. Das ist der Prozess der Blutwäsche oder **Hämodialyse.** Andererseits durchdringen Stoffe, die im Dialysat in höherer Konzentration als im Blut vorkommen, die Membran in der Gegenrichtung. Sie diffundieren also aus dem Dialysat ins Blut. Der Austausch in beide Richtungen ist beschränkt auf Moleküle bis zu einer bestimmten Größe. Und das ist auch bereits fast alles, was wir wissen müssen. Zellen passen auf keinen

Fall durch die Poren der Dialysemembran. Das Dialysat färbt sich somit auch nicht rot (Das ist allerdings in den Anfangszeiten hin und wieder passiert, wenn die Dialysemembran gerissen ist).

Der Begriff **Dialyse** wurde übrigens von dem britischen Chemiker **Thomas Graham** (1805–1869) geprägt, der in einer Publikation im Jahre 1854 in aller Bescheidenheit schrieb: „es möge mir erlaubt sein, die mittels Diffusion durch eine Scheidewand aus gallertartiger Substanz bewirkte Scheidung als Dialyse zu bezeichnen." Das beschriebene Experiment hatte allerdings noch nichts mit Blutwäsche zu tun. Das griechische Wort „dialysis" bedeutet „Auflösung", „Loslösung", „Trennung".

### Ultrafiltration

Eine Niereninsuffizienz führt häufig zu einer Wasseransammlung im Körper (Ödeme sind das sichtbare Anzeichen dafür). Zum Zwecke des **Wasserentzugs** wird daher bei der Blutwäsche als weitere technische Finesse das Prinzip der **Ultrafiltration** eingesetzt (Abb. 7.1). Wie bei der Primärharnbildung in der natürlichen Niere spielen hierbei Druckdifferenzen eine Rolle. Während der Primärharn in den Nierenkörperchen durch Überdruck abgefiltert wird, wird in der typischen künstlichen Niere zur Wasserabsaugung aus dem Blut meistens

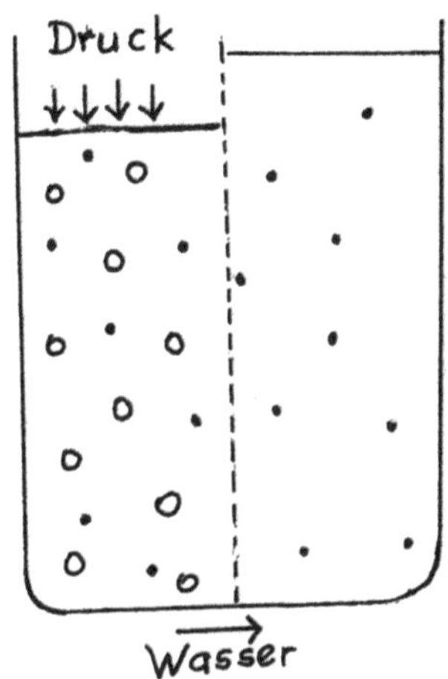


**Abb. 7.1** Wasserentzug durch Ultrafiltration

ein Unterdruck auf der Dialysatseite erzeugt. Um den gleichen Effekt zu bewirken, können statt eines hydrostatischen Druckgefälles jedoch auch osmotische Druckunterschiede aufgebaut werden. Durch die Zumischung von osmotisch wirksamen Substanzen (z. B. Traubenzucker) in die Dialyselösung wird dem Blut ebenfalls Wasser entzogen.

Folgender netter Versuchsansatz veranschaulicht das Prinzip der osmotischen Filtration: Wenn wir ein Gummibärchen in destilliertes Wasser legen, quillt es zu beträchtlicher Größe auf, weil die in die Gelatine eingebetteten hochkonzentrierten Zuckermoleküle das Wasser förmlich hinein saugen. Das Gummibärchen zeigt, wo's Wasser langgeht – in diesem Fall in umgekehrter Richtung wie bei der Dialyse mit Ultrafiltration.

Gehen wir noch einen Schritt weiter bei der Betrachtung der Technologien. Es gibt zwei grundsätzlich unterschiedliche Ausführungsarten der künstlichen Nierenersatztherapie: die extrakorporale Blutwäsche oder **Hämodialyse,** bei der die klassischen „künstliche Niere" zum Einsatz kommt und die intrakorporale Bauchfell- oder **Peritonealdialyse.**

### Die Hämodialyse

Die Hämodialyse ist derzeit in Deutschland die weitaus gebräuchlichste Methode (QUASI NIERE Bericht 2004/2005). Das Verfahren erfordert einen **extrakorporalen Blutkreislauf.** Wie bei der Herz-Lungenmaschine (die im Übrigen eine Art Weiterentwicklung der künstlichen Niere ist) wird das Blut aus einer Arterie aus dem Körper über ein Schlauchsystem durch den Dialysator und von da wieder zurück in den Körper, diesmal in eine Vene, geleitet.

Sehen wir uns den Aufbau der „künstlichen Niere" etwas genauer an. Das Schlauchsystem besteht aus stabilem und flexiblem Plastikmaterial. Ähnlich der Kennzeichnung elektrischer Leitungen verhindern eine rote Markierung für die arterielle und eine blaue für die venöse Seite eine Verwechslung der Anschlüsse. Blut und Dialysat werden durch Pumpen in gegenläufige Fließrichtung gepumpt. In das Schlauchsystem sind auch noch ein paar Anschlüsse und Funktionsteile zur Sicherheitsüberwachung, wie Druckmessstellen, Luftdetektoren, Blasenfänger und Absperrklemmen sowie Zugabestellen für das gerinnungshemmende Heparin und andere Medikamente eingebaut. Das Ganze ist eine gut abgesicherte Angelegenheit.

Das „Herzstück“ der künstlichen Niere ist der **Dialysator.** Das ist die Blutreinigungseinheit mit der Dialysemembran. Während das Blut auf der einen Seite an der Membranoberfläche entlang fließt und die Spülflüssigkeit, das Dialysat, auf der anderen Seite in der Gegenrichtung vorbeiströmt, findet der effektive Stoffaustausch statt.

Basis der Rezeptur für die Dialyseflüssigkeit ist die altbekannte physiologische Kochsalzlösung (siehe Kap. 2, Abschn. 2.1.1). In einer Menge, die dem natürlichen Salzgehalt des Blutes entspricht, wird das Salz in ultrareines Wasser eingerührt. Die richtige Salzmenge und die Wasserqualität sind ganz wichtige Faktoren. Der Kochsalzgehalt des Dialysats wirkt sich auf die Verteilung des Wassers im Körper aus und ist auch entscheidend für die Kreislaufstabilität.

Alle weiteren lebenswichtigen Elektrolyte wie Kalium, Kalzium, Magnesium usw. sind ebenfalls in der Spülflüssigkeit enthalten. Die Konzentration dieser mineralischen Substanzen muss sorgfältig an die Bedürfnisse des einzelnen Nierenkranken angepasst sein, um den oftmals entgleisten Elektrolythaushalt ins Gleichgewicht zu bringen. Die künstliche Niere beherrscht nun mal nicht so knifflige Kunststücke wie die echte Niere, die den Primärharn in den Nierenkanälchen fein säuberlich bedarfsgerecht aufbereitet. Fehlbestände und Überschüsse können bei der künstlichen Blutwäsche nur durch die Rezeptur des Dialysats ausgeglichen werden. Zugesetzte Puffersubstanzen stabilisieren den Blut-pH-Wert.

Für eine durchschnittliche, vier- bis fünfstündige Dialysebehandlung werden 120–150 Liter Dialysat benötigt – bei 3 Behandlungen pro Woche sind das mehr als 20 000 Liter pro Jahr. Das Dialysat wird in der Regel im Dialysegerät aus industriell vorgefertigten Komponenten mit dem (ebenfalls im Gerät aufbereiteten) Wasser zusammengemischt. In manchen Fällen wird auch Fertigdialysat in Beuteln verwendet. Die verbrauchte Dialyselösung – eine Art Primärharn – läuft am Ende ins Abwasser.

Bei jedem Behandlungszyklus fließt das Blut des Patienten 15–20 Mal durch den Dialysator. Zur Erinnerung: durch die körpereigene Filteranlage läuft das gesamte Blut einmal in fünf Minuten, pro Tag also rund 300 Mal.

### Dialysemembranen

Es gibt Dialysatoren unterschiedlicher Bauart. Je nach Ausführung der Membraneinheit werden sie als Hohlfaser- bzw. Kapillardialysator oder als Plattendialysator bezeichnet. Sinn all dieser Konstruktionen ist die Erzielung einer möglichst großen Membranoberfläche auf kleinstem Raum.

Die Beschaffenheit der Dialysemembranen ist einer der zentralen Knackpunkte der Dialysetechnologie. Verschiedene therapeutische Ziele erfordern verschiedenartige Membrantypen, für deren Herstellung heutzutage eine große Auswahl an Kunststoffmaterialien zur Verfügung stehen. Es gibt Membranen mit kleineren und solche mit größeren Löchern (die aber alle nicht mit dem bloßen Auge, sondern nur im Elektronenmikroskop sichtbar sind) und mit anderweitigen speziellen Eigenschaften. Sie werden als Low-Flux-, High-Flux und Super-Flux-Membranen bezeichnet. Alle haben sie definierte Ausschlussgrenzen, cut off genannt. Nur Moleküle bis zu dieser Größe können jeweils die Membran passieren. Durch diese beachtliche Palette an Membrantypen kann die ganze Bandbreite an urämischen Giften erfasst werden, angefangen mit den kleinmolekularen „normalen" harnpflichtigen Substanzen bis hin zu solchen Toxinen, die an das Bluteiweiß Albumin gebunden und dadurch viel schwieriger aus dem Blut zu entfernen sind. Die Porengröße von Low-Flux-Membranen ist ungefähr mit der in den Nieren-Glomeruli vergleichbar. Großporige Membranen führen naturgemäß auch zu einem größeren Eiweißverlust, der dann mit der Nahrung ersetzt werden muss (Viencken 2015).

## Der Shunt – Schnittstelle zwischen Patient und Dialysegerät

Die allergrößte Hürde für die wiederholte Dialyse-Behandlung stellte jahrzehntelang die „Schnittstelle" zwischen der künstlichen Niere und dem Patienten dar. Chronisch Nierenkranke müssen bei jeder Behandlung aufs Neue an den externen Kreislauf angeschlossen werden. Für eine solche wiederholte Tortur sind die normalen Blutgefäße nicht geeignet. Erst 1960 wurde ein brauchbarer **Shunt,** so heißt die Andockstelle am Patienten (der englische Begriff bedeutet „Nebenschluss", „Parallelleitung"), entwickelt, und erst dann konnte diesen Patienten langfristig geholfen werden (Abb. 7.2). Vergleichbar einer Steckkupplung kann das Dialysegerät an dieses künstliche Blutader-Konstrukt wieder und wieder angekoppelt werden. Der Shunt wird durch einen chirurgischen Eingriff geschaffen. Dabei werden, meistens im Unterarm, zwei große Blutgefäße, eine Arterie und eine

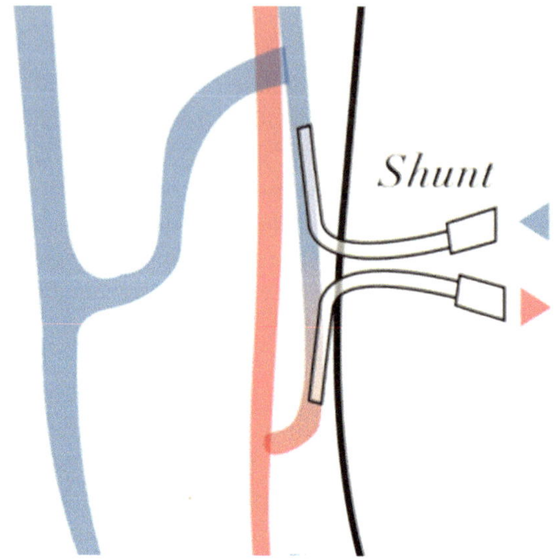


**Abb. 7.2** AV-Shunt. (Mit freundlicher Genehmigung von „Fresenius Medical Care AG & Co. KGaA")

Vene, kurzgeschlossen. Es entsteht quasi eine Haarnadelkurve zwischen der Arterie und der Vene. Ein solcher Shunt wird auch AV-Fistel genannt.

Im Anschluss an die Operation muss der Shunt ein paar Wochen lang ausreifen: die Wand der Vene, die nun durch die direkte Einleitung des arteriellen Blutes einen viel höheren Druck abbekommt, muss sich kräftigen. Erst danach ist der Shunt einsatzfähig und kann für den Anschluss des Patienten an die Dialysemaschine verwendet werden. Die Shunt-Operation muss also beim chronisch Nierenkranken rechtzeitig vorgeplant werden. Bei jeder Dialyserunde wird der Shunt mit speziellen Nadeln, eine für den Blut-Ausfluss und eine für den Rückfluss, punktiert. Er ist für einen jahrelangen Gebrauch angelegt und muss pfleglich behandelt werden. Trotzdem kann der betroffene Arm im täglichen Leben weitgehend ohne Einschränkung benutzt werden. Baden und Schwimmen sind damit kein Problem.

**Die Bauchfelldialyse (Peritonealdialyse)**

Das zweite künstliche Nierenersatzverfahren ist die Bauchfell- oder Peritonealdialyse.

Das zugrunde liegende physikalische Prinzip ist das gleiche wie bei der Hämodialyse, die Prozeduren sind jedoch ziemlich unterschiedlich. Bei der Bauchfelldialyse fungiert das Bauchfell als körpereigene Dialysemembran. Der wissenschaftliche Name des Bauchfells – „Peritoneum" – bedeutet „das Ausgespannte". Es ist handelt sich dabei auch nicht um ein Fell, sondern um eine gut durchblutete Innenhaut, die mit einer Gesamtoberfläche von 1–2 Quadratmeter die gesamte Bauchhöhle auskleidet und einen Überzug über alle Bauchorgane bildet.

Anstatt das Blut aus dem Körper durch eine Reinigungsapparatur zu pumpen wird bei der Bauchfelldialyse Dialysat über einen Katheter in die Bauchhöhle gefüllt, je nach Körpervolumen zwischen anderthalb und zweieinhalb Liter. Die Bauchhöhle ist ein komplett abgeschlossener Raum und dient als Behältnis für das Dialysat. Der Katheter ist ein dünner Silikonschlauch, der mittels eines relativ unkomplizierten operativen Eingriffs durch die Bauchdecke bis in den hinteren Bereich der Bauchhöhle gelegt wird (Abb. 7.3).

Genauso wie bei der extrakorporalen Blutwäsche wandern die Abfallstoffe aus dem Blut in das Dialysat und dem Dialysat zugesetzte Substanzen gehen ins Blut über. Wasser wird bei dieser Blutreinigungsvariante durch das Prinzip der osmotischen Ultrafiltration entzogen. Das Dialysat ist zu diesem Zweck mit Zucker angereichert. Die Dialyselösung wird in Beuteln geliefert.

Vier- bis fünfmal am Tag – oder alternativ während der Nacht – wird die Flüssigkeit ausgetauscht. Verbrauchte Lösung wird über den Katheter in einen Auslaufbeutel abgelassen und frische Lösung wird, natürlich schön angewärmt, nachgefüllt. Es kommt jedes Mal mehr Flüssigkeit raus als eingefüllt wird, weil bei der Prozedur ja auch überschüssiges Wasser aus dem Körper entfernt wird. Zwischen den Beutelwechseln ist der Patient frei und kann allen gewohnten Beschäftigungen nachgehen. Die Beutelwechsel können von Hand oder von einem Gerät, einem sogenannten Cycler, durchgeführt werden.

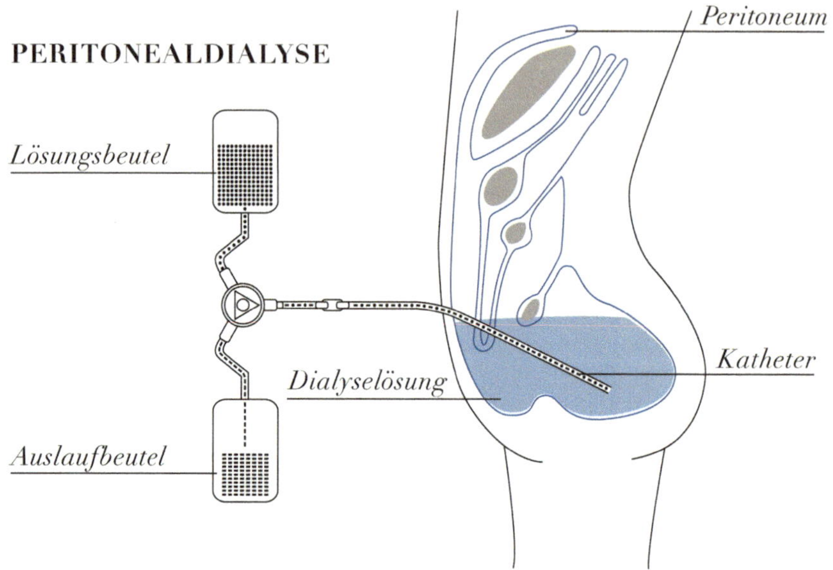


**Abb. 7.3** Bauchfelldialyse. (Mit freundlicher Genehmigung von „Fresenius Medical Care AG & Co. KGaA")

Die wichtigsten Ausführungsvarianten der Bauchfelldialyse und ihre speziellen Bezeichnungen werden nachfolgend vorgestellt.

## Varianten der Peritonealdialyse

- **Kontinuierliche ambulante Peritonealdialyse** oder **CAPD.** Die Beutel werden am Tag bis zu fünfmal manuell gewechselt. Die abends eingefüllte Portion bleibt über Nacht im Bauch.
- **Kontinuierliche zyklische Peritonealdialyse** oder **CCPD.** Die maschinellen Beutelwechsel erfolgen in der Regel nachts, während der Patient schläft. Die letzte Dialyseportion bleibt während des Tages in der Bauchhöhle. Der Dialysevorgang findet also unterbrechungsfrei kontinuierlich statt.
- **Nächtliche intermittierende Peritonealdialyse** oder **NIPD.** Bei dieser Form bleibt tagsüber kein Dialysat in der Bauchhöhle. Der Dialysevorgang ist während dieser Zeit unterbrochen.

CCPD und NIPD erfolgen im Schlaf.

Im Grunde ist die Bauchfelldialyse ja ideal: Die Vorgänge finden im eigenen Körper und nicht in einer Maschine statt. Sie wird in der Regel im Heimverfahren durchgeführt und sie ist unblutig. Trotzdem, und obwohl beide Verfahren grundsätzlich gleichwertig sind, wird diese Variante der Blutreinigung in Deutschland nur bei circa fünf % der Dialysepatienten eingesetzt. Welches Verfahren im Einzelfall die richtige Wahl darstellt, hängt von der persönlichen Situation des Patienten ab. Eine Gegenüberstellung einiger wesentlicher Vor- und Nachteile der beiden Dialyseformen, die unter bestimmten Gesichtspunkten eine entscheidende Rolle spielen, soll dies verdeutlichen.

**Hämodialyse versus Peritonealdialyse**

- Die Peritonealdialyse erfordert ein hohes Maß an **Eigenverantwortung.** Der Patient führt in der Regel die täglichen Verrichtungen zu Hause selbst aus. Dafür muss er lernen, mit der Technik umzugehen.
- Im Gegenzug bringt ihm das eine **größere Unabhängigkeit.** Der Kontakt zum Dialysezentrum oder zum behandelnden Arzt findet nur alle paar Wochen statt. Der Hämodialysepatient genießt dagegen eine ständige Betreuung.
- Die tägliche Peritonealdialyse entspricht grundsätzlich mehr der **kontinuierlichen Reinigungsfunktion** der natürlichen Niere. Bei der Hämodialyse sammeln sich zwischen den zeitlich weiter auseinanderliegenden Dialysezyklen Abfallstoffe und Wasser an.
- In diesem Zusammenhang sind auch die **Diätvorschriften** bei der Peritonealdialyse in der Regel lockerer und es darf mehr getrunken werden als bei der Hämodialyse. Während vor Beginn der Dialyse oft große Trinkmengen empfohlen sind, muss die Flüssigkeitsaufnahme bei Hämodialysepatienten unter Umständen stark eingeschränkt werden. Das ist abhängig von der verbliebenen Ausscheidungsfunktion der eigenen schadhaften Niere. Die Bauchfelldialyse führt, bedingt durch die Porengröße, zu einem vermehrten Verlust von Eiweißen und Vitaminen. (Bei der Hämodialyse hängt das vom verwendeten Membrantyp ab). Ein entsprechender Ausgleich mit der Nahrung ist erforderlich.

- Die **Dialyseleistung** ist bei der Peritonealdialyse von der Beschaffenheit des Bauchfells abhängig. Wenn dessen Kapazität nicht ausreicht, muss die Hämodialyse gewählt werden. Das kann bedingt sein durch bestimmte anatomische Gegebenheiten (das Körpergewicht ist ein wichtiger Faktor!) oder durch pathologische Veränderungen (die z. B. durch Entzündungen verursacht sein können).
- **Shunt** im Arm oder **Katheter** im Bauch – welcher Zugang den einzelnen Patienten mehr stört ist nicht zuletzt eine Frage des persönlichen Geschmacks. Komplikationen können bei beiden Formen auftreten. Beim Bauchkatheter sind sie im großen und ganzen seltener. Bei der kleinsten hygienischen Nachlässigkeit ist er jedoch eine Eintrittspforte für Bakterien, die eine Bauchfellentzündung hervorrufen können. Wie bei einer Blasenentzündung ist das, was rauskommt, dann trüb. Durch Zugabe eines Antibiotikums zum Dialysat kann den Eindringlingen in den meisten Fällen problemlos der Garaus gemacht werden.

Damit sind wir am Ende der Vorstellung der Dialyse-Varianten angelangt. Begeben wir uns noch auf einen kurzen unterhaltsamen Exkurs in die Entwicklungsgeschichte der Dialyseverfahren.

**Entwicklungsetappen der Dialyseverfahren** (www.med.uni-giessen.de)
Die technischen Voraussetzungen für eine lebenslange Dialyse chronisch Nierenkranker wurden erst in der zweiten Hälfte des 20. Jhs. geschaffen. Ideenreiche Forscher und couragierte Ärzte mussten dafür enorme Pionierarbeit leisten. Der Weg dahin war abenteuerlich und von katastrophalen Zwischenfällen begleitet. Parallel zur Hämodialyse wurden gleichermaßen bedeutsame Fortschritte bei der Bauchfelldialyse erzielt. Obwohl ihre Anhänger vom Vorteil dieser alternativen Methode überzeugt waren, blieb sie dennoch rätselhafterweise immer „die kleine Schwester" der extrakorporalen Blutwäsche.

**Wichtigste Entwicklungsschritte der Hämodialyse**
Die Chronik der künstlichen Blutwäsche ist eng mit dem Werdegang der Kunststoffentwicklung verknüpft. Es waren die Plastikmaterialien Zellophan und Teflon, die zwei entscheidende Quantensprünge in der Entwicklungsgeschichte der Hämodialyse möglich machten. Aber

auch dann, als schließlich die größten methodischen Schwierigkeiten überwunden waren, war noch längst nicht alles in trockenen Tüchern. Vor allem waren zunächst die Behandlungsplätze knapp. Erst mit der Weiterentwicklung in Richtung kostengünstiger industrieller Fertigung von Gerätschaften und Zubehör in großen Stückzahlen konnte dieses Problem überwunden werden. Lassen Sie uns auf die wichtigsten Meilensteine der Hämodialyse-Entwicklung eingehen.

**1913** stellte das Forschertrio **John Jacob Abel, Leonhard G. Rowntree** und **B.B. Turner** der Wissenschaftswelt einen Apparat vor, den sie „Vividiffusion apparatus“ nannten und der im Tierversuch erstmalig die Funktion einer künstlichen Niere übernahm.

**1925** stellte **Heinrich Necheles** das Konzept eines neuartigen Dialysators vor. Bei Abel und seinen Kollegen war das Blut noch allein durch die Kraft des Versuchstierherzens durch die Anlage gepumpt worden. Das hatte den Nachteil, dass das Herz mit der Zeit überfordert war. Necheles baute erstmals eine selbst entwickelte pneumatisch getriebene **Blutpumpe** ein, deren integraler Bestandteil kurioserweise ein gekapptes Kondom war, das wie eine Herzkammer rhythmisch expandierte und kontrahierte (natürlich nicht aus eigenem Antrieb). Er konnte zeigen, dass sich durch die Dialyse tatsächlich harnpflichtige Substanzen aus dem Blut herausfiltern ließen. (Damit diese sich ansammelten, hatte er zuvor, wie auch die meisten anderen Experimentatoren, die Nieren seiner Versuchstiere herausoperiert).

Der Gießener Arzt **Georg Haas** ging etwa zeitgleich noch einen gewaltigen Schritt weiter: er war derjenige, der im Jahr **1924** die weltweit **erste Blutwäsche** beim Menschen durchführte, ein innovatives Experiment, das er im darauffolgenden Jahr publizierte. Eine Gedenktafel im Hörsaal der Medizinischen Universitätsklinik Gießen erinnert an das bedeutungsvolle Ereignis.

Haas führte die Behandlungen von Nierenpatienten mit einer selbst gebastelten und ziemlich ausgereiften Apparatur durch. Auch er hat später eine Blutpumpe integriert, den sogenannten Beck'schen Transfusionsapparat, auch „peripheres Herz“ genannt. Indem er geeignete Druckverhältnisse im Dialysegerät einstellte, hat Haas zudem die Ultrafiltration zur Entwässerung der Patienten eingeführt. Als Dialyseflüssigkeit diente „Ringerlösung“, eine elektrolythaltige wässrige Infusionslösung.

Haas konnte zeigen, dass in einer sechsstündigen Dialyse mehr Harnstoff aus dem Blut entfernt werden konnte, als vom Körper in 24 Stunden nachproduziert wurde. Obwohl jedoch bei einem Patienten die Symptome der Harnvergiftung unter der Behandlung zunächst zurückgingen, der Blutdruck sich normalisierte und auch die Stimmung sich deutlich besserte, konnte der Erfolg nicht von Dauer sein. Die Bedingungen für eine langwierige Behandlung waren noch längst nicht geschaffen.

Weitere 20 Jahre gingen ins Land, bis die Hämodialyse schließlich auf Erfolgskurs kam. In diesem Kapitel der Geschichte hat der Niederländer **Willem J. Kolff** (1911–2009) verdientermaßen den Status eines ärztlichen Superstars errungen. Auch wenn manche seiner Aktionen einem Jerry-Lewis-Film entsprungen sein könnten (wenn er beispielsweise mit der Chirurgenmaske im Gesicht auf dem Fahrrad nach Hause fährt, weil er mal wieder wegen eines Rückschlags vor lauter Enttäuschung vergessen hat, sie abzunehmen oder wenn er in Gummistiefeln durch blutigen Schaum watet, weil die Dialysemembran gerissen ist), hat sein Einfallsreichtum verbunden mit einer unglaublichen Beharrlichkeit letztendlich den Durchbruch gebracht. Kolff ist der Entwickler der rotierenden Trommelniere, der ersten für den praktischen Gebrauch in Kliniken geeigneten Dialyseapparatur. 2010 diente diese Trommelniere als Motiv auf einer niederländischen Briefmarke.

1938 stieß der junge Arzt Kolff in der Universitätsbibliothek der Universität Groningen auf die Forschungsergebnisse der Dialyse-Pioniere Abel, Rowntree und Turner. Zuvor hatte er hilflos mit ansehen müssen, wie ein junger Patient an Nierenversagen verstarb. Schnell war ihm klar, dass die größte Hürde für den Bau eines wirkungsvollen Dialysegeräts das Fehlen eines praxistauglichen Filtermaterials darstellte. Die Lösung für das Problem war im Endeffekt die künstliche Wursthaut.

In Deutschland hatte man einen Kunststoff mit dem (damaligen) Markennamen „Cellophan“ entwickelt. Zellophanschläuche wurden als Meterware für die Wurstherstellung angeboten. Biochemiker hatten bald herausgefunden, dass dieses Plastikmaterial die Eigenschaft einer semipermeablen Membran besaß. Über einen seiner Lehrer drang die Kunde zu Kolff und somit hatte er das Material gefunden, wonach er gesucht hatte.

> **Die erste praxistaugliche Dialysemembran war die künstliche Wursthaut.**

Kolff startete unverzüglich mit seinen Experimenten. Er schnitt ein Stück vom Zellophandarm ab und gab ein Schnapsglas voll Patientenblut hinein, dem er vorher noch eine Extraportion Harnstoff hinzufügt hatte. Der an beiden Enden zugeknotete Schlauch wurde in ein Gefäß mit Kochsalzlösung gehängt und hin- und her bewegt. Innerhalb einer Stunde ging der gesamte Harnstoff – wie der Tee aus dem Teebeutel – in die Salzlösung über. Berechnungen, die auf diesem Experiment basierten (in einem 10 Meter langen Schlauch müssten sich in 15 Minuten zwei Gramm Harnstoff aus einem halben Liter Blut entfernen lassen…), sollten schließlich zur Konstruktion besagter Trommelniere führen.

Kolff verfolgte sein Ziel unter Einsatz all seiner Kräfte; nicht selten ging er bis an den Rand der Erschöpfung. Die Begleiterscheinungen der deutschen Besatzung brachten schier unüberwindliche Problemen mit sich, aber die Not ließ ihn immer noch erfinderischer werden. Weil 1940 ein holländischer Nationalsozialist Chef der Groninger Klinik geworden war, siedelte er mit kistenweise Zellophanschläuchen im Gepäck nach Kampen um und arbeitete fortan in dem städtischen Krankenhaus Engelenbergstichting. Er konnte den Direktor der dort ansässigen Emaillefabrik für den Bau einer künstlichen Niere gewinnen (Abb. 7.4). 1942 war sie fertig. Sie bestand aus einer Trommel mit hohler Achse, durch die das Blut ein- und austreten konnte, um die außen einige Meter Zellophanschlauch gewickelt waren. Ein Waschmaschinenmotor hat die zylindrische Vorrichtung in langsame Drehbewegung versetzt, dabei wurde das Blut in den Zellophanschlingen weiterbefördert. Die untere Hälfte der Trommel drehte sich durch eine Wanne mit Dialyseflüssigkeit. Auch Anleihen aus der Automobilbranche hatte man gemacht: wasserdichte Lager und ein System, das die Verdrehung der Schläuche verhinderte, stammten aus Wasserpumpen der Ford-Werke.

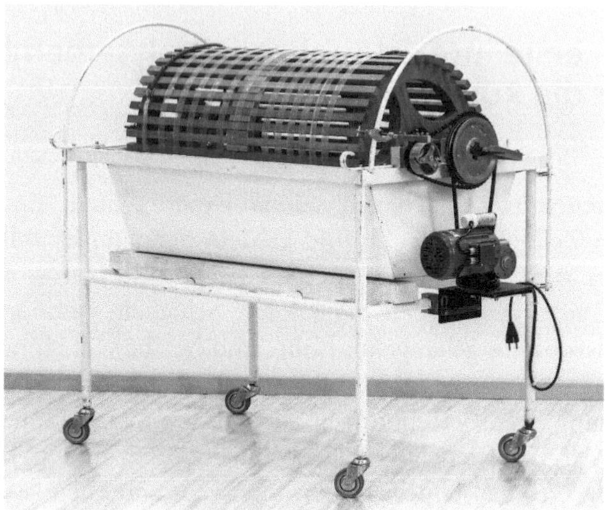

**Abb. 7.4** Trommelniere. (Mit freundlicher Genehmigung von „Fresenius Medical Care AG & Co. KGaA")

Obwohl in den ersten Jahren kein einziger der behandelten Patienten überlebte, blieb Kolff stets zuversichtlich. In der ersten Fassung seines wissenschaftlichen Berichts „De kunstmatige Nier" (Kolff 1943) fasste er seine Erfahrungen folgendermaßen zusammen: „Wir müssen eingestehen, dass alle bis dahin behandelten Kranken gestorben sind. Aber wir haben in sogenannten hoffnungslosen Fällen einige Male eine kleine Besserung gesehen und wir konnten den Tod mehrfach, trotz völligen Nierenversagens, um einige Zeit verzögern. Ich zweifle nicht daran, dass früher oder später ein Patient unter meine Hände kommt, von dem ich sagen kann: er ist geheilt". Und: ohne die künstliche Niere wäre er mit Sicherheit gestorben.

Die Nierenpatienten kamen in der Regel sehr spät, in extrem schlechter Verfassung und oft bereits ohne Bewusstsein in die Klinik. Patienten mit irreparablem Nierenschaden ließ man damals lieber (wohlweislich) zu Hause sterben. Man hätte sie sowieso nicht retten können, die Entfernung der Gifte war nur eine begrenzte Zeit lang möglich. Für den

Anschluss an die künstliche Niere wurde je eine Glaskanüle in eine Arterie und in eine benachbarte Vene gesteckt. Diese harsche Prozedur hielten die benutzten Gefäße nur einmal durch. Maximal 10 bis 12 Anschlüsse waren an einem Patienten möglich, dann waren keine brauchbaren Zugänge mehr zu finden. Bis zur Entwicklung eines dauerhaften Zugangs zu den Blutgefäßen sollten noch weitere 16 Jahre vergehen!

Kolff richtete sein Augenmerk daher im weiteren Verlauf auf die Behandlung akut Nierenkranker, bei denen nur eine vorübergehende Überbrückung des Funktionsausfalls nötig ist. Am 14. April 1944 wurde ein junger Mann im Endstadium des akuten Nierenversagens in die Kampener Klinik eingeliefert. In 14 Stunden Dialyse ließ sich ein halbes Pfund Harnstoff aus seinem Blut entfernen. Als der Patient aufwachte, wollte er als erstes die Zeitung lesen. Obwohl seine Nieren wieder anfingen zu arbeiten, ist er dennoch drei Tage später gestorben. Weitere Patienten ereilte das gleiche Schicksal. Insgesamt 15 Patienten wurden zwischen März 1943 und Juli 1944 mit der Trommelniere behandelt, von denen kein einziger überlebte.

Der Durchbruch kam am 12. September 1945. Dieser Tag wird als Geburtsstunde der Hämodialyse gefeiert. Am 3. September wurde eine 67jährige Patientin ins Krankenhaus eingeliefert, bei der eine Gallenentzündung akutes Nierenversagen ausgelöst hatte. Sie wurde an die Trommelniere angeschlossen und nach einwöchigen Dialysezyklen von bis zu 11 1/2 Stunden nahmen die Nieren schließlich ihre Funktion wieder auf. Die Patientin überlebte. Kolff fügte seiner als Dissertation eingereichten Publikation (Kolff 1946) die folgende Erfolgsmeldung als Anhang hinzu: „… Durch diese Patientin haben wir den Beweis geliefert, dass es möglich ist, das Leben von Menschen mit akuter Urämie mithilfe der „künstlichen Niere“ zu retten. Sie gab uns den entscheidenden Ansporn, unseren Weg weiter zu verfolgen.“

---

» **Der 12. September 1945 gilt als Geburtsstunde der künstlichen Blutwäsche.**

---

Während die Hämodialyse in Holland keine Anerkennung fand, hatten Kolffs Berichte in den USA großes Aufsehen erregt. Die rotierende Trommelniere, zunächst in Boston in Betrieb genommen, verbreitete sich in der Folgezeit in den USA und in England. 1950 ist der legendäre Entwickler seinen Geräten gefolgt und in die Vereinigten Staaten ausgewandert, nicht zuletzt auch deshalb, weil es dort bessere Herzkliniken gab. Seine Leidenschaft galt nämlich inzwischen der Konstruktion einer Herz-Lungenmaschine. Die Beobachtung, dass das Blut der Patienten beim Durchlauf durch die Dialysemaschine heller wurde – ein Zeichen dafür, dass die roten Blutkörperchen aus der Luft Sauerstoff aufgenommen hatten – hatte ihn auf diesen Weg geführt. In einem Interview sinnierte er bereits darüber, dass künstliche Organe eventuell leistungsfähiger sein könnten als die natürlichen und dass dies eine Disqualifizierung bei sportlichen Wettkämpfen zur Folge haben könnte. Im Übrigen schwebte ihm auch damals schon die Transplantationen von Spendernieren Verstorbener vor. Kolff hat zahlreiche Preise für sein Lebenswerk erhalten, er war aber natürlich nicht der einzige Nierenerbauer seiner Zeit.

In Europa gingen nach und nach Dialysegeräte verschiedenartiger Ausführung in Produktion, die es ermöglichten, dass eine immer größere Zahl an Patienten behandelt werden konnte und dass sich die Behandlungsqualität immer weiter verbesserte.

Wir schreiben mittlerweile das Jahr **1960**. Nach wie vor ist eine langfristige Blutwäsche nicht möglich. Das sollte sich nun ändern: **Belding Hibbard Scribner,** ein Arzt am *Clinical Research Center* in Seattle, entwarf zusammen mit dem Instrumentenentwickler **Wayne Quinton** den **„Scribner-Shunt"**, eine Doppelkanüle aus zwei Teflon-Rohren mit einem U-förmigen Verbindungsstück. Damit war endlich der wiederholte Anschluss von Patienten an die Dialysemaschine möglich geworden. Die Kanülen wurden in den Blutgefäßen, einer Arterie und einer Vene, fest verankert, zum Anschluss an die künstliche Niere musste nur noch das Verbindungsröhrchen abgenommen werden. Sobald es nach der Dialysebehandlung wieder aufgesteckt wurde, war der Blutkreislauf über den Shunt wieder geschlossen. Scribner wurde zunächst für seine Erfindung ausgelacht. Hatten doch frühere Versuche anderer Forscher mit ähnlichen Konstruktionen, die jedoch aus anderen Materialien gefertigt waren, nicht zum Erfolg geführt. Erst das Teflon machte es möglich: Genauso wenig, wie der Pfannkuchen in der Teflonpfanne anbackt, bleiben an der glatten Oberfläche dieses Kunststoffs die gerinnungsauslösenden Blutplättchen haften und die Blutgerinnung wird folglich nicht schon beim Blutaustritt aktiviert.

**Die Blutgerinnung, ein Handicap bei der Hämodialyse**
Die Blutgerinnung stellt ein enormes Handicap für den extrakorporalen Blutfluss dar. Sobald Blut aus den Blutgefäßen austritt, gerinnt es ziemlich schlagartig – ein überlebenswichtiger Prozess bei Verletzungen. Ohne den Einsatz eines gerinnungshemmenden Präparats ist die Hämodialyse nicht möglich. In den ersten Jahren der Dialyseforschung kannte man nur **Hirudin,** das aus den Köpfen von Blutegeln (lat. Hirudo medicinalis) gewonnen wurde. (Die Blutegel haben diese gerinnungshemmende Substanz im Speichel, damit ihnen das Blut ihres angebissenen Opfers ungehindert in den Schlund läuft. Den gleichen Trick wenden auch Stechmücken an, und deren Speicheldrüsensekret verursacht dann den lästigen Juckreiz). Hirudin ist allerdings recht toxisch und wurde später durch das viel verträglichere **Heparin** ersetzt. Heparin wurde ursprünglich aus Hundeleber isoliert (daher der Name, er leitet sich von hepar = Leber ab) und steht erst seit 1967 als standardisiertes Präparat zur Verfügung. Mittlerweile wird das Medikament aus Schweinedarm gewonnen.

Dank dieser Vorrichtung konnte erstmals das Leben eines 39jährigen Patienten mit chronischem Nierenversagen gerettet werden. Dieser war schon nicht mehr bei Bewusstsein, als er den neuartigen Teflon-Shunt eingepflanzt bekam und an die Dialysemaschine angeschlossen wurde. Nach einer ersten Dialyserunde von 72 Stunden fühlte er sich eigenen Angaben zufolge zum ersten Mal wieder als Mensch. Es war „wie eine Verwandlung von der Dunkelheit zum Licht", so eine spätere Äußerung in einem Interview. Das Beispiel dieses Vorzeigepatienten macht die Dramaturgie der weiteren Entwicklung des medizinischen Verfahrens nachvollziehbar. In den Krankenakten als „Exhibit 1" geführt,war er ein Versuchsobjekt, wie es im Buche steht. Das Dialyseverfahren war alles andere als ausgereift. Mal führte die Zusammensetzung des Dialysats zur Wasseransammlung im Körper des Patienten, verbunden mit hohem Blutdruck und Lungenödem, beim nächsten Mal wurde zu viel Flüssigkeit entzogen und der Kochsalzhaushalt kam aus dem Gleichgewicht. Die Rezeptur der Dialyselösung wurde mehrfach geändert. Es kam vor, dass der Patient Schüttelfrost bekam, weil das Blut bei der Rückleitung in den Körper nicht genügend angewärmt war, ein anderes Mal war konnte im letzten Moment eine Blutvergiftung verhindert werden, nachdem das Dialysat wegen ungenügender Kühlung mit Bakterien verkeimt war.

Auch über die notwendige Frequenz und Dauer der Behandlungen fehlte jegliche Erfahrung. Scribner hatte sich anfänglich vorgestellt, dass die Kranken nur einmal wöchentlich oder sogar nur alle ein bis drei Monate zur Blutwäsche an die Maschine angeschlossen werden müssten. Nach dem Prinzip „Versuch und Irrtum" wurden am Patienten unterschiedliche Zeitabstände ausprobiert. Die Behandlungsfrequenz wurde schließlich auf zweimal wöchentlich festgelegt. Genauso häufig waren Bluttransfusionen nötig, weil im Körper des Patienten zu wenige rote Blutkörperchen nachgebildet wurden. (EPO stand als Medikament noch nicht zur Verfügung). Knochen- und Gelenkschmerzen stellten sich ein, Gichtanfälle traten auf. Der Shunt musste alle halbe Jahre von einer Stelle zur nächsten umgepflanzt werden, zunächst an den Armen, später wurde er an die Beine verlegt. An den alten Stellen entwickelten sich krasse Narben.

Nach und nach wurde das Verfahren verbessert und es wurden aufgrund des dringenden Bedarfs neue Behandlungsplätze geschaffen. 1963 stand eine „Großniere", ein mehrplätziges Dialysegerät mit der liebevollen Bezeichnung „Monster" zur Verfügung, an die auch unser Kandidat zeitweilig angeschlossen wurde. Unter den 15 gleichzeitig behandelten Patienten konnte sich hier ein gewisses Gruppengefühl entwickeln. „Exhibit 1" hat insgesamt 11 Jahre überlebt.

Damals war es nicht üblich, als Arzt Patente zu erwerben. Scribner, der sich grundsätzlich gegen die Kommerzialisierung medizinischer Fortschritte aussprach, sagte später, mit dem Erlös seiner Erfindung hätte er sich leicht eine Insel kaufen können. Stattdessen lebte er auf einem einfachen Hausboot, von dem er 2003 herunterfiel und ertrank.

**1966** stellten **Michael J. Brescia, James E. Cimino, Kenneth Appel** und **B.J. Hurwich** in einer Publikation den bereits erwähnten „AV-Shunt", eine chirurgische Verbindung zwischen einer Arterie und einer Vene, auch unter dem Namen „Cimico-Fistel" bekannt, als neue Art des dauerhaften Gefäßzugangs vor.

2002 bekamen Kolff und Scribner gemeinsam den „Lasker award" verliehen, ein Preis, der im medizinischen Bereich einen Rang direkt hinter dem Nobelpreis einnimmt. Der Vorsitzende des Komitees verglich die beiden mit zwei Zentralfiguren der modernen Kunst, Matisse und Picasso.

**Alles klar?**

- 1854: Thomas Graham beschreibt die Diffusion durch eine semipermeable Membran und nennt den Vorgang „Dialyse".
- 1913: John Jacob Abel, Leonhard G. Rowntree und B.B. Turner präsentieren das „Vividiffusionsverfahren" und prägen den Begriff „künstliche Niere".
- 1924: Georg Haas führt die erste künstliche Blutwäsche am Menschen durch.
- 1945: Willem Kolff gelingt die erste erfolgreiche Behandlung einer Patientin mit akutem Nierenversagen mit der Trommelniere.
- 1960: Einführung des Scribner-Shunts aus Teflon. Erstmals wird die Dauerbehandlung von Patienten mit chronischem Nierenversagen möglich.
- 1966: Einführung des AV-Shunts, eines chirurgisch geschaffenen dauerhaften Gefäßzugangs.

Im Folgenden richten wir unser Augenmerk auf einige Sternstunden der Entwicklungsgeschichte der Bauchfelldialyse.

**Entwicklungsstufen der Peritonealdialyse (Bauchfelldialyse)**

Wir betreten nun quasi eine Parallelwelt. Die Entwicklung der extrakorporalen Blutwäsche und der Bauchfelldialyse fanden nahezu zeitgleich statt, mit merkwürdigerweise wenig kooperativen Berührungspunkten, obwohl es bei beiden Verfahren ganz ähnliche grundlegende Probleme zu lösen gab: Rezepturen für die Reinigungslösungen mussten erarbeitet werden, es galt, die optimale Dauer und Häufigkeit der Waschprozeduren herauszufinden und Verkeimungsprobleme in den Griff zu kriegen. Hier wie dort musste eine geeignete Steckverbindung am Körper konzipiert werden, bevor es möglich war, chronisch Nierenkranke dauerhaft zu behandeln. An zwei Fronten musste bei der Bauchfelldialyse nicht gekämpft werden: Die Dialysemembran ist hier bereits von Natur aus eingebaut und die Blutgerinnung spielt hier keine Rolle. Deshalb hatte die Bauchfelldialyse in einigen Entwicklungsetappen zeitlich sogar die Nase vorn. So wurde 1923 die erste Bauchfelldialyse und erst 1924 die erste Hämodialyse am Menschen durchgeführt. Beide Verfahren nahmen in den 1940er Jahren einen ersten Aufschwung und erlangten in den 1960er Jahren den Durchbruch für die Dauertherapie.

In den 1960er und 1970er Jahren verstärkte sich das Interesse an der Bauchfelldialyse. Es gab einige Ärzte, die die Fronten frühzeitig gewechselt hatten und von der Hämodialyse auf die Peritonealdialyse umgestiegen waren. Selbst der Shunt-Entwickler Belding Scribner propagierte das technisch weniger aufwendige Verfahren als sinnvolle Alternative zur Überwindung der damals herrschenden finanziellen und logistischen Probleme.

**1923** führte **Georg Ganter** (1885–1940), ein Arzt mit mannigfaltigen wissenschaftlichen Interessen, am Würzburger *Luitpoldkrankenhaus* erstmals Bauchfelldialysen an nierenkranken Patienten aus und publizierte seine Erfahrungen in der *Münchner Medizinischen Wochenschrift.* Ganters Würzburger Therapieversuche weisen deutliche Parallelen zu denen des Gießener Arztes Georg Haas auf. Ganter war ganz und gar von der Überlegenheit der Peritonealdialyse überzeugt. Er hat den klaren Vorteil gesehen, dass man sich bei der Methode nicht mit der hinderlichen Blutgerinnung herumschlagen muss. Weil jedoch auch Ganters Patienten an chronischem Nierenversagen litten, konnte auch ihnen die Behandlung nur zu einer vorübergehenden Verbesserung ihres gesundheitlichen Zustandes verhelfen. Auch bei der Bauchfelldialyse waren ja die Voraussetzungen für eine Dauertherapie zum damaligen Zeitpunkt nicht gegeben.

Den ersten echten Erfolg gab es **1936** am *Wisconsin General Hospital* in Madison, USA: Dem Dreigestirn **J.B.Wear, Ira R. Sisk** und **A.J. Trinkle** gelang es, den Ausfall der Nierenfunktion bei einem Patienten mit Harnabflussstörung durch kontinuierliche Bauchfelldialyse so lange zu überbrücken, bis das Abflusshindernis beseitigt war. **Mitte der 1940er** Jahre konnte der Arzt **P.S.M. Kop,** der die wesentlichen Grundlagen der Hämodialyse bei Willem Kolff kennengelernt und sich dann der Peritonealdialyse zugewandt hatte, 10 von 21 Patienten erfolgreich behandeln. Das war schon kein schlechter Schnitt.

In jenen Jahren wurden jede Menge Löcher in die Bäuche der Patienten gebohrt; pro Behandlungsrunde musste jeweils ein neuer Zugang gelegt werden. In den Anfangszeiten wurden sogar zwei Katheter verwendet, einer für den Zulauf und einer für den Ablauf der Dialyselösung. Für den Anstich kamen Materialien zum Einsatz, die gut sterilisierbar waren, wie Porzellan, Metall, Latex, Glas; auch Magen- und Sauerstoffsonden wurden dafür zweckentfremdet. Trotzdem bestand immer die Gefahr, dass bakterielle Keime eingeschleppt wurden, die dann eine Bauchfellentzündung verursachten. Diese Tatsache war mit ein Grund für die vergleichsweise geringe Akzeptanz des Verfahrens. Eine Bauchfellentzündung ist gefährlich und löst strukturelle Veränderungen aus, die dazu führen, dass das Bauchfell fortan nicht mehr als Dialysemembran taugt.

**1951** kam dann der **Grollman-Katheter** ins Spiel. Dieser von **Arthur Grollman** an der *Southwestern Medical School* in Dallas entwickelte Prototyp, ein flexibler Plastikkatheter aus Polyäthylen mit kleinen Löchern am hinteren Ende, machte erstmals die Behandlung chronisch Nierenkranker möglich. Das war die Geburtsstunde der CAPD (kontinuierliche ambulante Peritonealdialyse).

**Ende der 1950er Jahre** erlebte die Behandlungsmethode durch die von **Morton Maxwell** am *Wadsworth VA Hospital in Los Angeles* eingeführten Neuerungen einen erheblichen Aufschwung. Maxwell realisierte in Kooperation mit zwei Medizinproduktherstellern die sog. „Maxwell-Technik". Industriell hergestellte Dialyselösungen in speziellen Containern, Plastikschlauch-Sets und PE-Katheter wurden nunmehr als Gesamtpaket angeboten und machten die Peritonealdialyse zur Routinemethode.

Zeitgleich wurden die Katheter immer weiter verbessert. **Paul Doolan** vom *Naval Hospital* in San Francisco entwickelte **1959** einen speziellen Dauerkatheter, der bei der Behandlung einer jungen Frau mit terminalem Nierenversagen in sieben Monaten nur einmal ausgetauscht werden musste.

In den frühen **1960ern** wurde den damaligen Bauchfelldialyse-Patienten das Leben weiter erleichtert. Am Nierenzentrum der Universität Washington in Seattle entwickelte **Fred S.T. Boen** (1927–2017) den ersten **Cycler** der Geschichte, ein automatisches System, das während der Nacht unbeaufsichtigt betrieben werden konnte. Boens

Gerät konnte für die Heimdialyse eingesetzt werden. Zum Anschließen des Patienten an die Apparatur musste allerdings immer noch ein Arzt ins Haus kommen.

Der Arzt **Henry Tenckhoff,** geboren in Bergisch Gladbach, sollte schließlich als „Vater der Peritonealdialyse“ in die Annalen eingehen. Nachdem er die Arbeitsgruppe von Boen in Seattle übernommen hatte, erkannte Tenkhoff schnell, dass das Cycler-System verbesserungsbedürftig war und entwickelte neue Ideen. **1969** stand der Prototyp eines vollautomatischen, anwenderfreundlichen Systems zur Verfügung. Nebenbei hatte Tenckhoff bereits **1968** ein eigenes Modell eines Katheters, den **Tenkhoff-Katheter,** erfunden (Abb. 7.5). Es handelte sich um eine Weiterentwicklung eines 1964 von Russel Palmer und Wayne Quinton (der bereits 1960 mit Scribner zusammen den Shunt entwickelt hatte) konstruierten Dauerkatheters aus Silikon. Das Neue beim Tenckhoff-Katheter war, dass er durch Manschetten fest mit der Bauchdecke verwächst.

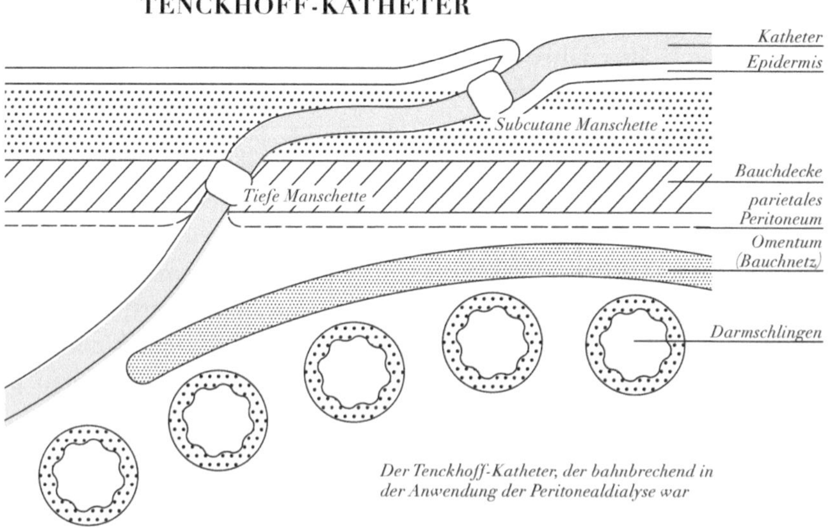


**Abb. 7.5** Tenckhoff-Katheter. (Mit freundlicher Genehmigung von „Fresenius Medical Care AG & Co. KGaA“)

**1975** entwickelten der Nephrologe **Jack Mongrief** und der Chemieingenieur **Robert Popovich** (1939–2012) an der *Austin Diagnostic Clinic* in Texas, USA gemeinschaftlich ein praxistaugliches CAPD (kontinuierliche ambulante Peritonealdialyse)- System. Mithilfe dieses CAPD-Systems konnte in der Folgezeit das Leben eines Babys, das ohne Nieren geboren worden war, gerettet werden. Nach einigen Jahren Dialysebehandlung bekam das Kind eine Niere seiner Mutter übertragen, es hat das Erwachsenenalter erreicht und den Lehrerberuf ergriffen.

Auch andernorts wurde die Bauchfelldialyse ideenreich und tatkräftig vorangebracht. Neuerliche Fortschritte hinsichtlich der Sicherheit des Zubehörs, der Verträglichkeit der Dialyselösung und der Bedienerfreundlichkeit der Automaten wurden erzielt.

So zum Beispiel im kanadischen Toronto. **Dimitrios Oreopoulos,** ein Arzt mit griechischen Wurzeln, entwickelte in Kooperation mit einem Industrieunternehmen die „Toronto Hospital Technique for CAPD", ein geschlossenes System mit Dialysatbeuteln aus Plastik, die nach dem Einfüllen des Dialysats in die Bauchhöhle am Körper des Patienten dranbleiben, und einem neuartigen Schlauchsystem. Die Raten der Bauchfellentzündungen gingen deutlich zurück.

**1978** erfolgte die **Zulassung der CAPD** durch die Arzneimittelbehörde der Vereinigten Staaten, die Food-and-Drug Administration (FDA).

**Umberto Buoncristiani,** Nephrologe an der *Policlinico di Perugia,* Italien, erfand **1981** das **„flush-before-fill"-System,** das sich letzendlich zur Standardtechnologie bei der Bauchfelldialyse entwickeln sollte. Bei diesem System wird ein Doppelbeutel über ein Y-förmiges Verbindungsstück an den Katheter angeschlossen. Nach Ablassen der verbrauchten Dialyselösung in den leeren „Abfallbeutel" werden zunächst die Schlauchverbindungen mit frischer Dialysatlösung aus dem Vorratsbeutel durchgespült, erst dann wird die zuvor geschlossene Verbindung zur Bauchhöhle wieder freigegeben und das Dialysat kann einfließen. Die Patienten müssen zwischen den Dialysatwechseln keinen Beutel mehr am Körper tragen.

Aus dem Jahre **1981** stammt eine weitere herausragende Neuerung. Der Puertoricaner **Jose A. Diaz-Buxo** (gest. 2015), Nephrologe an der Mayo-Klinik und langjähriger „Medical Director" eines einschlägigen

Industrieunternehmens, schlug den automatischen Beutelwechsel während der Nacht vor. Das war die Geburtsstunde der **CCPD,** der heute am häufigsten eingesetzten automatischen Methode. Der Patient muss nur noch einmal täglich, wenn er sich ins Bett begibt, an den Cycler angeschlossen werden. Während er (hoffentlich gut) schläft, wird er in mehreren Zyklen mit insgesamt 10–15 Litern Dialyselösung entgiftet und entwässert. Morgens wird er wieder vom Cycler abgehängt. Etwa 1,5 Liter Dialyselösung bleiben tagsüber in der Bauchhöhle.

**1997** gab die *Canadian Society of Nephrology* eine klare Empfehlung zur Heimdialyse heraus. Es galt als erwiesen, dass unter den Bedingungen der Heimdialyse längere Überlebenszeiten und eine höhere Lebensqualität erzielt werden als unter den Bedingungen einer Zentrumsdialyse, bei gleichzeitig geringeren Kosten. Das neue Paradigma lautete: „Home dialysis first". Unter der Voraussetzung, dass ein potenzieller Lebendspender zur Verfügung stand, galt die primäre Empfehlung jedoch der „präemptiven" Transplantation, also der Organübertragung, bevor der Patient dialysepflichtig wird. (Präemptiv kommt aus dem Englischen und bedeutet „vorsorglich"). Unter wirtschaftlichen Gesichtspunkten stellt die Transplantation die günstigste Lösung dar.

**Alles klar?**

- 1923: Georg Ganter führt in Würzburg die erste Bauchfelldialyse am Menschen durch.
- 1936: Erste erfolgreiche Behandlung eines Patienten mit akutem Nierenversagen.
- 1951: Arthur Grollmann entwickelt einen Katheter, der die Dauerbehandlung chronisch Nierenkranker möglich macht.
- 1960er Jahre: Fred S.T. Boen entwickelt einen Cycler für die Heimdialyse (mit ärztlicher Assistenz).
- 1968: Der Tenckhoff-Dauerkatheter aus Silikon macht die Heimdialyse ohne ärztliche Assistenz möglich.

## Abschließende Betrachtung

Welche Ersatztherapie ist also die beste Wahl? Die Entscheidung muss jeder Patient nach umfassender Aufklärung selbst treffen – sofern seine gesundheitliche Verfassung Alternativen zulässt.

Statistischen Angaben aus dem Jahr 2005 zufolge werden in Neuseeland 47,7 %, in den Niederlanden 30 %, in Großbritannien 27 %, in Kanada 17,8 %, in der Türkei 13,1 % und in Deutschland weniger als 5 % der Dialysepatienten mit der Bauchfelldialyse behandelt (QUASI NIERE Bericht 2004/2005.)

Tipp:
Denjenigen, die mehr über die Entwicklungsgeschichte der Dialyse erfahren möchten, sei ein Besuch des 1990 in der mittelfränkischen Großstadt Fürth gegründeten **Dialysemuseums** im Jacob-Henle-Haus empfohlen. In den Ausstellungsräumen begegnet man verschiedenen Nachbauten von Dialysegeräten: dem von Abel, Rountree und Turner von 1913, dem Apparat von Georg Haas von 1924, der Trommelniere von Wilhelm Kolff von 1945 sowie auch einer Reihe von Originalen anderer Baureihen. Exponate zum Thema Peritonealdialyse sind ebenfalls zu besichtigen. Ein virtueller Museumsgang findet sich unter folgendem link: www.youtube.com/watch?v=Vk-irnp4BEA.

Die dritte Variante der Nierenersatztherapie, die Transplantation als Dauerlösung nach endgültigem Nierenversagen, werden wir nur kurz streifen, da dieses Thema keine neuen Erkenntnisse über die biologische Funktion der Nieren bringt.

### 7.2.5 Nierenersatzverfahren: 2) Nierentransplantation

Die Niere ist das am häufigsten transplantierte Organ.

Die **technische Seite** einer Nierentransplantation ist verhältnismäßig überschaubar. Der Chirurg muss lediglich drei Anschlüsse herstellen: eine Vene, eine Arterie und der Harnleiter müssen im Empfängerorganismus an passender Stelle angenäht werden. Klar, dass alles nicht möglich wäre ohne die heutzutage als selbstverständlich angesehenen medizinischen Errungenschaften wie Narkoseverfahren, Antisepsis, Gefäßchirurgie und die Beherrschung der Abstoßungsreaktion des Transplantatempfängers. Was viele nicht wissen: Im Gegensatz zu Herz und Lunge wird eine Niere nicht an der angestammten Stelle eingepflanzt, sondern in den Unterbauch verlegt, in die rechte oder linke Leistengegend. Hier lässt sich sogar bei Säuglingen ohne weiteres die Niere eines Erwachsenen unterbringen.

Der Harnleiter wird an die Blase angeschlossen. Die Explantation der Niere für eine Lebendspende wird als minimalinvasiver Eingriff durchgeführt. Postmortal entnommene Spenderorgane werden oftmals über weitere Strecken, auch grenzübergreifend, transportiert.

Die **Erfolgsaussichten** für eine lange Haltbarkeit einer Spenderniere sind ausgesprochen gut. Bestimmende Faktoren sind der Zustand des Spenderorgans und der Gesundheitszustand sowie der Lebensstil des Patienten. Viele Patienten leben zwischen 10 und 20 Jahren mit dem Spenderorgan. Die längste bekannte Funktionszeit liegt bei über 35 Jahren (Längerfristige Statistiken werden erst seit der Mitte der 1980er Jahre geführt).

### 7.2.6 Ein Blick in die Zukunft: „Organ Bioengineering"

Ein Sonderforschungsbereich der Deutschen Forschungsgemeinschaft (DFG) befasst sich mit der Xenotransplantation, der Transplantation zwischen Individuen unterschiedlicher Arten (www.dfg.de). Zukünftig könnten risikoarme Organe aus gentechnisch veränderten Schweinen verfügbar sein.

Wissenschaftlern des *Massachusetts General Hospitals* ist es ansatzweise gelungen, Rattennieren in einem Bioreaktor zu züchten und erfolgreich zu übertragen (www.massgeneral.org).

Eine implantierbare künstliche Niere haben Forscher an der *University of California* in San Francisco entwickelt (siehe Website der Universität). Die ersten klinischen Versuche am Menschen sollten 2018 starten.

## 7.3 Harnwegsinfektionen (HWI)

Vor einiger Zeit waren wir unterwegs auf einer spannenden Besichtigungstour durch die ableitenden Harnwege. Von der Niere bis zur Harnröhrenmündung sind wir flussabwärts gewandert, immer in Fließrichtung des Harnstroms. Auf der gesamten Wegstrecke bewegten wir uns auf einer keimfreien Schleimhautschicht. Bis zum allerletzten Streckenabschnitt sind uns keine fremden Lebewesen begegnet. Lediglich die vordere Harnröhre ist von einer dort heimischen Flora besiedelt.

### Feindliche Übernahme des Terrains

Feuchtgebiete sind verlockende Weidegründe für Mikroben. Am häufigsten siedeln sich die Kleinstlebewesen auf den Schleimhäuten der Atemwege an. Hier wird ihnen der Zugang relativ einfach gemacht – mit der Atmung werden sie regelrecht eingesogen.

Harnwegsinfekte (HWI) sind die zweithäufigste Infektionsart nach den Atemwegsinfekten. (Foxman 2002). Alle Bereiche des Harntrakts können betroffen sein. Bakterien (eventuell auch Pilze oder Einzeller) nehmen auf ihrem Eroberungsfeldzug den umgekehrten Weg zu der Marschrichtung, die wir bei unserer zurückliegenden Expedition eingeschlagen haben: von außen dringen sie in die Harnröhre ein und rücken etappenweise nach oben vor. Sie schwimmen quasi gegen den Strom – und das ist gar nicht so einfach. Während der Entleerungsphase werden die meisten der waghalsigen Eindringlinge mit dem Harnstrom wieder ausgespült. Erste Zwischenstation für erfolgreiche Mikroben ist die Harnblase, in der es ruhiger zugeht und wo eine größere Schleimhautfläche für die Besiedelung und Zellvermehrung zur Verfügung steht. Unter günstigen Bedingungen schaffen die Mini-Aliens den weiteren Vormarsch über die Harnleiter bis zum Nierenbecken. Es gibt aber auch Invasoren, die auf dem Seeweg, über das Blut, im Harntrakt ankommen. Das passiert aber viel seltener und es handelt sich dann meistens um Viren oder Pilze.

Die Mehrzahl der Atemwegsinfekte beruht auf Ansteckung, die Erreger werden also durch erkrankte Personen übertragen. Weil bei solchen Erkrankungen reichlich gehustet und geniest wird, geschieht die Übertragung gewöhnlich durch Tröpfcheninfektion. Im Gegensatz dazu generieren sich typische Harnwegsinfektionen mehrheitlich aus körpereigenen Reservoirs. Die weitaus häufigsten dafür verantwortlichen Erreger stammen aus dem eigenen Darm! In etwa 80 % ist *E. coli* der Bösewicht, das „Haustierchen" aus dem Dickdarm (www.ukm.de). Seine Ausbreitung erfolgt vom Analbereich in Richtung Harntrakt und das in der Regel noch nicht einmal aufgrund mangelhafter Hygiene. Weil die weibliche Anatomie die regionale „Schmierinfektion" begünstigt und weil der Weg durch die Harnröhre bei Frauen viel kürzer ist als bei Männern, werden sie um ein Vielfaches häufiger von solchen „banalen" Harnwegsinfekten geplagt.

Harnwegsinfektionen werden in untere und obere HWI unterteilt. Alle Strukturen oberhalb der Blase gehören zum oberen Harntrakt und sind paarig angelegt. Infektionen in diesen Bereichen treten aber meistens nur einseitig auf. Eine Blasenentzündung ist eine typische Infektion der unteren Harnwege. Sie kann von einer Harnröhrenentzündung begleitet sein, die natürlich ebenfalls den unteren Harnwegsinfekten zugerechnet wird.

Die Nierenbeckenentzündung ist die häufigste Erkrankung des Nierenbeckens. Sie entwickelt sich meist aus einer bakteriellen Infektion der Blase. Es ist daher enorm wichtig, eine HWI rechtzeitig zu erkennen und das Vordringen in Richtung Niere zu stoppen.

---

» Die Mehrzahl der Harnwegsinfektionen wird durch Darmbakterien verursacht.

---

### 7.3.1 Begünstigende Faktoren für eine Harnwegsinfektion

Dem Vormarsch der Eindringlinge förderlich sind alle Gegebenheiten, die den Harnabfluss behindern:

- Blockierungen können durch Harnsteine oder durch eine Harnröhrenverengung, beim Mann z. B. aufgrund einer Prostatavergrößerung, verursacht sein.
- Auch typische Senkungsbeschwerden bei Frauen oder jede anderweitig gestörte Blasenfunktion mit unvollständiger Blasenentleerung sind Wegbereiter für Harnwegsinfektionen.
- Da sich die anatomischen Verhältnisse im Laufe des Lebens auf vielerlei Art verschlechtern, nehmen Harnwegsinfektionen mit steigendem Lebensalter zu.
- Anatomische Anomalien der Harnleiter können das Aufsteigen infektiöser Keime bis hinauf zur Niere begünstigen.
- Bei einer Schwangerschaft werden die Harnleiter durch die wachsende Gebärmutter mehr oder weniger stark eingeengt. Deshalb weitet sich eine Harnwegsinfektion bei Schwangeren leichter zu einer Nierenbeckenentzündung aus.

Als weitere Faktoren kommen infrage:

- Zucker ist ein gefundenes Fressen für Bakterien, daher haben Diabetiker ein erhöhtes Risiko für Harnwegsinfektionen.
- Jedwede Beeinträchtigung des Immunsystems führt zu einem erhöhten Infektionsrisiko. Immunsupprimierte Patienten sind besonders anfällig für Pilzinfektionen.
- Pilze und andere Keime können durch Katheter eingeschleppt werden.

## 7.3.2 Krankheitssymptome

Die betroffenen Schleimhäute reagieren gereizt auf die Quälgeister und entzünden sich. Eine Entzündung ist die Reaktion des Körpers auf schädliche Reize. Das betroffene Gewebe wird stärker durchblutet, es rötet sich, wird warm, schwillt an und tut weh. Dies geschieht nicht, damit wir leiden. Mit dem verstärkten Blutstrom wandern Immunzellen in die befallene Region ein und bewerkstelligen die Abwehr der Attacke.

Im medizinischen Sprachgebrauch wird alles, was mit Entzündungen zu tun hat, durch das Suffix „-itis" angezeigt. Es wird einfach an den lateinischen Namen des betroffenen Organs angehängt. Eine Blasenentzündung heißt „Zystitis", die Nierenbeckenentzündung nennt sich „Pyelitis". Greift die Entzündung auf das Nierengewebe über, hat sich die Erkrankung zu einer „Pyelonephritis" ausgeweitet. „Urethritis" steht für eine entzündete Harnröhre (die Harnröhre heißt auf lateinisch Urethra), „Ureteritis" ist der Fachbegriff für eine Harnleiterentzündung (Ureter sind die Harnleiter).

Die folgenden unangenehmen Begleiterscheinungen einer Harnwegsinfektion können in unterschiedlichen Kombinationen auftreten:

- Der Fachbegriff Algurie bedeutet nicht, dass Algen ausgeschieden werden, sondern steht für schmerzhaftes Wasserlassen. Tritt ein brennender Schmerz gleich zu Beginn des Wasserlassens auf, spricht dies für eine Harnröhrenentzündung, Schmerzen am Ende der Blasenentleerung sind eher typisch für eine Blasenentzündung.
- Typische Symptome einer Blasenentzündung sind: verstärkter Harndrang, häufiges Wasserlassen von kleinen Harnmengen (Pollakisurie),

eine erschwerte Blasenentleerung und ein trüber, übel riechender und eventuell auch blutiger Urin. Vor dem Wasserlassen können Blasenkrämpfe auftreten.

- Diffuse Rücken-, Bauch- oder Unterleibsschmerzen.
- Im Falle einer aufsteigenden Infektion mit Beteiligung des Nierenbeckens treten zusätzlich Fieber und/oder Schüttelfrost auf. HWIs bei Kindern sind in mehr als 50 % der Fälle mit Fieber verbunden (Roche Kompendium der Urinanalyse 2014). Flankenschmerz und meist einseitiger Klopfschmerz (Erschütterungsschmerz bei Beklopfen der Nierenlager) sind charakteristische Anzeichen für eine Nierenbeckenentzündung.

**Weitere Verursacher von Harnwegsinfekten**

Neben verirrten Darmbakterien können weitere Krankheitsverursacher unseren Harntrakt befallen. Hinter einer Harnröhrenentzündung können sich die Erreger der klassischen Geschlechtskrankheiten wie der Gonorrhoe (auf Deutsch Tripper) oder auch Chlamydien verstecken. Pilzinfektionen betreffen primär die Blase und die Nieren. Sie kommen vermehrt bei Menschen mit geschwächtem Immunsystem vor. Candida-Pilze werden häufig durch einen Blasenkatheter in den unteren Harntrakt eingeschleppt. In die Nieren gelangen sie eher auf dem Blutweg. Auch Herpesviren (bevorzugt das Herpes-simplex-Virus 2) können Blase oder Niere befallen.

Schauen wir uns noch ein paar spezielle Infektionen an, die im Harntrakt angesiedelt sein können. Vertreter der Gattung Leptospiren können beim Menschen die Weilsche Krankheit verursachen, die nach dem Heidelberger Arzt Adolf Weil (1848–1916) benannt wurde und deren drei typische Symptome akutes Nierenversagen, Gelbsucht und Milzvergrößerung sind. Die Erkrankung ist auch unter dem Namen infektiöse Gelbsucht bekannt. Die Krankheit verläuft in zwei Phasen. Zunächst treten grippeähnliche Symptome auf. Die auftretenden Organschäden werden erst im Anschluss durch die Immunantwort des Körpers verursacht.

Leptospiren sind schraubenförmige Bakterien (Leptospira heißt übersetzt „zarte Windungen"). Die Übertragung auf den Menschen und auch auf Haustiere erfolgt vor allem über den Urin von Ratten oder anderen Nagetieren, entweder direkt oder über kontaminiertes Wasser. Berufsbedingt sind bevorzugt Männer betroffen. Bei Hunden wurde die Erkrankung im Jahr 1899 bei einer Hundeausstellung in Stuttgart beobachtet, weshalb sie die Bezeichnung „Stuttgarter Hundeseuche" bekam (www.wikipedia.org).

Auch die nach dem koreanischen Fluss Hantangang benannten Hantaviren können im schlimmsten Fall akutes Nierenversagen auslösen. Während des Korea-Krieges in den 1950er Jahren sind mehr als 3000 amerikanische Soldaten an dieser Virusinfektion erkrankt (Stuttgarter Nachrichten 2019). Hantaviren werden ebenfalls hauptsächlich durch Kot und Urin infizierter Nagetiere übertragen (bei uns in erster Linie durch die in Buchenwäldern heimische Rötelmaus). Das Virus gelangt vornehmlich über die Atemwege in den Körper. Als dringende Empfehlung gilt, bei Putz – und Aufräumarbeiten in verstaubten Räumen, in denen sich Ratten oder Mäuse aufgehalten haben könnten, eine Atemschutzmaske zu tragen.

In Afrika, Südamerika und Asien ist die Bilharziose eine häufige Ursache schwerer Nierenfunktionsstörungen, verursacht durch den Pärchenegel, der neuerdings auch auf Korsika heimisch ist. Der Parasit kann Niere, Harnleiter und Blase befallen.

### 7.3.3 Labordiagnostik der Harnwegsinfektionen

Harnwegsinfektionen können auch symptomlos ablaufen und manche HWI kommt erst bei einer Urinuntersuchung ans Licht. Bei Schwangeren wird der Urin routinemäßig auf Bakterien untersucht, da sie besonders im letzten Schwangerschaftsdrittel anfällig für Nierenbeckenentzündungen sind.

Die für Harnwegsinfektionen charakteristischen Laborbefunde sind in Kap. 5, Abschn. 5.2 aufgeführt: Der Nachweis von **Nitrit** ist ein wichtigster Anzeiger für eine bakterielle Infektion; **Leukozyten** im Urin sind ein generelles Leitsymptom für entzündliche Erkrankungen; eine **Urinkultur** führt auf die Spur des Erregers und durch ein **Antibiogramm** lässt sich dessen Empfindlichkeit gegen bestimmte Antibiotika bestimmen.

### 7.3.4 Strategien zur Vorbeugung

Im Alter zwischen 20 und 50 Jahren sind Harnwegsinfektionen bei Frauen rund 50 Mal häufiger als bei Männern (Imam 2016). Außerhalb dieses Zeitfensters ist der Unterschied zwischen den Geschlechtern kleiner. Ein statistischer Wert, der stark durch die Tatsache beeinflusst ist, dass Bakterien, die unvermeidlich immer vorhanden sind, beim Geschlechtsverkehr verstärkt in Richtung Harnröhre der Frau verschleppt werden. Da kann man fast nichts dagegen tun. Oder doch? Die Antwort: Pinkeln ist das beste Mittel, um die Harnröhre sauber zu halten und einer Blasenentzündung vorzubeugen. Am besten innerhalb von 10 Minuten nach dem Sex. Der hydrodynamische Auswascheffekt beim Urinieren wirkt generell einer aufsteigenden Harnwegsinfektion entgegen.

Für alle, die schwanger werden wollen (oder auch nicht) sei noch gesagt: Die postkoitale Blasenentleerung wirkt nicht empfängnisverhütend.

---

» Pinkeln nach dem Sex schützt (Frau) vor Blasenentzündungen.

---

Als Kinder hat man uns ermahnt, uns nicht die Blase zu verkühlen. Ein sinnvoller Appell, da bei Unterkühlung die Blutzufuhr im betroffenen Bereich gedrosselt wird. Die mangelhafte Durchblutung bringt mit sich, dass weniger Immunzellen angeliefert werden und deshalb die lokale Immunabwehr geschwächt ist. Ein Mechanismus, der jeder Erkältung zugrunde liegt.

Abschließend noch ein paar Worte zur Hygiene. Vielleicht kennen Sie den Witz mit den zwei Waschlappen, die mit den Buchstaben „A" und „G" gekennzeichnet waren. Die Pointe: A stand für „Angesicht" und G für „Gesäß". Man kann sich leicht vorstellen, welch ausgezeichnetes Transportvehikel für Fäkalkeime ein flauschiger Waschlappen darstellt. Also bei der Intimhygiene ein bisschen logisch denken und nicht in die falsche Richtung wischen (Das gilt natürlich in erster Linie wieder für Frauen).

### 7.3.5 Behandlungsansätze

Die lästigen Krankheitszeichen einer einfachen Blasenentzündung klingen üblicherweise nach ein paar Tagen ab. Wie Tierflöhe auf Menschen fühlen sich Darmbakterien im Harntrakt nicht wirklich wohl. Meistens genügt es, viel zu trinken, um die Erreger forciert auszuspülen. Blasen- und Nierentees werden ja zuhauf angeboten. Wärme ist in jedem Fall günstig und kann zudem Krämpfe lindern.

---

» Wärmflasche auf den Bauch legen und Tee trinken sind wirksame Hausmittel zur Behandlung einer einfachen Blasenentzündung.

---

Eine Reihe von pflanzlichen Arzneimitteln findet – vor allem in Form besagter Tees – Anwendung:

- **Birke** und **Brennnessel** haben eine diuretische Wirkung.
- **Ackerschachtelhalm** und **Goldrute** wirken diuretisch und antientzündlich.
- **Kapuzinerkresse** und **Meerrettich** wirken keim- und entzündungshemmend.
- **Erdrauch** hat eine leicht entkrampfende Wirkung auf die ableitenden Harnwege.
- Die Wirksamkeit von **Cranberry-Extrakten** ist umstritten.

Für die Behandlung von hartnäckigen Harnwegsinfekten kommen, abhängig vom Schweregrad und von anderen Begleitumständen, verschiedene weitere Mittel infrage.

Als medikamentöse Wirkstoffe kommen krampflösende und schmerzlindernde Mittel und natürlich, vor allem bei Infektionen des oberen Harntrakts, Antibiotika zum Einsatz. Letztere können auch bei einfachen Blasenentzündungen die Genesungszeit verkürzen.

Die **Impfung bzw. Immunstimulation** mit einem **Bakterienextrakt** aus den häufigsten Verursachern scheint bei wiederkehrenden Harnwegsinfekten eine gewisse Besserung zu bringen (Bauer et al 2002).

Ein Nieren- oder Gallenstein
mag ungeheuer schmerzhaft sein
wer redet aber von den Schmerzen
die oft ein Stein macht auf dem Herzen?
Eugen Roth

## 7.4 Harte Brocken: Harnsteine

Bleiben wir bei den körperlichen Beschwerden. Harnsteinleiden zählen zu den unliebsamen Volkskrankheiten. Als Folgeerscheinung des Wohlstands ist ihre Zahl in den westlich geprägten Industrienationen sogar stark im Ansteigen begriffen. Jeder 20. Bundesbürger wird in seinem Leben einmal oder mehrfach von Steinen geplagt (Knoll und Tiemann A 2006/2019). Bei einigen Steinarten sind Männer deutlich häufiger betroffen als Frauen, bei anderen ist es umgekehrt (Strohmeier 2014). Auch jüngere Menschen und sogar Kinder können Harnsteine bekommen, ebenso unsere Haustiere. Die Erkrankungsraten sind geografisch sehr ungleich verteil. Heißes Klima und eiweißreiche Kost sind begünstigende Faktoren für die Steingenese.

### 7.4.1 Steinlokalisation

Harnsteine unterschiedlicher Zusammensetzung und Größe können im Harntrakt an verschiedenen Stellen auftreten (Abb. 7.6) und je nach Lokalisation eine Reihe heftigster Beschwerden verursachen. Der Fundort eines Steins muss nicht sein Entstehungsort sein. Harnsteine wandern gerne mit dem Urinstrom von oben nach unten durch und können dabei, bevorzugt an Engstellen, stecken bleiben. Solange sie klein sind, können sie den Körper auf natürlichem Weg verlassen. Blasensteine können primär in der Blase entstanden oder aus der Niere durch den Harnleiter dorthin gerutscht sein. Sie kommen bei Menschen heutzutage selten, bei kleinen Haustieren dagegen häufig vor.

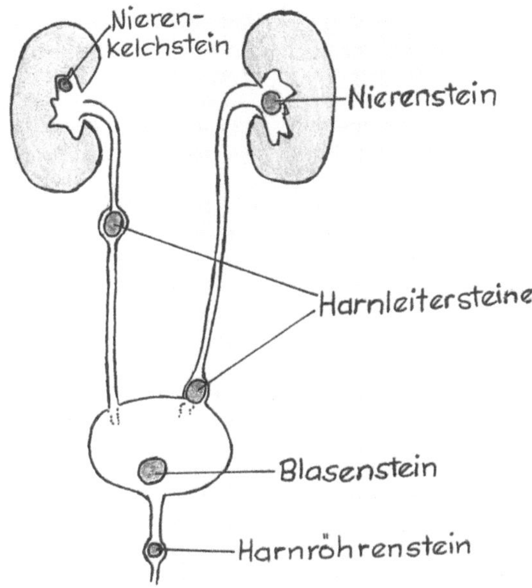


**Abb. 7.6** Wo stecken sie denn? Typische Fundstellen von Harnsteinen

Das Harnsteinleiden heißt fachsprachlich „Urolithiasis" (von griech. „Ouron" = Harn und lithos = Stein).

Entsprechend der Lokalisation gelten folgende Fachbegriffe für die verschiedenen Arten der Steinleiden:

- Nephrolithiasis heißt das Nierensteinleiden.
- Von Ureterolithiasis spricht man bei Harnleitersteinen.
- Zystolithiasis steht für Harnblasensteine.
- Urethralithiasis nennt sich das Beschwerdebild bei (selten vorkommenden) Harnröhrensteinen.

Bestimmte Formen von Nierensteinen tragen ausdrucksstarke Bezeichnungen wie Hirschgeweihsteine oder Korallensteine. Ausgusssteine sind keine Steine im häuslichen Ausgussbecken, sondern große Kaliber von Nierensteinen, die das ganze Nierenbecken ausfüllen.

Noch ein sprachlicher Stolperstein: Neben dem Harnstein gibt es auch den Urinstein. Letzterer bildet sich in der Kloschüssel und wird im modernen Haushalt üblicherweise mit WC-Tabs bekämpft.

Harnsteinleiden sind keineswegs eine moderne Zivilisationserscheinung. Harnsteine sind so alt wie die Wirbeltiere. Das älteste Fundstück eines fossilen Blasensteins stammt von einem Meeresreptil aus der Kreidezeit und hat ein geschätztes Alter von 84 Mio. Jahren. Ein weiterer fossiler Findling aus der Nähe von Darmstadt ist geschätzte 48 Mio. Jahre alt und wird damit dem Tertiär zugeordnet; sein „Besitzer" war ein Krokodil. Bei einem dritten Fund, diesmal aus dem Pleistozän, handelt es sich um mehrere über 100 000 Jahre alte Nierensteine eines Höhlenbären (Quelle: „Körpersteine", Sonderausstellung des Geowissenschaftlichen Zentrums der Universität Göttingen. 15. Dezember 2003–31. März 2004).

Auch die Menschen wurden schon im Altertum von Harnsteinen gepeinigt. So hat man in Ägypten zwischen den ausgegrabenen Beckenknochen eines jungen Mannes ein rund 7000 Jahre altes Exemplar eines Blasensteins gefunden. Bis ins 19. Jh. waren Blasensteine ernährungsbedingt ein häufiges Leiden.

Während in früheren Zeiten öfter mal bis zu 10 Zentimeter große Exemplare vorkamen, sind heutzutage dank des medizinischen Fortschritts Steine mit einer Größe von mehr als einem Zentimeter Durchmesser selten. Sie werden eben nicht mehr ganz so spät entdeckt.

### 7.4.2 Steingenese

Wie kommt es überhaupt zur Steinbildung? Die einfache Antwort ist: Harnsteine bilden sich aus kristallinen Ablagerungen im Urin. Die Schönheit solcher Kristalle haben wir bereits in Kap. 5 beim Blick durchs Mikroskop auf HASE, das Harnsediment, bewundert. Nicht minder pittoresk kann eine Sammlung von ausgewachsenen Harnsteinen anmuten und das Herz eines jeden Mineralien-Fans höher schlagen lassen (Abb. 7.7). Eine solche Sammlung anzulegen wird heutzutage glücklicherweise kaum noch gelingen.

Durch Materialanlagerung an die zunächst winzigen Kristalle bildet sich Harngrieß und daraus entwickeln sich dann Steine, die immer größer werden. Nun müssen wir noch klären: Wo kommen die Kristalle her?

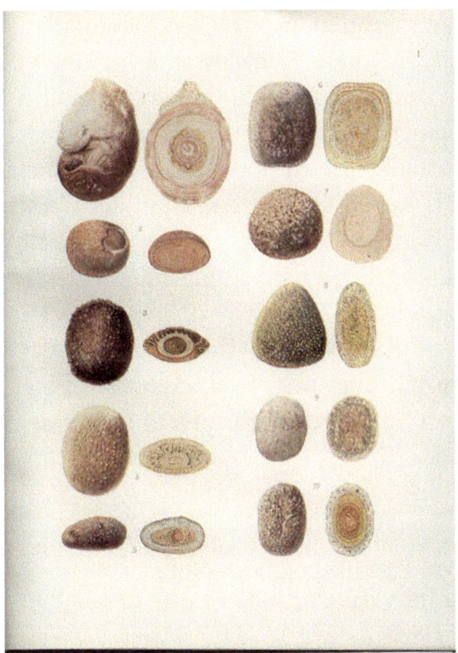

**Abb. 7.7** Historische Harnsteinsteinsammlung. (Mit freundlicher Genehmigung der DGU Prof. F. Moll)

Paracelsus sah in der Entstehung Parallelen zur Bildung von Weinstein und nannte den Harnstein deshalb „Tartarus“ (die chemische Bezeichnung für Weinstein ist Tartrat). Dieser Analogieschluss trifft den Nagel ziemlich exakt auf den Kopf. Auch wenn man derzeit bei der einschlägigen Internetrecherche fast ausschließlich Informationen über den Filmproduzenten Harvey Weinstein (wäre „Tartarus“ nicht ein schöner Spitzname für ihn?) erhält: Weinstein bildet sich aus schwerlöslichen Salzen der Weinsäure, die bei der Lagerung auskristallisieren und sich fein- bis grobsandkornartig im Weinfass oder am Boden von Weinflaschen absetzen. Tatsächlich entstehen Harnsteine nach dem gleichen Prinzip. Voraussetzung für die Kristallbildung ist eine hohe Konzentration der Salze. Normalerweise sind die Substanzen im Urin ja gelöst, so wie das Salz im Meer. Aber sogar für das Meersalz gibt es eine Obergrenze bezüglich der Konzentration, bis zu der noch alles in Lösung bleibt. Das können wir in den Salinen beobachten: Wenn das Wasser mehr und mehr verdunstet, wird diese Konzentrationsgrenze überschritten und es bilden sich Salzkrusten. Einige Urinbestandteile sind im Vergleich zum Meersalz viel weniger gut löslich und fangen bei viel niedrigerer Konzentration an, Kristallkeime zu bilden. Die Löslichkeit jeder Substanz ist abhängig vom pH-Wert. Die Konzentration der Urinbestandteile ist wiederum von zwei Faktoren abhängig: a) der Urindichte und b) der Ausscheidungsmenge der betreffenden Substanz. Das spezifische Gewicht des Urins (die Urindichte) ist wiederum von der Trinkmenge abhängig (Näheres hierzu in Kap. 8). Die Konzentration der Urin-Inhaltsstoffe wird von der Ernährung und eventuell von Eigenheiten des Stoffwechsels (Stichwort Stoffwechselstörungen) beeinflusst.

**Alles klar?**

- Inhaltsstoffe des Urins bilden Kristalle, sobald ihre Konzentration die Obergrenze der Löslichkeit überschreitet.
- Die Konzentration der Urin-Inhaltsstoffe ist von deren Ausscheidungsmenge und von der Urindichte abhängig.
- Die Urindichte ist abhängig von der Trinkmenge.
- Die Löslichkeit jeder Substanz ist abhängig vom pH-Wert.
- Ausscheidungsmengen einzelner Substanzen und pH-Wert des Urins werden durch die Ernährung beeinflusst.

### 7.4.3 Beschaffenheit der Harnsteine

Der Stoff, aus dem die Steine sind, entspricht im Wesentlichen dem der Kristalle aus dem Urinsediment:

- **Die häufigsten Harnsteine beim Menschen sind Kalziumoxalatsteine.** Dies sind sehr harte Steine und sie wachsen langsam. Kalzium und Oxalat sind physiologische Bestandteile des Urins. Eine Kalkfreisetzung aus dem Skelett (beispielsweise durch Bewegungsmangel bei Bettlägerigkeit oder durch fehlende Schwerkraft im Weltraum) verursacht eine vermehrte Kalziumausscheidung und damit eine erhöhte Kalziumkonzentration im Urin. Astronauten haben tatsächlich ein erhöhtes

Risiko für Kalksteine. Oxalsäure wird sowohl mit der Nahrung aufgenommen und sie ist auch ein Stoffwechsel-Zwischenprodukt.
Eine zweite Spezies kalziumhaltiger Steine sind die **Kalziumphosphatsteine.**
Kalziumsteine machen zusammen **70–90** % der Harnsteine beim Menschen aus (Strohmeier 2014).
- **Harnsäuresteine** oder Uratsteine machen bis zu **15** % des Steinvorkommens aus (Strohmeier 2014). Als Folge eines überhöhten Harnsäurespiegels kommen sie insbesondere bei Gichtpatienten vor. Gicht ist eine Stoffwechselkrankheit. Der Harnsäurespiegel ist ernährungstechnisch und medikamentös beeinflussbar.
Saurer Urin begünstigt die Bildung von Kalziumoxalat- und von Harnsäurekristallen, während die nächste Steinsorte bevorzugt im alkalischen pH-Bereich entsteht.
- **Magnesiumammoniumphosphatsteine** (Struvit) sind für **5–15** % der Fälle von Harnsteinleiden verantwortlich (Strohmeier 2014). Als typische Infektsteine treten sie bei Frauen häufiger auf (Die Bakterien machen den Urin alkalisch, dadurch kristallisieren Phosphate aus).
Ihre Eignung als erstklassiges Düngemittel wurde bereits in Kap. 4 erwähnt.

**Zystinsteine und Xanthinsteine** sind selten; diese Steinarten entstehen auf der Basis von erblichen Veranlagungen.

### 7.4.4 Erkennungszeichen von Harnsteinerkrankungen

Harnsteine können durch eine ganze Bandbreite an Symptomen auf sich aufmerksam machen. Manche davon sind hochspezifisch, andere eher uncharakteristisch. Die Beschwerden reichen von einem leichten unbestimmten Druckgefühl bis hin zu unerträglichen krampfartigen Schmerzen.

- Eines der Leitsymptome für Harnsteine ist die **Hämaturie,** der blutige Urin. So ein Harnstein mit seinen Ecken und Kanten kann an den Wänden des Harntrakts ganz schöne Kratzspuren hinterlassen.

- Ein weiteres Anzeichen für das Harnsteinvorkommen ist **Grieß im Harn.** Der sollte mit einem Sieb aufgefangen und dem Arzt zur genaueren Untersuchung mitgebracht werden.
- Solange sich die Steine in der Niere aufhalten, sind die Beschwerden oft ziemlich unklar. Ein **Druckgefühl** in der Nierengegend kann leicht als Rückenverspannung, Bandscheibenvorfall, Gallensteinerkrankung oder auch schon mal als Blinddarmentzündung fehlgedeutet werden. Ein wichtiges Unterscheidungsmerkmal liegt im Verhalten des Patienten: bei Harnsteinschmerzen läuft er meistens unruhig herum, Rückenschmerzen lassen ihn eher in Schonhaltung verharren.
- Eine **Nierenkolik** ist ein ziemlich eindeutiges Indiz dafür, dass sich ein Nierenstein in einem der beiden Harnleiter aufhält. Um den Stein voranzutreiben, verstärkt der betroffene Harnleiter seine Peristaltik wehenartig, und das ist ungemein schmerzhaft. Durch kräftiges Schütteln des Patienten lässt sich ein entsprechender Verdacht unter Umständen erhärten, weil sich dadurch eine solche Nierenkolik auslösen lässt.

Hängen gebliebene Steine verursachen Harnabflussstörungen. Der verminderte Spüleffekt bei Abflussstörungen begünstigt wiederum Harnwegsinfekte und neue Steinbildung. Ein Teufelskreis.

### 7.4.5 Untersuchungsmethoden

Steine können mittels einer Reihe bildgebender Verfahren treffsicher aufgespürt werden.

Die **Sonografie** (Ultraschalluntersuchung) ist ein Echolotverfahren, das ursprünglich zur Ortung von Unterseebooten diente. Sie kann heutzutage in der Praxis eines jeden niedergelassenen Urologen durchgeführt werden. Die Steine müssen allerdings eine gewisse Größe haben, damit sie im Ultraschall gesehen werden.

Computertomografie (CT) und Kernspinresonanz (MRT) sind Präzisionsmethoden, die allerdings einen hohen apparativem Aufwand erfordern und deshalb nur in speziellen Zentren zum Einsatz kommen.

Moderne Harnleiter- und Nierenspiegelungen tragen bedeutungsvolle Namen wie Ureterpyelographie, Ureterrenoskopie und retrograde

Pyelographie. Meistenteils handelt es sich dabei um Röntgenuntersuchungen, bei denen ein Kontrastmittel direkt in die Harnwege oder, wie bei der intravenösen Urografie, intravenös gespritzt wird. Letzteres Verfahren funktioniert deshalb so gut zur Darstellung der harnableitenden Wege, weil das auf diesem Weg verabreichte Kontrastmittel über die Niere ausgeschieden wird.

**Kurze Rückschau**

Die über viele Jahrhunderte praktizierte Methode zum Auffinden von Blasensteinen bestand im blinden oder halbblinden Herumstochern mit der Steinsonde. Die bildgebenden Verfahren setzten dem ein Ende. Das erste bisschen Licht ins Dunkel der Harnblase hatte 1805 der Frankfurter Arzt **Philipp Bozzini** mit seinem **„Lichtleiter"** gebracht, einer Art metallenem Kerzenständer mit Haifischhaut-Überzug, eingebautem Hohlspiegel und Anschlussmöglichkeit für verschiedene Sehröhren. Mit dieser Vorrichtung konnte erstmals eine Blasenspiegelung (Zystoskopie) durchgeführt werden. Das Fatale daran war, dass sich sowohl Untersucher als auch Patient leicht an dem Instrument verbrennen konnten.

Auch an den Petroleumleuchten der Folgezeit hat sich so manch Eine(r) die Finger oder andere Körperteile verbrannt. Einen richtig guten Einblick in den Innenbereich des unteren weiblichen Harntrakts bot erstmals 1879 ein technisch ziemlich ausgereiftes **Zystoskop** mit Platinlichtquelle und Vergrößerungslinsen, das der Dresdner Arzt **Maximilian Nitze** zusammen mit dem Wiener Hersteller chirurgischer Instrumente, **Joseph Leiter,** entwickelt hatte.

Das Zystoskop hat schließlich das Harnschauglas als Wahrzeichen des Urologen abgelöst. Eine Art Oscar für Urologen ist der „Golden Cystoscope Award", der „Goldene Blasenspiegel", den die *Amerikanische Urologische Gesellschaft (AUA)* verleiht.

Bis zum Ende des 19. Jhs. waren Blasenspiegelungen nur bei Frauen möglich. **Howard A. Kelly,** Gynäkologe am Johns Hopkins Hospital, bastelte das erste Zystoskop für Männer, indem er das kurze Frauen-Zystoskop verlängerte und eine bewegliche Spitze daran ansetzte. Die Lichtverhältnisse blieben für die Ausleuchtung der Männerblase allerdings unbefriedigend.

Mit Entwicklung der **Glasfaseroptik** in den 1950er Jahren besserten sich die Sichtverhältnisse in den inneren Hohlräumen des Körpers drastisch. Die Technik wurde zuerst für Magenspiegelungen eingesetzt. Dank der Fiberoptik konnte man nun aber endlich auch den oberen Harntrakt ausleuchten.

**Ausstellung Tipp:**
Die Welt der Endoskopie von den Anfängen bis zu den allerneuesten Technologien kann im *Museum der Internationalen Nitze-Leiter-Forschungsgesellschaft für Endoskopie* in Wien besichtigt werden. Auf die Website des Museums gelangt man unter folgendem link: www.nitze-leiter-endoskopie.at/.

Neben all den mehr oder weniger aufwendigen körperlichen Untersuchungsmethoden ist und bleibt die Urindiagnostik natürlich weiterhin ein wichtiges Untersuchungsverfahren in der Harnsteindiagnostik.

### 7.4.6 Steinbehandlung

Kleine Harnsteine gehen in den meisten Fällen von alleine ab. „Watchful waiting", achtsames Abwarten, ist die Maxime. Kommt so ein Stein allerdings nicht innerhalb von drei bis maximal sechs Wochen ans Tageslicht, handelt es sich um einen Problemstein, und der muss von einem Urologen auf die eine oder andere fachmännische Art aus dem Harntrakt heraus befördert werden. Glücklicherweise gibt es für die Steinbeseitigung heutzutage recht schonende Methoden, unter denen der Patient kaum zu leiden hat. Nicht alle Verfahren sind indessen für alle Steinarten gleich gut geeignet. Koliken erfordern zuallererst eine Behandlung mit wirksamen Schmerzmitteln und krampflösenden Medikamenten.

Die Methoden zur Steinentfernung aus dem Harntrakt wurden über die Jahrhunderte mehrfach revolutioniert. Schon die frühen Modelle der Zystoskope besaßen Arbeitskanäle, durch die sich verschiedene Instrumente einführen ließen. Steine im unteren Harntrakt konnten damit aufgespürt, mit Zangen oder Steinfangkörbchen herausgezogen oder auch manuell zerkleinert und anschließend ausgespült werden.

Heute stehen dem Urologen eine ganze Palette von invasiven und nicht invasiven Verfahren zur Verfügung. Mit einer modernen Ausrüstung erreicht man alle Harnwegsbereiche. Genauso wie die Zystoskopie kann auch die Ureterrenoskopie (URS), die Harnleiter- und Nierenspiegelung, sowohl zur Diagnostik als auch zur Steinbeseitigung eingesetzt werden. Zur Beruhigung: solche Eingriffe werden unter Narkose durchgeführt.

Die Techniken für die Zertrümmerung von Steinen haben sich ebenfalls immer weiter verfeinert. Als Alternative für die manuelle Schlagkraft mittels Hammer und Meißel wurden nach und nach neue Energieformen zur effektiven Steinzerkleinerung, wie beispielsweise Ultraschall, Elektrohydraulik, Lasertechnik und Stoßwellen zum Einsatz gebracht. Bei der **intrakorporalen Lithotripsie** wird das energiefreisetzende Instrument über eine Sonde direkt an den Stein herangeführt.

Im Jahr1980 wurde schließlich buchstäblich die Schallmauer durchbrochen. Die „extrakorporale Stoßwellenlithotripsie" (ESWL), die „berührungsfreie Nierensteinzertrümmerung", hat in jenem geschichtsträchtigen Jahr ihre Geburtsstunde in der „teuersten Badewanne der Welt" erlebt. Bei diesem spektakulären Verfahren werden hochenergetische Stoßwellen außerhalb des Körpers erzeugt und unter Sichtkontrolle mittels Ultraschall und Röntgenbildgebung zielgenau auf den Stein ausgerichtet (www.dornier.com).

Die ESWL hat eine bemerkenswerte Geschichte (Moll und Krischel 2015). Ihre Entwicklung geht auf ein Problem aus der Flugzeugtechnologie zurück. Wenn Düsenjets durch Regenwände düsen, bekommen sie Löcher an ihrer Außenhaut. Als Physiker der in Friedrichshafen am Bodensee ansässigen Flugzeugfirma *Dornier* an Lösungen für dieses Problem arbeiteten, ergab sich ein folgenreicher Kontakt mit Medizinern verschiedener Institute der Münchner Ludwig-Maximilians-Universität. Ein hochkarätiges interdisziplinäres Forscher- und Entwicklerteam startete Entwicklungsarbeiten mit dem Ziel, die hochenergetischen Stoßwellen, die für besagten Lochfraß an den Flugzeugen verantwortlich waren, für den medizinischen Bereich nutzbar zu machen. Im Februar 1980 war es soweit: in München wurde die erste erfolgreiche extrakorporale

Stoßwellen-Lithotripsie an einem Nierenstein-Patienten mit dem Geräte-Prototyp HM1 (HM steht für Humanmodell) des mittlerweile gegründeten Unternehmens *Dornier Medizintechnik* durchgeführt. Weil die Patienten anfangs während der Behandlung in einer wassergefüllten Wanne sitzen mussten (die Stoßwellen wurden durch Unterwasser-Funkenentladung erzeugt) und die Geräte einen hohen Preis hatten, hatte das Gerät bald seinen Namen weg (siehe oben).

---

**» Die extrakorporale Stoßwellenlithotripsie (berührungsfreie Nierensteinzertrümmerung) ist aus der Flugzeugtechnologie hervorgegangen.**

---

Die Geräte sind selbstverständlich mit der Zeit immer schicker geworden. Das offene Wasserbad wurde längst durch ein Wasserkissen ersetzt. Heutzutage werden ESWL-Geräte von einer Reihe von Herstellern angeboten. Sie werden in urologische Multifunktionstische eingebaut und stehen als mobile Einheiten zur Verfügung.

Die ESWL ist eine ideale Behandlungsmethode für mittelgroße Steine in der Niere und im oberen Harnleiterbereich. Sie hat einen Großteil der früher häufig notwendigen Nierenoperationen abgelöst. Bei den meisten Patienten reicht eine einzige Behandlung von ca. 30–60 Minuten aus (www.dornier.com), um die Steine soweit zu zerbröseln, dass sie anschließend problemlos (eventuell mit Unterstützung durch eine Harnleiterschiene) abgehen. Manchmal sind aber auch mehrere „Sitzungen“ nötig.

Fast selbstverständlich scheint, dass auch Gallensteine und Pankreassteine mit der ESWL behandelt werden können. Weniger naheliegend ist ein vollkommen anderer Anwendungsbereich: Seit 2010 werden extrakorporale Stoßwellen zur Behandlung erektiler Dysfunktionen eingesetzt. Weil Stoßwellen die Neubildung von Blutgefäßen stimulieren, wird hierbei die Penisdurchblutung verbessert – auf anderem Weg (und nachhaltiger) als unter dem Einfluss von Viagra und Co (Müller 2017).

ESWL als Allheilmittel? Nicht ganz. Kehren wir zurück zu den Steinvarianten. Manchen von ihnen muss aufgrund ihrer Lage oder Größe nach alter Manier mit invasiven Verfahren zu Leibe gerückt werden. Große und unförmige Nierensteine, dazu gehören natürlich die Ausgusssteine, müssen nach wie vor chirurgisch entfernt werden. Das geschieht weitestgehend minimal-invasiv.

**Zum Steine erweichen: Chemolitholyse und andere Mittelchen**
„Litholyse" ist der Fachbegriff für die Steinauflösung. Wenn dafür Medikamente eingesetzt werden, heißt der Vorgang „Chemolitholyse". Für die Auswahl des richtigen Mittels muss die Beschaffenheit des Steins bekannt sein. Vergleichbar mit der Entfernung von Kalkablagerungen in der Kaffeemaschine mittels Essig oder Zitronensäure können auch manche Harnsteine durch Änderungen des Urin-pH-Werts oder durch direkte Umspülung mit einer sauren oder alkalischen Lösung zum Verschwinden gebracht werden.

Bei Harnsäuresteinen ist diese Methode ziemlich erfolgreich. Harnsäuresteine bilden sich in saurer Umgebung und lösen sich unter alkalischen Bedingungen auf. (Im Blut – bei pH 7,4 – ist die Harnsäure besser löslich ist als im überwiegend säuerlicheren Urin.)

Zur leichten Alkalisierung des Urins eignet sich die Einnahme von Citrat, einem basischen Salz der Zitronensäure. Wird der pH-Wert zu stark angehoben, besteht die Gefahr, dass sich im Gegenzug Phosphatsteine bilden.

**Struvitsteine** lösen sich im Gegensatz zu den Harnsäuresteinen im sauren Milieu auf.

---

» Eine Änderung des Urin- pH-Wertes kann kleine Steine zum Verschwinden bringen.

---

**Kleine Zystinsteine** können in vielen Fällen durch direktes Umspülen mit einer alkalischen Spüllösung aufgelöst werden.

Gegen die Bildung von Kalksteinen wirken Kalziumkomplexbildner (Kalziumfänger).

Therapiebegleitend zweckmäßig ist in jedem Fall eine kontinuierliche ausreichende Flüssigkeitszufuhr.

**Alternative Steinbekämpfung und steinverhütende Maßnahmen: sinnige und unsinnige Ansätze** Im 17. Jh. kamen Trink- und Badekuren in mondänen Kurorten mehr und mehr in Mode. Die können zwar einiges bewirken, allerdings konnte sich so etwas Exklusives gerade die besonders von Harnsteinen geplagte arme Bevölkerung eher nicht leisten.

Bis ins 18. Jh. glaubte man daran, Jade helfe gegen Harnsteine – war es doch in China seit über 5000 Jahren Usus, Jadesteine zum Schutz vor Nierenerkrankungen und Harnsteinen auf der Haut zu tragen. Das wohlklingende Wort Jade (auf Chinesisch 玉 = Juwel) geht angeblich auf eine Verballhornung eines portugiesischen Begriffes zurück: Portugiesische Kaufleute haben den schönen Stein im 16. Jh. nach Europa mitgebracht und im Hinblick auf seine vermeintliche Wirkkraft „pedra de mi**jada**" = „Pinkelstein" genannt. Die spanische Bezeichnung „piedra de los riñones" (Nierenstein) ist dagegen eher missverständlich. Damit zum Schluss alles schön übersichtlich bleibt: Ein Nephrit ist eine Unterform des Jadesteins während der Nierenstein Nephrolit heißt (Quelle für die historischen Daten: Konert und Dietrich 2004).

Der Einsatz von Loriots gemeiner **Steinlaus,** der Petrophaga lorioti, wurde hingegen wohl niemals ernsthaft für die Alternativtherapie von Harnsteinen in Betracht gezogen, auch wenn sie 1983 erstmals im *Pschyrembel* auftauchte und in weiteren Auflagen des renommierten klinischen Wörterbuchs eine erfolgreiche Anwendung der intrakorporalen Petrophagen-Lithotripsie **(IPL)** mit experimentell ausgehungerten Exemplaren der Subspezies Nieren-Steinlaus (Petrophaga lorioti nephrotica), Blasen-Steinlaus (Petrophaga lorioti vesicae) und Gallen-Steinlaus (Petrophaga lorioti cholerica) nicht ausgeschlossen wird.

Was hilft nun aber wirklich? Vorbeugen ist besser als heilen – dieser altbekannte Spruch hat in Bezug auf das Harnsteinleiden keinen geringen Stellenwert. Prophylaktische Maßnahmen basieren im Wesentlichen auf drei Faktoren:

- Erstens: ausreichende **körperliche Bewegung.**
Wenn Chemiker schöne große Kristalle züchten wollen (das tun die manchmal aus Spieltrieb oder auch aus wissenschaftlichem Interesse), muss absolute Ruhe im Erlenmeyerkolben herrschen. Schon die leiseste Erschütterung macht das Ergebnis zunichte. Auch andere Arten mineralischer Ablagerungen bilden sich eher in ruhigen Gewässern – in einem Wildwasserbach findet man keine Tropfsteine.
Im Analogieschluss bedeutet das: Bewegung ist ein effektives Vorbeugungsmittel gegen Harnsteine. Sowohl aktive Leibesübungen als auch passives Durchrütteln des Körpers tragen zur Vermeidung kristalliner Ablagerungen im Harnapparat bei. Dass eine Achterbahnfahrt sogar bereits vorhandene kleine Nierensteine mit einer hohen Erfolgsquote abgehen lässt, haben amerikanische Urologen kürzlich nachgewiesen (Mitchell und Wartinger 2016). Am besten funktioniert das in den hinteren Reihen, weil es da mehr ruckelt.
- Zweitens: adäquates **Ess- und Trinkverhalten.**
Ernährungsempfehlungen lassen sich äußerst einfach unter folgendem Aspekt zusammenfassen: es gilt, den Anfall an steinbildenden Materialien im Urin niedrig zu halten. Zur Erreichung dieses Ziels dient eine möglichst abwechslungsreiche Ernährung. Allzu üppiges Essen und hoher Fleischkonsum sollten nicht zum Alltagsvergnügen gemacht werden. Bei gemäßigter Zufuhr fallen insgesamt weniger Stoffwechselendprodukte im Urin an. Ein möglichst breitgefächertes Nahrungsangebot verhindert, dass die Niere zum Ausgleich der Haushaltsbilanz Einzelsubstanzen in großer Menge ausscheiden muss. In diesem Zusammenhang noch ein wichtiger Hinweis: auch allzu sorglos eingenommene mineralische Nahrungsergänzungsmittel können sich leicht als Harngrieß niederschlagen. Bei bereits vorhandenen Problemen muss unter Umständen der Verzehr bestimmter Nahrungsmittel eingeschränkt werden. Dazu ist es gut zu wissen, mit welchem Steinmaterial man es zu tun hat.
Zur Vorbeugung vor Rückfällen bei Harnsäuresteinen sollten purinreiche Kost (als Beispiel seien besonders Innereien, Hülsenfrüchte und Fleischextrakt genannt) und übertriebener Alkoholkonsum gemieden werden. Von Hefewürfeln sollte man als Gichtgeplagter grundsätzlich die Finger lassen – die sind vollgepackt mit Zellkernen.

Bei einer Disposition zu Oxalatsteinen gilt es, Lebensmittel mit hohem Oxalatgehalt wie Rhabarber, Spinat, Mangold, Rote Beete, sowie Kaffee, Kakao, Schwarztee und Schokolade zu reduzieren und Ascorbinsäure, besser bekannt als Vitamin C, nicht löffelweise zu sich zu nehmen – auch wenn der große Chemiker und Friedensaktivist (und zweimalige Nobelpreisträger) **Linus Pauling** (1901–1994) letzteres mit großem Eifer als Allheilmittel anpries.
Die früher gültige Empfehlung, bei Neigung zu kalziumhaltigen Steinen auf Milchprodukte zu verzichten, ist hingegen überholt. Es hat sich herausgestellt, dass eine Einschränkung der Kalziumzufuhr das Risiko der Kalksteinbildung erhöht. Das hängt mit der etwas komplizierten Regulation des Blut-Kalziumspiegels zusammen.
Eine ausreichende Flüssigkeitszufuhr, die den Urin durchgehend auf niedriger Dichte hält, bietet automatisch einen gewissen Schutz vor der Überschreitung der Konzentrationsgrenze für einzelne steinbildende Substanzen. Für Harnstein- Patienten kann es sinnvoll sein, die Urindichte (das spezifische Gewicht) zur Überwachung einer durchgängig ausreichenden Wasserversorgung zu kontrollieren. Wer selber rumdoktern möchte, kann sich entsprechende Teststreifen kaufen und darauf achten, dass ein Wert von 1,01 Gramm pro Liter nicht überschritten wird. (Siehe auch Kap. 5, Abschn. 5.2.4).
Auch die Strömungsgeschwindigkeit des Urins in den verschiedenen Abschnitten des Harnapparates hat einen erheblichen Einfluss. Je mehr Flüssigkeit ungehindert durch die Harnkanälchen und die Harnleiter hindurchfließt, umso besser der Spüleffekt. Es macht hingegen wenig Sinn – auch wenn das früher empfohlen war-, während einer akuten Nierenkolik extrem viel zu trinken, damit der Stein ausgespült wird. Dabei wird der Harnstau nur noch verstärkt.

- Drittens: Weil Bakterien den Urin alkalisch machen und sich deshalb Struvitsteine bilden können, besteht die dritte wesentliche Maßnahme zur Steinprophylaxe in der Vermeidung und Bekämpfung von Harnwegsinfektionen.

### 7.4.7 Rückschau auf die Epoche der Steinschneider

(Quelle: Konert und Dietrich 2004) Für unsere Vorfahren bedeutete es eine lebensbedrohliche Misere, an Urolithiasis erkrankt zu sein. Vor der Einführung der zwei großen Segnungen der Medizin Mitte des 19. Jhs. – Narkose und Asepsis – und in Zeiten, als anatomische Kenntnisse eher dürftig waren, war die operative Entfernung von Blasensteinen, der sogenannte Steinschnitt, der blanke Horror für den Patienten. Trotzdem zog man ein Ende mit Schrecken dem Schrecken ohne Ende (bzw. dem sicher tödlichen Ende) vor.

Weil **Hippokrates** (460–370 v. Chr.) den Steinschnitt zutreffenderweise als äußerst gefährlichen Eingriff einstufte, hat er den Ärzten die Durchführung strikt verboten. Die Operation sollte denen überlassen werden, die sie regelmäßig ausübten: den Steinschneidern. Das Verbot blieb bis in die Neuzeit bestehen, der Hippokratische Eid wurde diesbezüglich erst im Laufe des 18. Jhs. aufgelockert.

Einen wahren Boom erlebte die Kunst des Steinschneidens in Europa des 16.–18. Jhs. Es war die große Zeit der fahrenden Steinschneider. Auf der einen Seite führte die Verbesserung der Ernährungslage in diesem Zeitraum zu einer Zunahme des Steinleidens, auf der anderen Seite war es den Ärzten durch das hippokratische Verbot ja ohnehin nicht erlaubt, Steinoperationen durchzuführen. Das medizinische Handwerk war eine gute Einkommensquelle und wurde oft über viele Generationen als Familientradition bewahrt. Das Steinschneiderwissen wurde in den Familien als Berufsgeheimnis streng gehütet.

„Ich bin der Doktor Eisenbarth, kurier die Leut nach meiner Art, kann machen dass die Blinden gehn und die Lahmen wieder sehn…" **Johann Andreas Eisenbarth** (1663–1727), war so ein fahrender Steinschneider (und Starstecher) und genoss entgegen der Verunglimpfung in dem volkstümlichen Lied einen hervorragenden Ruf. Er wurde 1717 sogar zum preußischen Hofrat ernannt und (nicht nur) die Stadt Magdeburg, wo er u.a. zeitweise sesshaft war, hat ihm zu Ehren ein Denkmal errichtet. Es heißt, er habe in 40 Berufsjahren an die 4000 Steine aus den Blasen seiner Patienten geschnitten.

Eine andere schillernde Figur aus der Steinschneiderepoche war der bisweilen sesshaft tätige und dann wieder im Umherziehen praktizierende

**Frère Jacques,** mit richtigem Namen **Jacques de Beaulieu** (1651–1704). Er war der „Bruder Jakob" aus dem bekannten Kinderlied.

## Techniken des Steinschneidens

Die Steinschneide- Operationstechniken des Altertums, Mittelalters und der frühen Neuzeit beschränkten sich auf die Entfernung von Blasensteinen. Zum einen konnte man bis ins 19. Jh. mit den vorhandenen Instrumenten und medizinischen Kenntnissen sowieso nur an den unteren Bereich des Harntrakts herankommen, zum anderen waren Blasensteine vor der Epoche der industriellen Revolution wohl die häufigere Harnstein-Variante. Die Tatsache, dass fast ausschließlich Männer operiert wurden, rührt daher, dass bei Frauen Blasensteine seltener auftraten (Eine mögliche Erklärung: Durch die kurze weibliche Harnröhre können Steine leichter durchrutschen, bevor sie zu groß werden).

Im Wesentlichen gab es drei Zugangswege zu den Steinen: perineal, transurethtal und suprapubisch. Übersetzt heißt das: die Blasensteine wurden über einen Dammschnitt, einen Harnröhrenschnitt oder durch einen Schnitt oberhalb des Schambeins herausgeholt.

Der sogenannte **celsische Schnitt** ist ein Dammschnitt. Die dahintersteckende vergleichsweise primitive Schnitttechnik war schon den alten Kulturvölkern bekannt und sie wurde auch noch von den wandernden Steinschneidern im mittelalterlichen Europa praktiziert. Für den Zugriff „von unten her" wurde der Patient in „Steinschnittlage" gebracht, einer Art Hock-Liegehaltung mit angewinkelten und gespreizten Beinen und von mehreren Helfern festgehalten.Der Stein wurde vom Enddarm aus mit zwei Fingern der linken Hand des Operateurs ertastet und gegen das Schambein gedrückt. Dann wurde ein Messer zwischen Hoden und After in Richtung Blase gestoßen. Anschließend wurde der Stein mit Zangen durch die gespreizte Wunde herausgezogen.

Wegen der Gefahr des schmerzbedingten Kreislaufschocks kam es darauf an, die Operation möglichst schnell durchzuführen – der ganze Vorgang dauerte in der Regel nur zwei Minuten. Die Ausrüstung bestand aus einer kleinen Gerätschaft, des sog. „apparatus minor" – einem Messer, einem Steinhaken und einer Fasszange.

Diese rohe Methode, die wenig Rücksicht auf die Anatomie des kleinen Beckens nahm, führte fast zwangsläufig zu unliebsamen Folgeerscheinungen wie Fistelbildung (der Harn tropfte fortan unkontrolliert über neu gebildete Kanäle) und Impotenz. So blieb wohl auch die Ehe Kaiser Heinrichs II mit Kunigunde evtl. als Folge von Heinrichs Stein-OP kinderlos.

Das Operationsverfahren wurde weiterentwickelt, das Instrumentarium optimiert.

Bei der „Marian-Methode“, 1522 von **Mariano Santo** de Barletta beschrieben, wird als Instrumentarium ein „großer Apparat“ („apparatus major“) eingesetzt, der aus mehreren Sonden und Kathetern, einem zweischneidigen Stichmesser, geraden und krummen Zangen, Haken, sowie Dilatorium (Ausdehnungswerkzeug) und Steinlöffel besteht. In der Barockzeit war das umfangreiche Instrumentarium oftmals aus Silber gefertigt und mehr oder weniger pompös verziert. Bei der Operation mit dieser Ausrüstung, bei der die Gerätschaften in schnellem Wechsel eingesetzt wurden, kam es weniger häufig zu tödlichen Blutungen und die Schäden an den Nachbarorganen waren geringer.

Im Laufe der Zeit wurden andere Zugangswege zur Blase ausprobiert, es gab den Mastdarm-Blasenschnitt und bei Frauen den Scheiden-Blasenschnitt. Stärkere Bedeutung gewann der vergleichsweise gewebeschonende Seitensteinschnitt mit Schnittführung links neben der Harnröhre.

Der naheliegendste Zugang, so scheint es uns heute, war der „hohe Steinschnitt“ oder die **„sectio alta“**, eine Art Kaiserschnitt des Blasensteins. Der Stein wird dabei durch einen Schnitt oberhalb des Schambeins (suprapubisch) aus der Blase geholt. Falls ein Blasenstein operativ entfernt werden muss, wird diese Operationstechnik noch heute eingesetzt. Den frühen Operateuren erschien diese Methode allerdings äußerst unheimlich. Der unbestreitbare Vorteil ist: sie verursacht weder Fistelbildung noch Impotenz.

Mit Beginn des 18. Jhs. wurde die Steinoperation schließlich dann doch in das Repertoire der aufblühenden wissenschaftlichen Chirurgie aufgenommen. Die Krankenhäuser waren nun endlich auch mit OP-Räumen ausgestattet. Aus einer Mitte des 18. Jhs. erhobenen Statistik geht allerdings hervor, dass in den beiden großen Pariser Krankenhäusern Hôtel de Dieu und Charité immer noch mehr als 30 % der Patienten bei einer Steinoperation verstarben.

## 7.5 Baumängel und Bauschäden: angeborene und erworbene Fehlbildungen des Harnapparats

Erinnern Sie sich noch an die sinnenverwirrende Abfolge von Bau- und Umbaumaßnahmen, die sich in der Ontogenese bei der Ausreifung des Urogenitalsystems abspielen (siehe Kap. 1, Abschn. 1.3)? Dass dabei die eine oder andere Panne auftreten kann, ist alles andere als verwunderlich. Die Natur hält sich an keine DIN-Norm. Alle Module des Harnapparats können Konstruktionsfehler aufweisen, angefangen von leichten Form- und Lageanomalien bis hin zum vollständigen Fehlen von Bauteilen. Geringfügige anatomische Abweichungen werden oft lebenslang nicht einmal bemerkt, solange sie keine auffälligen Funktionseinbußen mit sich bringen. Solche Formabweichungen kann man als originelle Sondereditionen durchgehen lassen (so wie dies der Clownfisch-Vater in dem Film „Findet Nemo" tut, indem er die verkümmerte Flosse seines Sohns liebevoll „Glücksflosse" nennt).

Andererseits erleidet auch ein zunächst noch so prächtig ausgestalteter Körper im Laufe des Lebens strukturelle Einbußen, sei es durch den normalen Alterungsprozess, durch gravierende Krankheiten oder durch Verletzungen. Unsere Körperteile senken sich, der Schwerkraft folgend, so ganz allmählich bedenklich nach unten ab. Darüber hinaus steigt mit zunehmendem Lebensalter die Wahrscheinlichkeit, dass sich bei der Regulation der Zellvermehrung Fehler einschleichen mit der Folge von gutartigen oder bösartigen Gewebe-Neubildungen.

Fast jeder Patient erschrickt gewaltig, wenn bei ihm ein Tumor diagnostiziert wird. Jedoch: das muss nicht automatisch etwas sehr Schlimmes sein, denn der Terminus steht ganz allgemein für Wucherung oder Geschwulst. Es gibt gutartige (benigne) und bösartige (maligne) Wucherungen. Ein bösartiger Tumor ist eine Krebserkrankung. Ein gutartiger Tumor ist auch nichts wirklich Gutes, er breitet sich eben nur nicht bösartig in angrenzende und entfernt liegende Körperregionen aus.

## 7.5.1 Gutartige Gewebewucherungen

„Gutartige" Wucherungen in Form von Polypen oder Papillomen kommen auf der Blasenschleimhaut und in der Harnröhre vor. Sie müssen unbedingt entfernt werden, da sie sich zu bösartigen Tumoren umwandeln können und davon abgesehen sowieso Störenfriede des Harnabflusses mit Blutungsneigung sind.

Die **benigne Prostata-Hyperblasie (BPH)** ist die häufigste urologische Erkrankung des Mannes. Rund ein Viertel aller Männer über 50 Jahre haben eine vergrößerte Prostata, bei über 80jährigen sind es sogar neun von zehn (Website der Urologischen Klinik Heidelberg). Die normalerweise etwa kastaniengroße „Vorsteherdrüse" besteht aus Drüsengewebe mit bindegewebigen Hüllen, sie ist von glatter Muskulatur durchzogen und wie wir schon aus Kap. 3 wissen, umschließt sie die Harnröhre direkt hinter der Blase. Als akzessorische Geschlechtsdrüse gehört dieses Organ zwar nicht zum eigentlichen Harntrakt, weil es sich aber in so großem Umfang zum Abflusshindernis par excellence auswächst, können wir sie nicht einfach links liegen lassen.

Die Prostata kann beträchtlich an Masse zulegen; die Kastanie kann zu einem kleinen Zierkürbis heranwachsen (Abb. 7.8). Als Wachstumsstimulator fungiert der Testosteron-Metabolit Dihydrotestosteron.

Zu Beginn der Malaise können die Symptome noch mit Medikamenten gelindert werden, die entspannend auf die glatte Muskulatur der Drüse wirken. Um den Wirkungsmechanismus solcher Medikamente zu verstehen, müssen wir uns die biochemischen Abläufe bei der Verständigung zwischen Nerven und Muskeln etwas genauer anschauen. Die Mediatoren der Signalübertragung heißen Neurotransmitter.

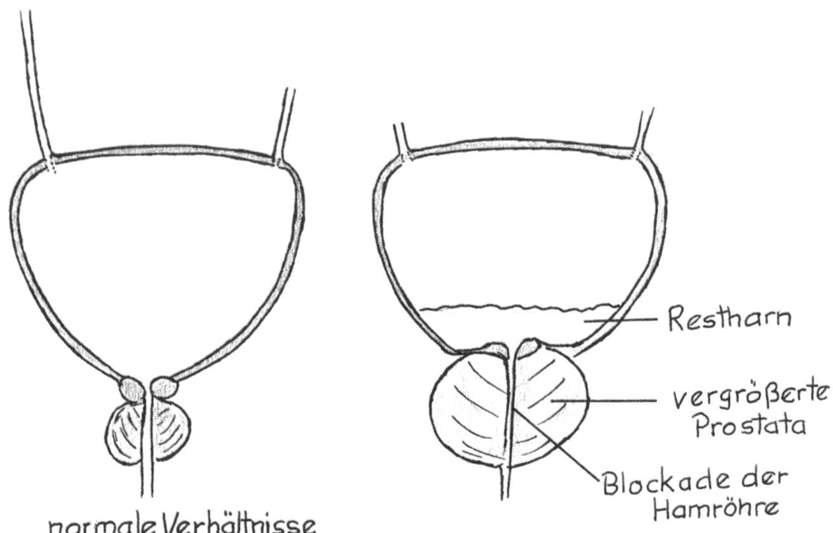


**Abb. 7.8** Gutartige Prostatavergrößerung

**Neurotransmitter** In Kap. 3, Abschn. 3.7 haben wir einiges über Nervenleitungen und die Steuerung der glatten Muskulatur durch das vegetative Nervensystem erfahren. Nervenbahnen sind elektrische Leitungen. Der Informationstransfer von den Nervenzellen auf das Erfolgsorgan (oder auch auf andere Nervenzellen) erfolgt allerdings nicht auf elektrischem Weg, sondern erfordert einen zusätzlichen Schritt: Biochemische Botenstoffe, Neurotransmitter genannt, die von der Nervenzelle freigesetzt werden, übernehmen die Reizübertragung auf die angrenzende Muskelzelle und rufen dort eine entsprechende Reaktion hervor.

Typischerweise docken Neurotransmitter (wie auch einige Hormone) an spezifische Rezeptoren auf der Zellwand an und lösen über eine Signalkaskade im Zellinneren ihre spezielle Wirkung aus.

Uns interessieren an dieser Stelle zunächst zwei Neurotransmitter – das sind **Noradrenalin** und **Stickstoffmonoxid** (NO) und etwas später, im Zusammenhang mit dem Phänomen der überaktiven Blase brauchen wir auch noch das **Acetylcholin.**

Noradrenalin wirkt als Neurotransmitter zwischen Sympathikus und glatter Muskulatur und bringt glatte Muskelzellen zur Kontraktion.

Stickstoffmonoxid (NO) ist einer der ältesten Neurotransmitter der Evolutionsgeschichte. Sie dürfen ihren Augen trauen – NO ist eines der Stickoxide, das aufgrund seiner Eigenschaft als Giftgas die brandaktuellen Fahrverbote für Dieselfahrzeuge herbeiführte. Als markantes Beispiel und als Einstieg in die nachfolgende Thematik sei die Anwendung von Nitroglycerin (in Form von Sprays oder Kaukapseln) bei der Angina pectoris („Herzenge") aufgeführt. Aus dem Nitroglycerin wird NO freigesetzt und dieses Molekül bewirkt die Entkrampfung der Herzkrampfgefäße. (Die hochexplosive Substanz eignet sich also nicht nur als Sprengstoff). NO braucht keinen Rezeptor für die Ausübung seiner Funktion, sondern dringt selbst in die Zellen ein und aktiviert dort die wirksame Substanz mit der Kurzbezeichnung **cGMP.** Das solcherart entstandene cGMP führt zur Erschlaffung der glatten Muskulatur der Gefäßwände (Abb. 7.9).

**Wissenswertes über die medikamentöse Behandlung der BPH** Ein in der Medizin vielfach angewandter Trick ist die Blockierung von Rezeptoren. Die meisten kennen Beta-Blocker. Herzpatienten müssen sie einnehmen, um die Wirkung von Stresshormonen auf den Herzmuskel auszuschalten. Beta-Blocker wirken auf Beta-Rezeptoren.

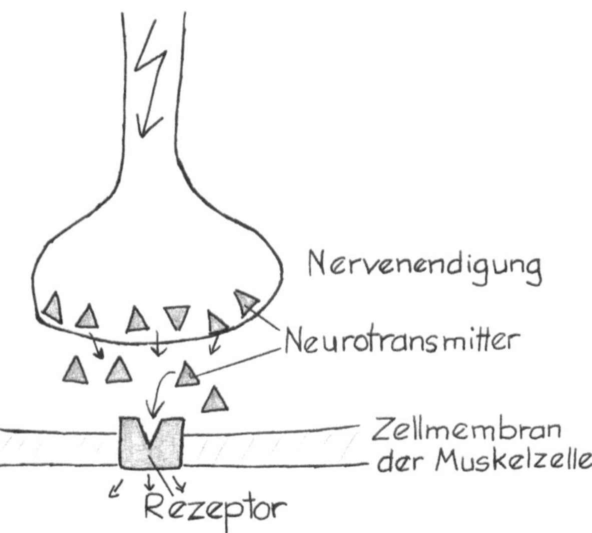


**Abb. 7.9** Signalübertragung durch Neurotransmitter

Die Rezeptoren der Prostata- Muskelzellen gehören zur Gruppe der alpha-Rezeptoren. **Tamsulosin,** das Medikament der ersten Wahl bei der Behandlung der BPH, der benignen Prostatahyperplasie, ist ein alpha-Blocker. Indem es sich anstelle von Noradrenalin an die Andockstellen anlagert, verhindert es dessen Wirkung und führt zur Entspannung der Prostatamuskulatur. Die gleiche Art von Rezeptoren kommt aber auch in anderen Bereichen des Urogenitaltrakts vor, und das ist das Problem dabei. Als unangenehme Nebenwirkungen können Ejakulationsstörungen, Erektionsprobleme und Libidoverlust auftreten.

Eine neuere Gruppe von Wirkstoffen schlägt zwei Fliegen mit einer Klappe. Diese Wundermittel werden wissenschaftlich PDE-5-Hemmer genannt und sie werden in erster Linie bei erektiler Dysfunktion eingesetzt. Potenzmittel entspannen ganz nebenbei die glatte Muskulatur der Prostata. Die Krankenkassen haben allerdings hohe Hürden hinsichtlich der Erstattungsfähigkeit eingebaut: PDE-5-Hemmer werden in diesem Zusammenhang nur bezahlt, wenn andere (billigere) Medikamente nicht zum gewünschten Ergebnis führen bw. die oben erwähnten unerwünschten Nebenwirkungen aufgetreten sind (Straßmann 2017).

Einen weiteren Angriffspunkt bietet die **Hormontherapie** (besser: Antihormontherapie) mit Medikamenten, die die Umwandlung von Testosteron in die aktive Form Dihydrotestosteron hemmen. Die wachstumsstimulierende Wirkung dieses Metaboliten fällt dann weg.

#### PDE-5-Hemmer

Als Forscher der Firma Pfizer vor geraumer Zeit den neuartigen Wirkstoffs **Sildenafil** für die Behandlung der Angina pectoris entwickelt hatten, stellte sich überraschenderweise heraus, dass er sich hervorragend für einen ganz anderen Zweck eignete. Bei den klinischen Studien war aufgefallen, dass Männer einer bestimmten Altersgruppe besonderes Interesse an dem neuen Medikament zeigten. Zum Wohlgefallen der Menschen und der Firma trat es schließlich seinen Siegeszug unter dem Markennamen **Viagra** an. Hinter dem Entwicklungsvorhaben steckte die Idee, am Ende der Reaktionskette des Neurotransmitters NO anzusetzen und „von hinten her" für eine Anhäufung des Effektormoleküls cGMP zu sorgen. Für den Abbau von cGMP ist das Enzym **Phosphodiesterase** (PDE) zuständig. (Genau genommen handelt es sich bei der Phosphodiesterase um eine ganze Enzymgruppe, die von Wissenschaftlern entsprechend ihrem Wirkungsbereich durchnummeriert wurden). Viagra gehört zu der Gruppe der sogenannten **PDE-5-Hemmer,** die selektiv den cGMP-Abbau in bestimmten Körperregionen blockieren. Der meistbekannte Effekt der PDE-5-Hemmer ist die erektionsunterstützende Wirkung. Wie Leonardo da Vinci es dereinst ganz richtig erkannte: „der Penis gehorcht keineswegs dem Befehl seines Herrn…", handelt es sich bei der Erektion nicht um eine willkürliche Anspannung quergestreifter Muskeln, sondern im Gegenteil um die Erschlaffung von glatter Muskulatur und zwar derjenigen, die in den zuführenden Arterien zu den Schwellkörpern des Penis eingebaut sind. Der daraus resultierende verstärkte Bluteinstrom führt zu dessen Versteifung. Die Erektion wird also nicht mechanisch, sondern hydraulisch gesteuert.

Zurück zum Thema:PDE-5-Hemmer wirken ganz nebenbei auch entspannend auf die glatte Muskulatur der Prostata (Herlemann et al 2013). Für die Behandlung der Symptome einer gutartigen Prostatavergrößerung (BPH) ist allerdings ein Medikament, das vier Jahre nach Viagra auf den Markt kam, besser geeignet: **Cialis** von Lilly Pharma enthält den Wirkstoff **Tadalafil,** der langsamer abgebaut wird und fast rund um die Uhr wirksam ist.

Auch pflanzliche Mittel wie Brennnesselwurzeln, Kürbiskerne, Sägepalmenfrüchte und Rindenextrakt des afrikanischen Pflaumenbaumes können anfänglich zu einer Verbesserung des Beschwerdebildes beitragen. Diesen Präparaten wird eine stärkende Wirkung auf die Blasenmuskulatur nachgesagt und zudem sollen sie auch das Prostatawachstum verlangsamen.

Wenn es jedoch bereits nur noch spärlich tröpfelt und große Mengen Restharn in der Blase zurückbleiben, hilft nur noch eine Operation. Heute gilt als erste Wahl bei den „ärztlichen Leitlinien" die Verkleinerung der Prostata von der Harnröhre aus mithilfe einer erhitzten Drahtschlinge. Das Verfahren nennt sich **TURP** (transurethrale Resektion der Prostata) und es kann auch bei hochbetagten Patienten eingesetzt werden. Eine andere schonende Methode zur Entfernung überschüssigen Gewebes aus der Prostata ist die „Laserung".

### 7.5.2 Kleine Abhandlung über bösartige Tumoren des Harntrakts

Obwohl es eine Anzahl verschiedenartiger bösartiger Nierentumoren gibt, fällt **Nierenkrebs** zahlenmäßig nicht sehr ins Gewicht.

**Blasenkrebs und Prostatakrebs** sind die häufigsten Krebsarten im urologischen Bereich und das Prostatakarzinom ist gleichzeitig die häufigste tumorbedingte Todesursache bei Männern (Ohlmann 2017).

**Blasenkrebs** zählt insgesamt zu den häufigsten Krebsarten des Menschen. In 95 % der Fälle handelt es sich dabei um ein Karzinom der Blasenschleimhaut. Diese Tumoren haben eine niedrige Progressionsrate, sie wachsen und entwickeln sich also nur langsam. Bei frühzeitiger Entdeckung, solange das Karzinom oberflächlich auf der Blaseninnenwand sitzt, sind die Heilungschancen groß. Allerdings kehrt so ein Tumor häufig wieder, deshalb sind regelmäßige Nachuntersuchungen zur Erkennung von Rezidiven wichtig. Erfolgt keine Therapie, dringen die malignen Tumoren in der Blasenwand bis in die Muskelschicht vor und wandern schließlich in die umliegenden Gewebe ein. Hauptverursacher von Blasenkrebs sind krebserregende Chemikalien. Dabei stehen diejenigen an erster Stelle, die beim Verbrennen von Tabak entstehen! Beim Rauchen über die Lunge aufgenommen, werden die toxischen Stoffe von der Niere in den Urin ausgeschieden und richten dann beim Verweilen in der Blase ihr Unheil an. Neben den Giften aus dem Tabakrauch können eine Reihe weiterer chemischer Stoffe (u. a. Inhaltsstoffe von Haarfärbemitteln), aber auch chronische Entzündungen sowie Strahlentherapien im Unterleibsbereich die Entstehung von Blasenkrebs begünstigen und auch die genetische Veranlagung kann die Krebsentstehung begünstigen. Wegen einer langen Latenzzeit bis zum Ausbruch des Krebses sind Blasentumorpatienten im Schnitt über 70 Jahre alt. Männer sind etwa dreimal so häufig betroffen wie Frauen (Ohlmann 2017).

Blut im Urin ist häufig das erste Anzeichen für ein Blasenkarzinom. Gelegentlich treten Schmerzen beim Wasserlassen auf, das kann dann leicht zur Fehldiagnose „Blasenentzündung" führen. Die Diagnose erfolgt in erster Linie endoskopisch, unterstützt durch spezielle Lichttechniken zur Sichtbarmachung von Krebszellen, und auch durch die mikroskopische Untersuchung des Harnsediments (siehe Kap. 5, Abschn. 5.2.6). Wird Blasenkrebs im Frühstadium entdeckt, reicht es im Regelfall aus, das kleine Krebsgeschwür gezielt herauszuschneiden. In Analogie zur TURP heißt das Verfahren **TURB,** weil in diesem Fall **B**lasen- statt **P**rostatagewebe durch die Harnröhre hindurch entfernt wird. (Speziell an die Leser aus dem Frankenland gerichtet: bei B und P handelt es sich um unterschiedliche Laute). Sobald der Tumor bereits in die Blasenwand eingewachsen ist, muss die ganze Blase herausgenommen werden. Als Ersatz stehen eine Reihe von Möglichkeiten zum Aufbau einer Ersatzblase aus Darmgewebe. Solche Konstrukte tragen die Bezeichnung „Neoblase".

**Prostatakrebs** ist der typische Alterskrebs des Mannes (Gschwend und Miller 2018). Bei frühzeitiger Entdeckung ist er zu beinahe 100 % heilbar. Sobald er jedoch gestreut hat, sieht es – wie bei anderen Krebsarten auch – gleich viel schlechter aus, dann ist nur noch in einem Drittel der Fälle eine vollständige Heilung möglich. Zur Früherkennung des Prostatakarzinoms steht Männern über 45 Jahren vonseiten der gesetzlichen Krankenkassen einmal jährlich eine rektale Tastuntersuchung zu. Daneben spielt der Tumormarker **PSA,** das **P**rostata-**S**pezifische **A**ntigen, eine wichtige Rolle als Hinweisgeber.

PSA wird von jeder gesunden Prostata gebildet und in die Samenflüssigkeit abgegeben. Vergleichbar mit den „Leberwerten" kann eine erhöhte Konzentration im Blut ein Problem des Organs anzeigen. Zeigt der Bluttest eine hohe PSA-Konzentration an, kann das ein Hinweis auf ein Prostatakarzinom sein (Prostatahilfe Deutschland). Der Test bringt aber keine endgültige Klarheit. In mehr als der Hälfte der Fälle handelt es sich um einen falschen Alarm; kann doch allein schon der Druckreiz, der beim Fahrradfahren auf die Prostata ausgeübt wird, den PSA-Wert hochtreiben. Ein steiler Anstieg der Werte bei wiederholter Untersuchung in zeitlichem Abstand ist dagegen ein deutliches Alarmzeichen. Von den Krankenkassen wird der Test allerdings nur bei bereits bestehendem Krebsverdacht bezahlt.

Für die Therapie des Prostatakarzinoms stehen mehrere schonungsvolle Verfahren zur Verfügung. Mit an erster Stelle steht die **Da Vinci-Operation,** bei der die Prostata mittels eines roboterassistierten minimalinvasiven Eingriffs herausgeschnitten wird.

Alternativ kann das Tumorgewebe durch radioaktive Strahlung zerstört werden. Bei der **Brachytherapie** werden Kapseln mit radioaktiven Stoffen, sogenannte Seeds, in die erkrankte Prostata implantiert, die dann auf kurze Distanz eine zerstörerische Wirkung ausüben.

Nicht bei jedem Patienten muss der Tumor entfernt werden, manche können (unter Beobachtung) gut damit leben (Takeda Website).

Wer sich zum Schluss noch ein wenig gruseln möchte, dem sei der link zu einem kuriosen Film mit dem Titel „The Art of Retropubic Prostatectomie" aus den 1970er Jahren empfohlen, der in guter Hollywoodmanier mit lebhafter Filmmusik unterlegt ist:

https://www.youtube.com/watch?v=EAif5oahUnw. Joseph J. Kaufman war Urologe vieler Filmstars.

Karzinome der Harnleiter **(Uretherkarzinome)** und der Harnröhre **(Urethrakarzinome)** sind selten.

## 7.6 Harninkontinenz: Wenn es in die Hose geht

Tagsüber müssen wir Menschen durchschnittlich alle vier Stunden ein stilles Örtchen aufsuchen, um unser kleines Geschäft zu verrichten. Das ist ein sehr grober Richtwert. Dazwischen kommt die Blase ihrer naturgemäßen Bestimmung nach, füllt sich und hält dabei im Idealfall dicht, bis sie von uns offiziell grünes Licht für die Entleerung bekommt. Das System ist jedoch verhältnismäßig störanfällig, sind doch Steuerung und Mechanik der Harnblasenaktivität reichlich tricky. In Kap. 3, Abschn. 3.7 haben wir das hochkomplexe System der Blasenspeicherung und -Entleerung kennengelernt. Voraussetzung für eine normale Funktion sind intakte Bauteile und fehlerfreie Steuermechanismen der Harnblasen- und Schließmuskeltätigkeit. Die Abb. 7.10 zeigt noch einmal schematisch das Zusammenspiel von Blasenmuskel und Schließmuskeln unter dem Einfluss von Sympathikus und Parasympathikus.

Nach Expertenschätzungen leiden in Deutschland 10 Mio. Menschen an einem unkontrollierten Urinverlust (Insenio 2019). Weil Harninkontinenz auch eines der Übel ist, die das Alter mit sich bringt, steigt der prozentuale Anteil Betroffener mit zunehmender Altersklasse. Der Kontrollverlust über die Blasenfunktion ist für die meisten Leidtragenden eine peinliche Angelegenheit, die oft sogar gegenüber dem eigenen Hausarzt verschwiegen wird. Das ist extrem schade, weil die Medizin jede Menge Lösungsansätze zur Behebung oder Linderung des schambehafteten und unbestritten lästigen Problems der „schwachen Blase“ anbietet.

Man unterscheidet mehrere Varianten der Harninkontinenz mit jeweils unterschiedlicher Ursache.

## 7.6.1 Varianten der Harninkontinenz

**Dranginkontinenz** Dranginkontinenz-Patienten leiden unter einer Reizblase. Sobald die übernervöse Blase drückt – obwohl sie längst nicht voll ist – muss ihr Besitzer zur Vermeidung eines Malheurs schnellstmöglich eine Toilette finden. Man nennt das einen i**mperativen Harndrang.** Der kann sich fallweise öfter als 20 Mal pro Tag – an unpassenden Orten zur unpassenden Zeit – einstellen. Menschen mit Dranginkontinenz trauen sich oft nur dann aus dem Haus, wenn sichergestellt ist, dass das Zielgebiet über ein gut ausgebautes Toilettennetz verfügt und die Örtlichkeiten immer schnell zu erreichen sind. Für Weltreisende mit Dranginkontinenz gibt es sogar einen speziellen Toilettenführer mit dem Titel „Toilets“, Koordinatenangaben für die Lokalitäten inbegriffen (Kinsella 2016).

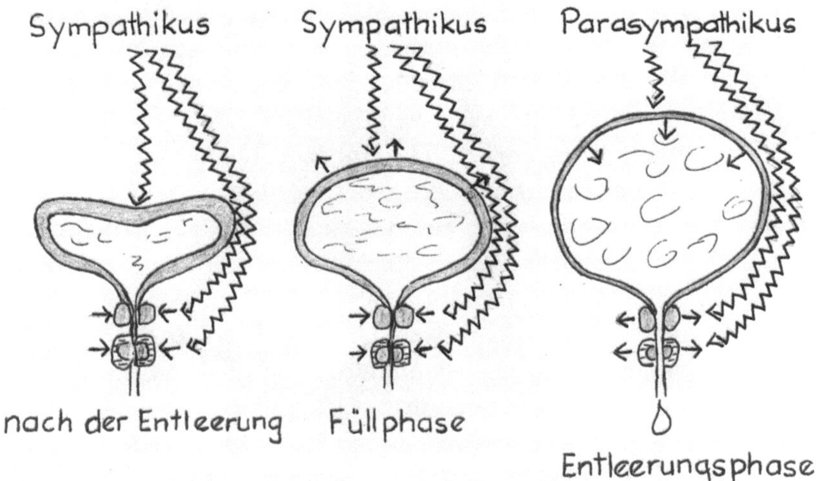


**Abb. 7.10** Die Steuerung der Blasenentleerung durch das vegetative Nervensystem

Ständige Reizung durch Harnwegsinfekte oder Blasensteine, Unterkühlung, neurologische Erkrankungen, Tumoren und bestimmte Medikamente sowie auch psychische Belastungen kommen als Wurzel des Übels in Frage. Psychosomatiker vermuten hinter einer Reizblase häufig unbewusste Störungen im Bereich der Sexualität und interpretieren die Blasenüberaktivität auch als unterdrücktes Weinen. Dranginkontinenz kann überdies als Frühsymptom bei Multipler Sklerose auftreten; ebenso leiden Parkinsonpatienten häufig an einer überaktiven Blase.

**Belastungsinkontinenz** Bei einer Belastungsinkontinenz (früher auch unter dem Begriff „Stressinkontinenz" bekannt, abgeleitet von dem englischen Wort „stress" = Belastung, Druck), wird der Verschluss undicht, sobald sich im Bauchraum Druck aufbaut. Das passiert beim Husten, Niesen oder Lachen, beim Heben schwerer Lasten oder bei bestimmten Arten sportlicher Betätigung. Wenn von außen großer Druck auf die Blase ausgeübt wird, kann der Verschlussmechanismus schon mal an seine Grenzen kommen – mit der Folge, dass kleinere oder größere

Mengen Urin unkontrolliert auslaufen. Beim Husten und Niesen entsteht ein ziemlich heftiger Überdruck in der Lunge, der sich über das Zwerchfell auf den Bauchraum überträgt. Auch das Anspannen der Bauchmuskulatur, beispielsweise beim Heben schwerer Lasten, führt zu einem erhöhten Innendruck. Diesem standzuhalten ist Aufgabe der Muskeln und Bänder des Beckenbodens. Ein straffer Beckenboden stützt die Beckenorgane wie ein fest gespanntes Hightech-Trampolin und gibt auch dem Blasenschließmuskel von unten her elastischen Halt. Ein geschwächter Beckenboden weicht dagegen wie eine durchhängende Nestschaukel jedem Druck aus. Auch die Verschlussmechanismen der Blase hängen dann durch und sind undicht.

Unter Belastungsharninkontinenz leiden mehr Frauen als Männer. Schuld an dem Zustand können Schwangerschaften, Extremüberlastung und Verletzungen durch Geburten, hormonelle Umstellung während der Wechseljahre, altersbedingte Senkungsbeschwerden sowie eine allgemeine Bindegewebsschwäche sein. Bei Männern können chirurgische Eingriffe an der Prostata zu mehr oder minder gravierenden Funktionseinbußen des Schließmuskels führen. Auch Übergewicht lastet schwer auf dem Beckenboden.

Es kann auch ganz ohne funktionelle Beeinträchtigung vorkommen, dass man sich vor Lachen (oder auch vor Angst) in die Hose macht. Wie sie selbst in einer Talkshow schilderte, ist ersteres der Schauspielerin Charlize Theron passiert, als sie mit ihrem Kollegen David Oyelowo in einem Restaurant zu Abend aß. Dieser erzählte ihr eine derartig witzige Story, dass sie sich nicht mehr beherrschen konnte und sich eine Pfütze auf ihrem Stuhl bildete (Gala 2018).

**Mischinkontinenz** Von Mischinkontinenz spricht man, wenn die Symptome beider vorangegangener Formen zusammenkommen.

**Dauerharninkontinenz** Bei einer Dauerharninkontinenz, zu der man früher Überlaufinkontinenz sagte, haben wir es mit einem kontinuierlichen Harnverlust zu tun. Der „Überlauf" kommt dadurch zustande, dass die Blase ständig überfüllt ist und der Druck des angesammelten Harns die Kraft des Schließmuskels übersteigt. Das Unvermögen zur einwandfreien Blasenentleerung (und dadurch bedingter Blasenüberfüllung) kann auf Abflussbehinderung oder einer Unterfunktion des Blasenmuskels beruhen. Das geradezu klassische Abflusshindernis bei Männern ist natürlich auch hier die vergrößerte Prostata.

Auch nervliche Störungen und psychische Ängste können Harnverhalt mit der Folge einer Blasenüberfüllung bewirken.

**Reflexinkontinenz** Bei der Reflexinkontinenz sind die Nervenbahnen zwischen dem Steuerungszentrum im Gehirn und der Harnblase und dem Schließmuskel durch Erkrankungen oder Verletzungen des Gehirns oder Rückenmarks unterbrochen. Weil die übergeordnete Steuerung ausgefallen ist, unterliegt die Blasenfunktion nicht mehr der willentlichen Kontrolle, sondern wird lediglich noch durch Reflexe gesteuert.

Eine Sonderform der Harninkontinenz ist schließlich noch die **extraurethrale Inkontinenz,** bei welcher der Urin seinen Weg außerhalb der Harnröhre (Urethra) nimmt. Bei solchen Nebenwegen kann es sich um angeborene Fehlbildungen oder um später entstandene Fisteln handeln.

**Weitere Formen von Miktionsstörungen und ihre Ursachen** Miktionsstörungen unterschiedlicher Art können auch ein Hinweis für neurologisch-degenerative Erkrankungen sein. Patienten, die an Demenz leiden, haben häufig eine ausgeprägte Harninkontinenz. Hierbei geht die zentrale Funktionskontrolle durch den fortschreitenden Verlust von Hirnsubstanz verloren, unkontrollierte Blasenkontraktionen stellen sich ein. Bei Patienten mit Alzheimer-Krankheit tragen zum Teil auch intellektuelle Defizite zu einer eigenwilligen Blasenentleerung bei.

Bei einer Sonderform neurologischer Störungen arbeiten Blasenmuskel und Verschlußmechanismus äußerst unkooperativ aneinander vorbei. Während der Blasenmuskel kontrahiert, hält der Beckenboden dagegen. Diese Blasenfunktionsstörung trägt den Namen **Detrusor-Sphinkter-Dyssynergie.**

Im Schlaf hält normalerweise ein unbewusster Wächter die Schließmuskeln dicht, auch wenn wir noch so intensiv davon träumen, (unter oftmals widrigen Umständen) auf der Toilette zu sitzen. Tut er das nicht und entleert sich die Blase regelmäßig im Schlaf, nennt man die Störung **Bettnässen** (der Fachbegriff ist „Enuresis“, von griech. „en“ = in und „ourein“ = urinieren). Davon sind überwiegend Kinder und Jugendliche betroffen, Jungs häufiger als Mädchen. In einem der ersten Bücher über Kinderkrankheiten mit dem Titel „The Boke of Chyldren“, 1545 von dem Engländer Thomas Phaer geschrieben, ist bereits ein Kapitel über das Bettnässen enthalten, banal betitelt mit: „Of Pissing in the Bed“. Hinter dieser nächtlichen Inkontinenz können sich sowohl organische als auch seelische Ursachen verbergen. Auch die Aufmerksamkeits-Defizit-Hyperaktivitätsstörung (ADHS) ist häufig mit Enuresis verbunden. Es sollte jedoch nicht vergessen werden, dass bei Kindern im Grundschulalter die Nervenfunktionen zur Blasenkontrolle häufig noch nicht vollständig ausgereift sind. Anlagebedingte Entwicklungsverzögerungen der Blasenkontrollfunktion können das Trockenwerden zusätzlich nach hinten verschieben. Manche Kinder werden auch ganz einfach nur schwer wach. Bei ihnen kann eine Klingelmatte oder Klingelhose Abhilfe verschaffen. Das sind Vorrichtungen, die Alarm geben, sobald sie nass werden. Tritt Bettnässen bei einem Kind auf, das vorher bereits längere Zeit trocken war, wird in der Regel von einer psychischen Belastungssituation als Grund für die Störung ausgegangen.

Der Fachbegriff **Nykturie** (von altgriechisch „nikturía“ = das nächtliche Harnlassen) steht für nächtlichen Harndrang und ist für sich genommen keine waschechte Inkontinenz. Oft stellt sich dieses lästige und schlafraubende Problem als eine der typischen Alterserscheinungen ein. Viele ältere Menschen haben sowieso schon Durchschlafprobleme und richten ihre Aufmerksamkeit beim Aufwachen eventuell verstärkt auf ihre Blase. Frei nach Heinrich Heine: „denk ich an meine Blase in der Nacht, dann bin ich um den Schlaf gebracht.“ Häufig sind jedoch auch Herzschwäche und Niereninsuffizienz die Ursache für den nächtlichen Harndrang. Unabhängig vom Alter führen Blaseninfekte zu einer überaktiven Blase, die sich dann eben auch nachts meldet. Außerdem nicht zu vergessen: abendlicher Alkoholkonsum verhindert die hormongesteuerte Umschaltung der Niere auf Nachtbetrieb. Wenn Sie also einmal aufstehen müssen, weil Sie sich am Abend ein Gläschen (oder mehr) Wein oder Bier genehmigt haben, sollten Sie sich nicht wundern – das hat in diesem Fall nichts mit dem Alter zu tun.

Als nicht seltene Form einer Miktionsstörung gilt die **Paruresis** (von griech. „par", = gestört und „ourein" = urinieren), die Blockade, in Gegenwart anderer Menschen Wasser zu lassen. (Hier scheint mir die Abgrenzung zu manierlicher Schamhaftigkeit nicht ganz einfach).

Ein extremes Beispiel dafür, wohin die Missachtung körperlicher Bedürfnisse führen kann, ist das Krankheitsbild der „Teacher's Bladder", welches in den USA als Berufskrankheit von Lehrerinnen und Krankenschwestern auftritt. Weil die Angehörigen dieser beiden Berufsgruppen ständig viel um die Ohren haben und ihnen Zeit und Gelegenheit fehlen, eine Toilette aufzusuchen, wird ihre Blase mit der Zeit immer weiter überdehnt. Am Ende hat diese zwar ein enormes Fassungsvermögen, ihre Besitzerinnen spüren jedoch nicht mehr, wenn sie voll ist und es kommt zur unkontrollierten Entleerung von großen Urinmengen.

### 7.6.2 Troubleshooting – Fahndung nach den Ursachen und dem Ausmaß des Übels

Wegen des äußerst vielfältigen Spektrums gilt es zunächst, Art und Ausmaß der Inkontinenz einzugrenzen. Zur Basisabklärung gehören die gezielte Befragung und das Führen eines „Miktionsprotokolls". Typischerweise werden dazu über einen Zeitraum von 48 Stunden Uhrzeit und Harnmenge nach jedem Toilettengang notiert sowie die aufgenommenen Getränkemengen (einschließlich flüssiger Nahrung) festgehalten. Ebenfalls vermerkt wird der unfreiwillige Harnverlust; er kann beispielsweise in Stufen von eins (wenige Tropfen) bis drei (stark, Wäsche- oder Einlagenwechsel erforderlich) angegeben werden. Genauer lässt sich die unkontrolliert ausgelaufene Menge mittels der „PAD- Methode" erfassen. PAD ist das englische Wort für Einlage und diese wird ganz einfach vor und nach der Benutzung gewogen.

Eine Ersteinstufung ist aufgrund der gewonnen Erkenntnisse nun meist schon möglich. Für die erweiterte Ursachenforschung kommt eine ganze Palette uns zum Teil bereits bekannter klinisch-urologischer Untersuchungsmethoden in Frage, wie Blasendruckmessung, Restharnbestimmung, Funktionsmessungen der Harnblasenentleerung, Untersuchungen der anatomischen Strukturen, Blasenspiegelung etc.

## 7.6.3 Inkontinenztherapie – Wege aus der Misere

Die Zeiten, in denen das einzige Mittel, der Undichtigkeit Herr zu werden, in der mechanischen Kompression der Harnröhre bestand, z. B. in Form von Penisklemmen, sind gottseidank lange vorbei. Heutzutage gibt es jede Menge wirkungsvolle Abhilfen. Erste Adresse zur Kontinenzberatung, -diagnostik und -therapie sind (in Deutschland) die Kontinenzzentren, in denen Spezialisten für Harn- und Stuhlinkontinenz aus mehreren Fachbereichen (Urologie, Gynäkologie, Chirurgie, Neurologie, Geriatrie, Psychosomatik und Psychotherapie) innerhalb eines Klinikums Hand in Hand zusammenarbeiten.

Informationsmaterial, auch in Form von Videos, Listen über Kontinenzzentren, ärztliche Beratungsstellen und Kontinenz-Selbsthilfegruppen sind unter der Internetadresse der *Deutschen Kontinenzgesellschaft* zu finden: www.kontinenz-gesellschaft.de.

Moderne Therapieansätze richten sich an der Art und den Ursachen der jeweils vorliegenden Harninkontinenz aus und gehen das Problem aus mehreren Richtungen an. In den allermeisten Fällen lässt sich zumindest eine Linderung bewirken und auch die Chancen auf Heilung stehen nicht schlecht (Otto 2018). Manchmal handelt es sich sowieso nur um eine temporäre Geschichte, hervorgerufen beispielsweise durch Harnwegsinfektionen, Medikamente, Verstopfung oder eine akute seelische Belastungssituation.

**Behandlung der Dranginkontinenz**

Die Dranginkontinenz ist medikamentös gut behandelbar. Es gilt, die überaktive Blase in einen entspannten Zustand zu versetzen. Das lässt sich mit zwei unterschiedlichen Medikamenten bewerkstelligen: den sog. **Anticholinergika** und dem Wundermittel **Botox.**

**Beruhigungsmittel für den Blasenmuskel** In Abschn. 7.5.1 des vorliegenden Kapitels haben wir die grundlegenden Mechanismen der Signalübertragung von Nervenzellen auf Muskeln durch Neurotransmitter kennengelernt. In diesem Zusammenhang wurde auch bereits der Neurotransmitter **Acetylcholin** erwähnt. Acetylcholin ist der Signalüberträger (nicht nur) zwischen Nervenleitungen des Parasympathikus und dem Harnblasen-Detrusor-Muskel. Signalempfänger sind in diesem Fall sog. **Muskarin-Rezeptoren** in der Blasenwand. Das Acetylcholin dockt an diese Muskarin-Rezeptoren an und das ist wiederum das Signal für die glatten Blasen-Muskelzellen, zu tun, was sie am besten können: sich kontrahieren. Die Blase entleert sich.

Die Blockade der Rezeptoren durch Medikamente mit der Bezeichnung „Anticholinergika" (sie wirken dem Acetylcholin entgegen) setzt das Signal außer Kraft. Das Dumme dabei ist nur wieder einmal die Tatsache, dass Muskarin-Rezeptoren auch an anderen Stellen im Körper vorkommen, z. B. im Gehirn. (Das Fliegenpilz-Gift Muskarin, das den Rezeptoren ihren Namen gab, übt seine halluzinogene Wirkung aus, indem es an die dort befindlichen Rezeptoren bindet). Und hier tut sich arzneimitteltechnisch ein weiteres Mal ein Teufelskreis auf: Anticholinergika können die kognitiven Fähigkeiten beeinträchtigen. Deswegen sind sie bei Patienten mit Morbus Alzheimer ganz fehl am Platze. Bei diesen Patienten wird eine Verbesserung von Gedächtnisleistung und Lernfähigkeit durch die Verstärkung des Acetylcholin-Signals durch sogenannte Cholinesterase-Hemmer erreicht. Das sind Medikamente, die den Abbau von Acetylcholin verhindern und auf diesem Weg dessen Wirkung verstärken. Die gesteigerte Acetylcholinaktivität kann im Gegenzug eine Dranginkontinenz verursachen. Weil Anticholinergika und Cholinesterase-Inhibitoren also logischerweise Gegenspieler sind, dürfen sie nicht gleichzeitig eingenommen werden.

Eine Stufe weiter vorne in der Übertragungskette greift eine Droge ein, die wir unter dem Künstlernamen „Botox" als Wundermittel gegen Falten kennen. Sie wirkt direkt auf die Nervenzelle ein und verhindert die Ausschüttung von Acetylcholin. Somit wird erst gar kein Signal vom Nerven an die Muskelzelle abgeschickt. Bei Patienten mit Dranginkontinenz, denen andere Medikamente nicht helfen – an erster Stelle betrifft es Patienten mit MS und Querschnittsgelähmte – wird der potente Wirkstoff unter Sichtkontrolle mittels eines Zystoskops gleichmäßig verteilt von innen her in die Blasenwand injiziert. Durch die Behandlung wird die Überaktivität des Blasenmuskels herabgesetzt und die Blase kann ein größeres Harnvolumen speichern. Die Wirkung hält jeweils ein gutes halbes Jahr an (Sharp R und Stadler S 2018).

**Botox**

Botox heißt mit wissenschaftlichem Namen Botulinumtoxin und wird von dem sporenbildenden Bakterium *Clostridium botulinum* produziert. Als Verursacher der Botulinum-Lebensmittelvergiftung ist es das stärkste Gift der Welt (das im Übrigen durch Kochen kaputt geht) und es ist wegen seiner außerordentlichen Toxizität – vergleichbar mit Anthrax – eine potenziellen Biowaffe. Bei der Botox-Verabreichung zu medizinischen und kosmetischen Zwecken gilt es, das richtige Maß zu finden. Zur Faltenglättung wird Botox in hochverdünnter Zubereitung unter die Haut gespritzt.

Eine weitere Behandlungsmöglichkeit der überaktiven Blase besteht in der Implantation eines **Blasenschrittmachers.** Das kleine Gerät wird in den oberen Gesäßbereich implantiert. Über dünne Drähte werden schwache elektrische Impulse an die für die Blasensteuerung zuständigen Nervenbahnen im Sakralbereich (Kreuzbeingegend) abgegeben. Durch diese Neuromodulation, wie die Wissenschaft das Geschehen nennt, wird der übersteigerte Harndrang gedämpft. Auch die Funktion einer unteraktiven Blase lässt sich über einen solchen elektrischen Stimulus regulieren. Der Schrittmacher wird von außen patientengerecht programmiert und lässt sich mittels Knopfdruck an- und abschalten.

Gehen wir nun zum aktiven Teil über, bei dem Sie alle mitmachen dürfen. Das ist spannender als immer nur alles dem Therapeuten zu überlassen. Na ja, ganz ohne einen solchen geht's auch hier nicht, denn manche der Übungen kriegt man ohne professionelle Anleitung nicht hin.

Therapiebestandteil bei vielen Formen der Harninkontinenz ist das **Blasentraining** (Miktionstraining, Toilettentraining). Weil viele Menschen ihre Blase ganz einfach schlecht erzogen haben, wird dieses Thema in Kap. 8 für die Allgemeinheit noch einmal aufgegriffen. Beim Blasentraining geht es in erster Linie darum, die Intervalle zwischen den Toilettengängen zu verlängern. Auch gilt es, den imperativen Harndrang beherrschen zu lernen und möglichst erst nach dessen Überwindung zur Toilette zu gehen. Durch bewusstes längeres Ausharren wird die Blase nach und nach daran gewöhnt, sich erst bei einer größeren Füllmenge zu melden. Weil Menschen mit Dranginkontinenz sich oftmals selbst verrückt machen, kann auch mentales Entspannungstraining hilfreich sein.

Anhand eines Miktionprotokolls lässt sich der Lerneffekt objektiv schön verfolgen. Auch Veränderung des Trinkverhaltens und die Vermeidung von diuretisch wirksamen Stoffen können zum Erfolg beitragen. Anticholinergika (siehe oben) können das Toilettentraining unterstützen.

Sportlicher geht's bei der nächsten Etappe zu. Hier wollen wir uns mit dem Beckenbodentraining befassen.

**Beckenbodentraining** Es heißt, dass es auf Bali kaum Inkontinenz gibt, weil die Menschen dort häufig in der Hockstellung verweilen. Ständiges Sitzen und eine schlechte Haltung führen zu Beckenbodenverweichlichung. Ein schwacher Beckenboden verursacht wiederum Belastungsinkontinenz. Es ist also ratsam, möglichst schon vorbeugend dafür zu sorgen, dass er nicht ausleiert. Aber auch bei einem bereits geschädigten Beckenboden kann gezieltes Training den Schließmechanismus stärken und wieder funktionstüchtig machen. Beckenbodengymnastik ist nicht nur für Frauen sinnvoll. Ein gut trainierter Beckenboden ist zwar nicht vorzeigbar wie ein Waschbrettbauch, er bringt aber erheblichen Nutzen. Eine straffe Beckenbodenmuskulatur ist die Voraussetzung für das Dichthalten der Schließmuskeln und er unterstützt nebenbei auch noch ganz wesentlich die Sexualfunktionen.

Der menschliche Beckenboden ist am unteren Rand des knöchernen Beckens zwischen den beiden Sitzbeinhöckern sowie dem Steiß- und dem Schambein wie in einem Rahmen aufgespannt. Drei übereinanderliegende, wechselseitig ausgerichtete Muskelschichten verleihen ihm die Kraft, die ganze Last der Bauchorgane zu tragen. Die oberste Schicht überspannt die gesamte Fläche des Beckenbodens. Sie besteht aus glatten Muskelfasern und kann nicht willentlich angespannt werden. Die mittlere Schicht ist fächerförmig im vorderen Bereich, unter der Blase zwischen den Sitzknochen ausgespannt. Die Muskelstränge der untersten, außen liegenden Schicht umschließen schlingenförmig die Körperöffnungen. Bei der Beckenbodengymnastik werden hauptsächlich die Muskeln der mittleren und der äußeren Schicht aktiv trainiert.

Die Frage ist nun, wie man das macht, den Beckenboden trimmen. Bei der Aufforderung, die Beckenbodenmuskeln anzuspannen, weiß kaum einer, wie er das anstellen soll. Die Wahrnehmung dieser Muskelgruppe muss erst erlernt werden, und das geht am besten mit fachmännischer

Unterweisung. Zumindest zum Einstieg empfiehlt es sich, einen professionell geleiteten Beckenbodenkurs zu belegen. Zu den Tricks, die beim Training eingesetzt werden, gehören eine Reihe merkwürdiger bildhafter Vorstellungen, die dazu dienen sollen, sich an die Sache heranzutasten. Gleichermaßen lustig wie wirksam ist die gedankliche Übung, als Eichhörnchen seinen Schwanz von hinten nach vorne auf den Bauch zu legen und ihn dann zusammen mit dem Bauchnabel Richtung Rücken zu ziehen. Wow, und plötzlich spürt man bis dahin unentdeckt gebliebene Muskelgruppen und lernt tatsächlich mehr und mehr, sie bewusst einzusetzen. Anfangs kann man sich dabei schon mal einen Muskelkater einhandeln. Aber auch die Entspannung des Beckenbodens darf nicht zu kurz kommen, weil sie für eine zwanglose Blasen- (und Darm-) Entleerung erforderlich ist.

Als gute Sportarten zur Kräftigung des Beckenbodens gelten Schwimmen, Pilates, Golf! und auch Yoga; Meditation und Sauna-Besuche sind ebenfalls nicht verkehrt. Beckenbodenfreundliches Toilettenverhalten ist darüber hinaus vorteilhaft: in Ruhe hinsetzen und entspannt, ohne Einsatz der Bauchpresse, pinkeln.

Schlecht sind erschütterungsreiche Bewegungsarten, bei denen die Organe regelrecht auf dem Beckenboden aufschlagen, wie z. B. beim Joggen.

Falls ein aktives Beckenbodentraining aus irgendeinem Grund nicht möglich ist, stehen Elektrostimulation oder hochenergetische Magnetfeldtherapie als passive Maßnahmen zur Stimulation der Beckenbodenmuskulatur zur Verfügung.

**Inkontinenzhilfen** Die nächste Etappe ist wieder einmal vom technischen Fortschritt geprägt. Es geht um Windeln oder Einlagen, die in unterschiedlichsten Größen und Ausführungen angeboten werden, passend für alle Bedürfnisse von Mann und Frau. Ganze Industriezweige haben sich der Weiterentwicklung von Materialien mit superabsorbierenden Eigenschaften verschrieben. Mit solchen Hilfsmitteln ausgestattet kriegt keiner in der Umgebung mit, wenn man sich in die Hose macht. Der Griff zur Windel kann nicht nur bei Dranginkontinenz und Nykturie hilfreich sein und das Leben erleichtern. Man kann damit ganz einfach die Spannung rausnehmen und die Grenzen seiner Blase ausloten. Ob die Königin von England bei der Ausübung endloser royaler Pflichten wohl auch diesen Trick anwendet? Sie wären also in guter Gesellschaft. Auch Astronauten müssen im Raumanzug Windeln tragen (Kennen Sie den Film *„Space Cowboys“?*).

**Reparaturtechniken** Kommen wir abschließend noch zu den operativen Reparaturverfahren. Unter die Harnröhre verlegte Kunststoffbändchen oder in den Beckenboden eingebaute Auffangnetze können einen abgesenkten Schließmuskels wieder aufrichten und den Druck, der von oben kommt, abfangen. In schwereren Fällen kann auch ein künstlicher Schließmuskel eingebaut werden.

Versuche zur Regeneration des Schließmuskelgewebes mit gezüchteten Stammzellen sind ebenfalls bereits im Gange (Gesundheitsindustrie BW 2014).

Damit sind wir am Ende von Kapitel 7 angelangt. Wir haben jede Menge Wissen über Störungen im Harntrakt erworben und dabei ganz nebenbei unser Verständnis für die ordnungsgemäßen Funktionen seiner Module beachtlich erweitert.

## Literatur

Bauer HW, Rahlfs VW, Lauener PA, Blessmann GS (2002) Prevention of recurrent urinary tract infections with immonoactive E. coli fractions. A meta-analysis of five placebo-controlled double-blind studies. Int J Antimicrob Agent 19:451–456

Field M, Pollok C, Harris D (2017) Organsysteme verstehen – Niere: Intergrative Grundlagen und Fälle. Urban & Fischer, München

Foxman B (2002) Epidemiology of urinary tract infections: incidence, morbidity, and economic costs. Am J Med 113(Suppl 1A):5S–13S

Geberth S, Nowack R (2014) Praxis der Dialyse. Springer, Berlin

Hautmann R, Gschwend JE (2014) Urologie. Springer, Berlin

Herlemann A, Gratzke C, Andersson KE, Sievert KD (2013) Medicinal therapy of benign prostate syndrome with phosphodiesterase-5 inhibitors. Urologe A 52:204–211

Herr HW (2006) Max Nitze, the cytoscope and urology. J Urol 176:1313–1316

Heß D (2010) Leben und Werk des Internisten Georg Ganter (1885–1940) unter besonderer Berücksichtigung seiner Rolle in der Geschichte der Peritonealdialyse, Dissertation. Ernst-Moritz-Arndt-Universität Greifswald

Jean G, Souberbielle JC, Chazot C (2017) Vitamin D in chronic kidney disease and dialysis patients. Nutrients 9:pii E328

Jonas U (1979) Urodynamics of normal and disordered miction. Z Urol Nephrol 72:745–760

Kinsella P (2016) Toilets: a spotter's guide. Lonely Planet, Melbourne

Kolff WJ (1946) De Kunstmatige Nier. Dissertationsschrift Universität Kampen, NL

Kolff WJ, Berk, HTHJ (1943) De Kunstmatige Nier. Een Dialysator met groot oppervlak. Ned. Tijdschr. voor Geneeskunde 87:1684–1688

Kölle D (2003) 2nd International Consultation on Urinary Incontinence: Empfehlungen zur Evaluation und Behandlung von Harninkontinenz, Deszensus/Prolaps von Beckenorganen und Stuhlinkontinenz. Journal für Urologie und Urogynäkologie 10:19–27 (Ausgabe für Deutschland)

Konert J, Dietrich HG (Hrsg) (2004) Illustrierte Geschichte der Urologie. Springer, Berlin

Korbel L, Howell M, Spencer JD (2017) The clinical diagnosis and management of urinary tract infections in childrens and adolescents. Paediatr Int Child Health 37:273–279

Kribben A, Nebel M, Herget-Rosenthal S, Philipp T (2007) Stellenwert, Indikationen und Grenzen der Peritonealdialyse. Nephrologe 2:74–81

Kuhlmann U et al (Hrsg) (2015) Nephrologie: Pathophysiologie – Klinik – Nierenersatzverfahren. Thieme, Stuttgart

Langan RC (2019) Benign Prostate Hyperplasia. Prim Care 46:223–232

Melchior H (1995) Disorders of bladder function in the elderly. Urologe A 34:329–333

Mitchell MA, Wartinger DD (2016) Validation of a functional pyelocalyceal renal model for the evaluation of renal calculi passage while riding a roller coaster. J Am Osteopath Assoc 116:647–652

Monteiro S, Riccetto C, Araújo A, Galo L, Brito N, Botelho S (2018) Efficacy of pelvic floor muscle training in women with overactive bladder syndrome: a systematic review. Int Urogynecol J 29:1565–1573

Monti E, Trinchieri A, Magri V, Cleves A, Perletti G (2016) Herbal medicines for urinary stone treatment. A systematic review. Arch Ital Urol Androl 88:38–46

Morrissey M (2012) Willem J Kolff (1911–2009): physician, inventor and pioneer: father of artificial organs. J Med Biogr 20:136–138

Murphy AM, Krlin RM, Goldman HB (2013) Treatment of the overactive bladder: what is the horizon? Int Urogynecol 24:5–13

Pang R, Ali A (2015) The Chinese approach to complementary and alternative medicine treatment for interstitial cystitis/bladder pain syndrome. Transl Androl Urol 4:653–661

Podnar S, Voducek DB (2015) Lower urinary tract dysfunction in patients with peripheral nervous system lesions. Handb Clin Neurol 130:203–224

Ramai D, Zakhia K, Etienne D, Reddy M (2018) Philipp Bozzini (1773–1809): the earliest description of endoscopy. J Med Biogr 26:137–141

Segerer K, Wanner C (2014) Niere und ableitende Harnwege. Springer, Heidelberg (Springer-Lehrbuch)

Strohmeier WL (2014) Epidemiologie und Pathogenese der Urolithiasis. In: Michel M et al (Hrsg) Die Urologie. Springer, Berlin (Springer Reference Medizin)

Thorwald J (1971) Die Patienten. Droemer Knaur, München

## Internetquellen

Alexander H, Hein CH, Nicolay J. Historische Entwicklung der Nierenersatzverfahren. http://www.med.uni-giessen.de/itr/aos/history/niere/dialyse.htm. Zugegriffen: 19. Juli 2019

Aktiv Rauchfrei (2006) Rauchen geht an die Nieren. http://www.aktiv-rauchfrei.de/aktuell/954. Zugegriffen: 18. Juli 2019

APOGEPHA (2016) Freiluftsaison, Strand und Meer bergen Gefahr von Harnwegsinfekten. https://www.apogepha.de/therapiegebiete/ratgeber/aktuelle-gesundheitstipps/detailseite/freiluftsaison-strand-und-meer-bergen-gefahr-von-harnwegsinfekten.html. Zugegriffen: 8. Juli 2019

Bundesverband Niere E. V. (Website) Dialyse. https://www.bundesverband-niere.de/informationen/dialyse. Zugegriffen: 18. Juli 2019

Deutsche Gesellschaft für Nephrologie (2018) https://www.dgfn.eu/. Zugegriffen: 8. Juli 2019

Deutsche Nierenstiftung (Website) Der Nierenspießer. www.nierenstiftung.de/fuer-ihre-gesundheit/kampagnen/nierenspiesser/. Zugegriffen: 18. Juli 2019

DFG Deutsche Forschungsgemeinschaft (2019) Liste der laufenden Sonderforschungsbereiche/SFB 127. https://www.dfg.de/gefoerderte_projekte/programme_und_projekte/listen/projektdetails/index.jsp?id=213602983. Zugegriffen: 19. Juli 2019

Dornier MedTech (Website) Nierensteinbehandlung durch eine ESWL. https://www.dornier.com/de/fuer-patienten/nierensteine/nierensteinbehandlung-durch-eine-eswl/. Zugegriffen: 8. Juli 2019

Dornier MedTech (Website) Geschichte. https://www.dornier.com/de/ueber-uns/#geschichte. Zugegriffen: 8. Juli 2019

Frei U, Schober-Halstenberg H-J. QUASI NIERE. Nierenersatztherapie in Deutschland. Bericht über Dialysebehandlung und Nierentransplantation in Deutschland 2004/2005. Jahresvergleiche (1995–2004).pdf. Zugegriffen: 18. Juli 2019

Fresenius Medical Care (Website) Die Nieren verstehen – Video. Über Funktion und Krankheit der menschlichen Niere. https://www.freseniusmedicalcare.com/de/medien/videos/die-nieren-verstehen-video/. Zugegriffen: 8. Juli 2019

Fresenius Medical Care (Website) Hämodialyse verstehen – Video. Die Möglichkeiten der Nierenersatztherapie. https://www.freseniusmedicalcare.com/de/medien/videos/haemodialyse-verstehen-video/. Zugegriffen: 8. Juli 2019

Fresenius Medical Care (Website) Peritonealdialyse verstehen – Video. Die Möglichkeiten der Nierenersatztherapie. https://www.freseniusmedicalcare.com/de/medien-center/videos/peritonealdialyse-verstehen-video/. Zugegriffen: 8. Juli 2019

Gala (2018) Peinliche Pipi-Panne. Charlize Theron intime Beichte https://www.gala.de/stars/news/charlize-theron-beichtet-pipi-panne-21593184.html

Gesundheitsindustrie BW (2014) Urologisches Großprojekt: Zelltherapie für Belastungsinkontinenz. https://www.gesundheitsindustrie-bw.de/fachbeitrag/aktuell/urologisches-grossprojekt-zelltherapie-fuer-belastungsinkontinenz. Zugegriffen: 20. Juli 2019

Gschwend J, Miller K (2018) Onko Internetportal. Prostatakrebs, Krebs der Vorsteherdrüse. https://www.krebsgesellschaft.de/onko-internetportal/basis-informationen-krebs/krebsarten/prostatakrebs/definition-und-haeufigkeit.html. Zugegriffen: 20. Juli 2019

Insenio GmbH (2019) Ratgeber zu Inkontinenz & Blasenschwäche. Inkontinenz Zahlen und Fakten – Infogragrafik. https://www.insenio.de/ratgeber/inkontinenz-zahlen-und-fakten. Zugegriffen: 20. Juli 2019

Imam TH (2016) Bakterielle Harnwegsinfektionen. https://www.msdmanuals.com/de-de/profi/urogenitaltrakt/harnwegsinfektionen-hwis/bakterielle-harnwegsinfektionen-hwis. Zugegriffen: 8. Juli 2019

KDIGO 2012 Clinical Practice Guideline for the Evaluation and Management of Chronic Kidney Disease. In: Kidney Disease: Improving Global Outcomes [KDIGO] CKD Work Group (Hrsg): Kidney Int. Suppl. 3, Nr. 1, 2013, S. 1–150 (KDIGO CKD 2012 [PDF]). Zugegriffen: 8. Juli 2019

Knoll Th, Tiemann A (2006/2019) Urologenportal. Harnsteine. https://www.urologenportal.de/patienten/patienteninfo/patientenratgeber/harnsteine.html. Zugegriffen: 20. Juli 2019

lecturio (2017) Die Anatomie von Bauchwand und Beckenboden. https://www.lecturio.de/magazin/anatomie-beckenboden/#der-beckenboden. Zugegriffen: 8. Juli 2019

Lenzer J (2003) Belding Scribner. https://www.ncbi.nlm.nih.gov/pmc/articles/PMC1126537/. Zugegriffen: 8. Juli 2019

Massachusetts General Hospital (2013) Mass. Genaral team develops implantable, bioengineered rat kidney. https://www.massgeneral.org/News/pressrelease.aspx?id=1579. Zugegriffen: 19. Juli 2019

Moll F, Krischel M (2015) Die Entwicklung der Extrakorporalen Schockwellenlithotripsie (ESWL) – ein Beitrag zur Medizintechnikgeschichte. https://www.researchgate.net/publication/286417492_Die_Entwicklung_der_Extrakorporalen_Schockwellenlithotripsie_ESWL_-_ein_Beitrag_zur_Medizintechnikgeschicht. Zugegriffen: 8. Juli 2019

Müller Th (2017) Ärztezeitung online. Stoßwellentherapie. Jungbrunnen für den Penis gefunden? https://www.aerztezeitung.de/medizin/krankheiten/urologische-krankheiten/erektile-dysfunktion/article/938368/stosswellentherapie-jungbrunnen-penis-gefunden.html. Zugegriffen: 20. Juli 2019

NIH National Institute of Diabetes and Digestive and Kidney Diseases (Website) Kidney Disease. https://www.niddk.nih.gov/health-information/kidney-disease?dkrd=lgdmn0029. Zugegriffen: 8. Juli 2019

NIH National Institute of Diabetes and Digestive and Kidney Diseases (Website) Urologic Diseases. https://www.niddk.nih.gov/health-information/urologic-diseases/. Zugegriffen: 8. Juli 2019

NIH National Institute of Diabetes and Digestive and Kidney Diseases (Website) Urologic Diseases. Bladder Infection. https://www.niddk.nih.gov/health-information/urologic-diseases/bladder-infection-uti-in-adults/definition-facts. Zugegriffen: 8. Juli 2019

Ohlmann C (2017) Onko Internetportal. Blasenkrebs, Harnblasenkrebs, Harnblasenkarzinom. https://www.krebsgesellschaft.de/onko-internetportal/basis-informationen-krebs/krebsarten/andere-krebsarten/blasenkrebs/definition-und-haeufigkeit.html. Zugegriffen: 20. Juli 2019

Oreopoulos DG, Thodis E (2010) The History of Peritoneal Dialysis: Early Years of Toronto Western Hospital. https://onlinelibrary.wiley.com/doi/pdf/10.1002/dat.20476. Zugegriffen: 19. Juli 2019

Otto K (2018) Liebenswert. Experteninterview: Harninkontinez heilen und vorbeugen. https://www.liebenswert-magazin.de/harninkontinenz-heilen-und-vorbeugen-4313.html. Zugegriffen: 20. Juli 2019

Paul-Ehrlich Institut (2019) Weitere Arzneimittel. https://www.pei.de/DE/arzneimittel/weitere-arzneimittel/weitere-arzneimittel-node.html?gts=3266280_list%253DaltText_str_sort%252Bdesc. Zugegriffen: 20. Juli 2019

Prostata Hilfe Deutschland (Website) FAQ zum Thema PSA-Wert. https://prostata-hilfe-deutschland.de/faq-psa-wert/. Zugegriffen: 20. Juli 2019

Roche Kompendium der Urinanalyse – Urinteststreifen und Mikroskopie (2014) www.roche.de/res/content/7696/urinanalyse-kompendium.pdf. Zugegriffen: 4. Juli 2019

Sharp R, Stadler S (2018) Faltenglätter legt überaktive Blase lahm. Botox gegen Reizblase. https://www.special-harninkontinenz.de/therapie/botox-id103897.html. Zugegriffen: 20. Juli 2019

Straßmann B (2017) Prostata. Wenn es nicht mehr läuft. https://www.zeit.de/2017/27/prostata-wachstum-maenner-medikamente. Zugegriffen: 8. Juli 2019

Stuttgarter Nachrichten (2019) Hantavirus verbreitet sich weiter stark. https://www.stuttgarter-nachrichten.de/inhalt.infektionen-im-suedwesten-hantavirus-verbreitet-sich-weiter-stark.0dc31284-4b17-4825-a629-3f1f6441b2dc.html

Uniklinikum Münster www.ukm.de (pdf zu Harnwegsinfektion; Suchbegriff: UKM Harnwegsinfektion). Zugegriffen: 20. Juli 2019

University of California San Francisco (Website) The Kidney Project. https://pharm.ucsf.edu/kidney. Zugegriffen: 19. Juli 2019

Takeda Onkologie (Website) Behandlungsplan bei Prostatakrebs (Prostatakarzinom) https://www.prostata.de/prostatakrebs/therapie-bei-pca/behandlungsplanung-bei-prostatakarzinom. Zugegriffen: 20. Juli 2019

Tiemann A (2014/2019) Urologenportal. Patienteninformation Harninkontinenz. https://www.urologenportal.de/index.php?id=2175&L=2. Zugegriffen: 20. Juli 2019

UKHD Urologische Klinik (Website) https://www.klinikum.uni-heidelberg.de/chirurgische-klinik-zentrum/urologische-klinik/behandlungsspektrum/spektrum/detailinformationen/gutartige-prostatavergroesserung/. Zugegriffen: 8. Juli 2019

Viencken J (2015) Spektrum der Dialyse. Dialyse von A bis Z. Siebkoeffizient. Die Dialysemembran ist das Herzstück des Dialysators. https://www.spektrum-der-dialyse.de/siebkoeffizient/. Zugegriffen: 19. Juli 2019)

https://de.wikipedia.org/wiki/Leptospirose_der_Hunde. Zugegriffen: 19. Juli 2019

zfp Klinikum am Weissenhof (website) Förderung der Kontinenz. https://www.klinikum-weissenhof.de/einrichtungen/kliniken/gerontopsychiatrie/therapie-und-beratung/kontinenzfoerderung/. Zugegriffen: 8. Juli 2019

# 8 Pinkeln und Trinken – zwei untrennbare Sujets mit Pannenpotenzial

*Auch ein Hippi muss mal Pipi*
60er-Jahre-Slogan

Zum Abschluss dürfen Sie sich auf ein wenig Auflockerung freuen. Auf unserer letzten Etappe entführe ich Sie in einen Themenpark mit Motiven aus dem einschlägigen Lifestyle-Sektor. Pleiten, Pech und Pannen inbegriffen. Es darf noch einmal gelacht, gestaunt und ungeniert experimentiert werden.

Die Show startet mit einer Präsentation verschiedenster Aspekte des Pinkelvorgangs.

## 8.1 Das Wasserlassen

### 8.1.1 Feine und unfeine Begrifflichkeiten

Wie sagen Sie dazu? Im deutsche Sprachraum stehen jede Menge Tätigkeitswörter für das kleine Geschäft zur Auswahl, darunter vornehm umschreibende, einwandfrei gesellschaftsfähige, verniedlichende aus der Kindersprache, aber auch recht derbe, geradezu vulgäre. Viele der Termini haben einen deutlich lautmalerischen Charakter. Regionale



I. Kühlmann, *Urin – Eine Entdeckungsreise durch Niere, Blase und Co*,
https://doi.org/10.1007/978-3-662-59687-6_8

Gepflogenheiten spielen eine beträchtliche Rolle bei der Verwendung bzw. Akzeptanz. Nehmen wir das altbewährte alphabetische Ordnungssystem für die Auflistung der Synonyme:

brünzeln, brunzen, harnen, harnlassen, lullern, ludeln, nässen (Jägersprache), pieseln (bzw. bieseln), pillern, pinkeln, pischen, pissen, pritscheln, pullern, rappeln, schiffen, seichen, strulle(r)n, strunzen, urinieren, wischerln.

An zusammengesetzten Begriffen kämen dann noch hinzu:

auf die Keramik/den Topf/die Toilette/aufs Klo gehen, die Hände waschen gehen, ein Bächlein/einen Bach machen, ein kleines Geschäft machen/verrichten, ein Rappelchen machen, eine Stange Wasser in die Ecke stellen, für kleine Mädchen/kleine Jungs/kleine Königstiger gehen, klein machen, Lulu machen, mal müssen, mal verschwinden, mit dem Wasserwerk telefonieren, Pipi machen, sich erleichtern, sein (das)Wasser abschlagen, Wasser lassen. Dass man in Stuttgart und in Heilbronn „ein Rolle" (in der Tat ein sächliches Substantiv!) macht, ist nur einem harten Kern bekannt. Noch nicht einmal im Internet ist der rätselhafte Spezialbegriff auffindbar. Alles in allem eine beachtliche Auswahl – und die Liste ist garantiert nicht vollständig.

Während „brunzen" in den Ohren der Meisten nicht ganz so schicklich klingt, ist der Ausdruck in manchen süddeutschen Regionen keinesfalls anstößig. Angesichts der etymologischen Herkunft besteht dafür auch kein Grund: das mittelhochdeutsche Wort leitet sich von „Brunnen" ab (www.wortbedeutung.info/brunzen/). Beim **Brunzkartler** geht es um den fünften Mann beim Schafkopfen, der einspringt, wenn einer der Spieler austreten muss. Dem **Steckenbrunzer** begegnet man in alten Heimatfilmen. Als die Gaststuben in den Dorfwirtshäusern noch mit Lehmböden ausgestattet waren, ließen die männlichen Wirtshausgänger ihr Wässerchen vom geöffneten Hosentürchen an einem eigens dafür mitgebrachten Stecken entlang auf den Boden rinnen. Hm…, in den Dorfschänken gab es nun halt mal keine Toiletten. Auch wenn es noch heute keine umfassende Toilettenpflicht für alle Gaststätten gibt (kleinere Lokale ohne Alkoholausschank benötigen keine) ist diese Uriniertechnik glücklicherweise aus der Mode gekommen.

Am Ende des stilistischen Exkurses darf natürlich die folgende legendäre Anekdote nicht fehlen: Als der bekannte Sportreporter und allererste deutsche Fernseh- Quizmaster Heinz Mägerlein 1959 anlässlich eines Ski-Abfahrtsrennens begeistert ausrief: „Tausende standen an den Hängen und Pisten", gab es bundesweit großes Gelächter, in Regionen nördlich des Mains aber auch Verwunderung, denn dort war das Wort Piste damals nicht gebräuchlich. Die Skigebiete waren einfach zu weit weg.

### 8.1.2 Manierliche und unmanierliche Urinierpraktiken

**Stehpinkeln – das ewige Toilettendilemma** „Falsches" Pinkelverhalten verursacht regelmäßig jede Menge Ärger. Fangen wir mit der Körperhaltung an. In unserer Gesellschaft werden heutzutage alle Kinder dazu erzogen, auf der Toilette im Sitzen zu pinkeln. Das macht Sinn, weil die Toilettensitze bzw. der Rand der Kloschüssel bei üblicherweise hochgeklapptem Klodeckel durch das Stehpinkeln unweigerlich eingesaut werden. Stehpinkler der alten Schule stehen schwer unter Beschuss und hinterlassene Kollateralspritzer haben schon so manche Beziehungskrise ausgelöst. Allerdings hat die fast verbissene Sitzhaltung durchaus auch den Beigeschmack einer deutschen Marotte. Ein asiatischer Austauschstudent des Goetheinstituts war jedenfalls leicht befremdet darüber, dass dieses Thema beim männlichen Teil seiner Gastfamilie erste Priorität genoss, wohingegen er den Sinn seines Aufenthaltes viel eher im „genussvollen Schwelgen in der deutschen Sprache" gesehen hatte.

Die folgenden Urteile zeigen, dass es die deutschen Richter noch vor wenigen Jahren für absolut legitim hielten, dass Männer stehend Wasser lassen. Die Klage eines Vermieters auf Schadenersatz für eine durch Urinspritzer verursachte Beschädigung des Marmorfußbodens wurde vom Amtsgericht Düsseldorf am 12.11.2015 (Az. 12S 13/15) mit folgendem Wortlaut abgewiesen: „wird der Marmorfußboden im Badezimmer durch Urinspritzer eines Stehpinklers beschädigt, so steht dem Vermieter regelmäßig kein Schadensanspruch zu. Das Urinieren im Stehen ist durchaus noch weit verbreitet." Selber schuld, wer einen so empfindlichen Boden verlegt.

Bei zwei anderen Gerichtsverfahren war die Lärmbelästigung durch Stehpinkler Gegenstand der Anklage. Das Amtsgerichts Wuppertal entschied am 14.01.1997 (Az. 34C 262/96), dass der Kläger den durch seinen Wohnungsnachbarn im Mehrfamilienhaus hervorgebrachten Geräuschpegel mit Gelassenheit ertragen müsse – Vorschriften zur Urinierpraktik bedeuteten schließlich einen Eingriff in die Intimsphäre. Mehr Glück hatte ein Kläger vor dem Landgericht Berlin, der sich durch Uriniergeräusche eines nachbarlichen Stehpinklers gestört fühlte, die in seinem Wohnzimmer zu hören waren. Ihm wurde in einem Urteil vom 20.04.2009 (Az. 67S/335/08) das Recht auf eine zehnprozentige Mietminderung zugesprochen. Das 1978 errichtete Gebäude war offensichtlich zu hellhörig. Der Lärmverursacher konnte hingegen auch hier seine (schlechte) Angewohnheit beibehalten.

Die Ursache des Toilettendilemmas ist indessen ausgesprochen hausgemacht. Im privaten Bereich sind WCs in Form von Sitztoiletten bei uns heute „state of the art". Sie sollen von Frauen, Männern und Kindern gleichermaßen für alle Ausscheidungsprozesse benützt werden. Ursprünglich war das aber absolut nicht so gedacht. Als die technische Neuerung Anfang des 20. Jahrhunderts in Mode kam, war ihre Zweckbestimmung in erster Linie das „große Geschäft" (Möllring B 2003). In den Architekturhandbüchern der damaligen Zeit war sogar eindeutig vermerkt, dass die WCs nicht als Urinal verwendet werden sollten. Aufgrund fehlender Alternativen ist die Frage, ob die Toilettenschüssel eine geeignete Vorrichtung für das Wasserlassen der Männer sei, schließlich unter den Tisch gefallen. „Das Klosett muss jemand erfunden haben, der nichts von Männern versteht" lässt es der 2014 verstorbene kolumbianische Literaturnobelpreisträger **Gabriel García Márques** den Arzt Dr. Juvenal Urbino in dem Roman „Die Liebe in Zeiten der Cholera" auf den Punkt bringen. In der Tat ist die Sitzöffnung der männlichen Anatomie nicht so ganz angemessen und besonders bei kleinen Jungs landet der Strahl auch nicht selten zwischen Becken und Brille (Unser Dr. Urbino war trotz alldem später doch noch einsichtig und pinkelte brav im Sitzen).

Vom gesundheitlichen Standpunkt gesehen gibt es im Normalfall keine Einwände. Für den alternden Mann kann die erzwungene Sitzposition allerdings zum Problem werden: bei vergrößerter Prostata kann sie eine Abflussblockade bewirken, sodass größere Mengen

Restharn in der Blase zurückbleiben (www.prostata.de). Im Übrigen werden öffentliche Sitztoiletten auch von Frauen aus hygienischen Gründen selten im Sitzen benutzt. Die „Schwebehocke", eine anstrengende Kniebeuge-Stehposition, trägt im Gegenzug auch nicht gerade zur Sauberhaltung der Klobrille bei. Alles in allem also eine verfahrene Situation, für die es keine Lösung gibt? Der Einbau eines Urinals im häuslichen Sanitärbereich wäre vielleicht keine so schlechte Idee, um die Männerwelt zu entlasten.

**Gibt es eine optimale Körperhaltung für die Blasenentleerung?** Beim Blick über den Klo-Brillenrand zeigt sich: Die bevorzugte Urinierhaltung ist in erster Linie eine Frage traditioneller Gepflogenheiten. In den westlichen Kulturkreisen ist es gesellschaftliche Norm, dass Männer im Stehen und Frauen in der Hocke pinkeln. **Manneken Pis,** das weltberühmte Wahrzeichen Brüssels, 1619 von einem Bildhauer namens Jérôme Duquesnoy geschaffen, stellt die maskuline Variante dar (Abb. 8.1).

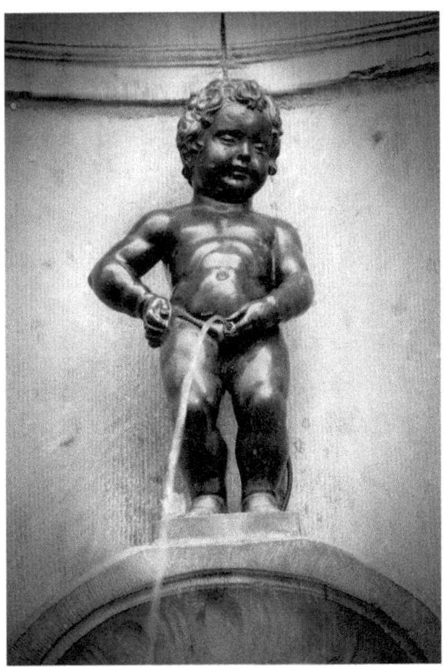

**Abb. 8.1** Manneken Pis. (Mit freundlicher Genehmigung © efreet iStock)

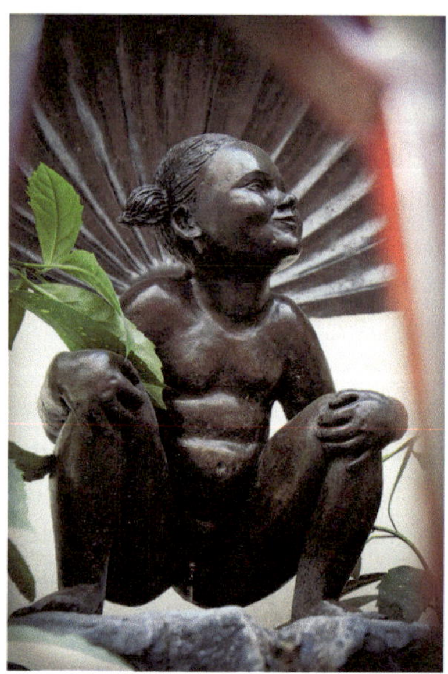

**Abb. 8.2** Jeanneke Pis. (Mit freundlicher Genehmigung © Fyletto iStock)

1985 kreierte der Bildhauer Denis-Adrien Debouvrie das weibliche Pendant dazu und nannte das Kunstwerk **Jeanneke Pis** (Abb. 8.2).

Auch diese Statue kann in Brüssel besichtigt werden.

Nun stellt sich die Frage, ob es eine durch die geschlechtsspezifische Anatomie vorgegebene optimale Körperhaltung für das Wasserlassen bei Frau und Mann gibt. In jedem Fall sind alle Haltungen gut, die einen freien Abfluss gewährleisten. Auf der Toilette sollte die Frau eine aufrechte Sitzhaltung einnahmen (wohingegen ein abgerundeter Rücken für die Entleerung des Darms vorteilhafter ist). Auch wenn es verwunderlich klingt: Aufrechtes Stehen gilt für beide Geschlechter als die natürlichste Position zum Wasserlassen. Anderswo und zu anderen Zeiten ist bzw. war es durchaus üblich, dass Frauen im Stehen urinieren, so wird es beispielsweise aus dem alten Ägypten berichtet (Drösser C 2018). Ungelenkt führt der Strahl dabei allerdings – beim einen mehr, beim anderen weniger – zu nassen Hosenbeinen und verunreinigten Schuhen.

## Gut zu wissen

Für die Blasenentleerung sind alle Körperhaltungen gut, die einen freien Abfluss gewährleisten.

Auf der Toilette sollten Frauen zum Wasserlassen eine aufrechte Sitzhaltung einnehmen.

**Ungebührliche Verhaltensweisen** Eine wunderliche Sache ist die, dass Männer ihren Urinstrahl gerne gegen ein Ziel lenken (das mehr oder weniger gut getroffen wird), wie z. B. einen Baum oder eine Wand. Das ist wahrscheinlich etwas zutiefst Archaisches und hat mit Revier-Markierung zu tun. Männer sind irritiert, wenn sie in den leeren Raum pinkeln sollen, berichtet ein Reiseleiter, der jahrelang Touren durch die Sahara organisierte. Aber Achtung: Mann sollte seine Duftmarke nicht an einen Elektrozaun setzen – der schlagt übelst zurück. Nicht ganz so bösartig tun dies seit einiger Zeit auch die Hauswände in manchen Stadtgebieten, so im Hamburger Stadtteil St. Pauli. Dank eines superhydrophoben Lacks, auch Anti-Pinkel- Lack genannt, prallt dort der Urinstrahl ab und landet auf Hose und Schuhen des Übeltäters. Urinieren im Freien („Wildpinkeln") ist in Deutschland nicht erlaubt! Das unschickliche Benehmen wird – je nach Ausmaß der Belästigung – mit Bußgeldern zwischen 35 und 5000 EUR geahndet, in besonders schweren Fällen kann eine Freiheitsstrafe von bis zu einem Jahr verhängt werden (www.bussgeldkatalog.org).

Das nächste Ekelthema folgt auf dem Fuß: auch der Sprung ins kühle Nass ist nicht ganz ohne. Viele Menschen pinkeln im Schwimmbad nachgewiesenermaßen ins Becken. Bestätigt wird dies durch die beträchtlichen Harnstoffmengen, die sich in Deutschlands Schwimmbädern nachweisen lassen. Der typische Schwimmbadgeruch ist im Übrigen nicht auf Chlor zurückzuführen, sondern auf die ätzende

Substanz Chloramin, die bei der Reaktion von Chlor mit Urin entsteht (SPIEGEL ONLINE 2019). Beckenpinkler müssen sich aber keine allzu großen Sorgen machen, erwischt zu werden: es gibt nämlich, entgegen immer wieder geäußerter Mutmaßungen, keinen Farbindikator zur Sichtbarmachung der Urinspur im Wasser.

Tunlichst nicht ins Wasser urinieren sollte man beim Baden im Amazonas. Dort besteht die Gefahr, dass der Harnröhrenwels **Candirú,** auch als **Penisfisch** bekannt, vom Harnstoff angelockt wird und in die Harnröhre eindringt. Das bedrohliche Tier heftet sich schließlich mit Widerhaken in der Blase fest (Klein F 2007).

**Genderproblematik öffentlicher Bedürfnisanstalten** Bis ins 19. Jh. war es üblich, im Freien zu urinieren. In den expandierenden Städten wurden dann zunehmend öffentliche Toiletten aufgestellt, zunächst nur zum Stehpinkeln für Männer. In Paris hießen die recht einfachen Pissoirs, bei denen Kopf und Füße herausschauten, „Vespasiennes“, benannt nach dem Kaiser Vespasian, der damals im antiken Rom den Wäschereibesitzern die hohen Steuern aufgebrummt hatte. Ende des 19. Jhs. gab es 4000 davon, ein paar wenige sind heute noch zu bewundern. In Berlin wurden an öffentlichen Plätzen gusseiserne Häuschen nach einem Entwurf des Stadtbaurats Carl Theodor Rospalt aus dem Jahr 1878 aufgestellt, wegen des achteckigen Grundrisses „Café Achteck“ genannt. Sie boten Stehplätze für jeweils sieben Männer (www.withberlinlove.com).

Anders als die Erbauer der Macho-Pissoirs hat der deutsche Architekt und Baubeamte Richard Perrey auch an die Damenwelt gedacht, als er in Mannheim nach seinen Entwürfen Anfang des 20. Jhs. schicke steinerne Klohäuschen errichten ließ (Lennartz V 2011). Während sich die Männern in den Pissoirs jedoch ohne großen Zeitaufwand erleichtern können, werden Frauen mit drückender Blase bei starker Frequentierung von öffentlichen WC-Anlagen manchmal auf eine arge Geduldsprobe gestellt. Dem schwachen Geschlecht stehen in aller Regel nur eine begrenzte Anzahl von Sitztoiletten in Einzelkabinen zur Verfügung und da ist dann häufig Schlange stehen angesagt. Hier hat die Schweiz eine Vorreiterrolle eingenommen und erstmals bei Musikfestivals Frauenpissoirs aufgestellt. Spezielle Einmal- Urinierhilfen aus Pappe machen das Stehpinkeln auch für Mädels zu einer relativ sauberen Sache. Inzwischen trifft man die fortschrittlichen Pinkelstationen mancherorts auch als feste Installation an, so z. B. am Brombachsee im fränkischen Seenland.

## 8.2 „Ausgewogenes" Trinken

Auf-Teufel-komm-raus viel trinken heißt das Credo unserer Tage. Diese Empfehlung wird von vielen Zeitgenossen ohne Sinn und Verstand befolgt und die täglichen Trinkmengen liegen oft außerhalb des physiologischen Toleranzbereichs. Künstliche Dummheit sozusagen, die unter Umständen sogar gefährliche Auswirkungen haben kann. Tiere folgen da eher ihrem natürlichen Instinkt. Ein altes Sprichwort besagt: „Man kann ein Pferd zum Wasser führen, aber man kann es nicht zum Trinken zwingen".

Am 12. Januar 2007 starb eine 28- jährige Kalifornierin, nachdem sie in kurzer Zeit zwei Gallonen (das sind etwas mehr als 7 1/2 L) Wasser getrunken hatte. Ein lokaler Radiosender hatte zu einem Wassertrinkwettbewerb unter dem Motto „Hold your wee for a Wii" (Halte dein Pipi für ein Wii-Videospiel) aufgerufen – mit tragischem Ausgang. (www.nbcnews.com).

Anfang Juli 2015 verstarb ein Teilnehmer eines Marathonlaufs in Frankfurt an einem Hirnödem. Es war an dem Tag sehr heiß (40 °C), der Mann hatte stark geschwitzt und literweise Leitungswasser gegen seinen Durst getrunken (WELT 2015).

Zwei extreme Geschichten. Dass Wasser in großen Mengen ein Giftstoff sein kann, ist vielen einfach nicht bewusst.

### 8.2.1 Wasser: Mindestmengen und Obergrenzen – das richtige Maß finden

Unser Körper unterliegt einem ständigen Wasserverlust, der zeitnah eins zu eins ausgeglichen werden muss. Viel Spielraum ist dabei nicht vorhanden. Ohne Wasser kann ein Mensch nur wenige Tage überleben. Andererseits muss das überschüssige Wasser im Falle einer Überversorgung möglichst schnell wieder aus dem Körper hinaus. Auf Vorrat trinken geht nicht. Das ist eigentlich auch schon das ganze Geheimnis.

Der tägliche Trinkwasserbedarf ergibt sich aus der Differenz zwischen Wasser-Input und -Output. Fangen wir mit der Verlustseite an.

**Wasser-Output** Pro Tag gibt der Körper eines Erwachsenen im Schnitt zweieinhalb Liter Flüssigkeit ab. Eine durchschnittliche Ausscheidungsmenge von anderthalb Litern Urin stellt dabei den größten Posten dar. Über die Haut wird ca. ein halber Liter verdunstet, über die Atmung werden noch einmal 300 Milliliter an die Luft abgegeben (wenn es sehr kalt ist, kann man das direkt als Kondenswasser in der ausgeatmeten Luft sehen). Beides zusammen wird in der Fachwelt als „Perspiratio insensibilis" bezeichnet, das unbemerkte Ausschwitzen. Mit dem Stuhl gehen zusätzliche 100 bis 150 Milliliter Wasser verloren.

Nach oben sind Abweichungen größeren Ausmaßes möglich. Bei einer Polyurie, der krankhaft erhöhten Urinausscheidung, werden definitionsgemäß von der Niere pro Tag mehr als zweieinhalb Liter ausgeschieden. Der Körper kann im Extremfall über 16 Liter Schweiß produzieren (Arbeiter am Hochofen, Marathonlauf bei hohen Temperaturen) (www.daserste.de). Auch bei Durchfall und Erbrechen können große Flüssigkeitsmengen verloren gehen. Hyperventilation kann zu einem erhöhten Wasserverlust über die Lunge führen, und beim extensiven Weinen („Und ihre Tränen fließen wie's Bächlein auf den Wiesen" – diese Verszeile aus dem „Struwelpeter" ist ein schönes Bild dafür) kann sogar mehr als halber Liter zusammenkommen.

---

» Der Körper eines Erwachsenen kann im Extremfall über 16 Liter Schweiß produzieren.

---

Bei Wassermangel kommt der Wassersparmechanismus der Niere zum Tragen. Auch in der Nacht wird die Ausscheidungsmenge verringert, um uns eine ungestörte Nachtruhe zu verschaffen. Die Untergrenze der täglichen Urinmenge liegt bei einem halben Liter. Darin kann ein gesunder Mensch gerade noch so die bei durchschnittlicher Ernährung anfallenden harnpflichtigen Substanzen entsorgen.

**Wasser-Input** „Wasser kann man trinken oder es lassen“ – mit diesem mehrdeutigen Spruch brachte uns Heinz Erhard vor einigen Jahrzehnten zum Schmunzeln. So ganz lassen kann man das Wassertrinken allerdings nicht. Egal, wie groß der Verlust ist: der Wassergehalt des Körpers muss konstant gehalten werden. Rechnen wir also nach: als Minimum müssen täglich anderthalb, im Mittel zweieinhalb und in ganz extremen Situationen über zehn Liter Wasser nachgefüllt werden. Wichtig ist: für die Aufnahme großer Flüssigkeitsmengen bei erhöhtem Bedarf gelten gesonderte Regeln – mehr dazu an späterer Stelle.

Die Wasseraufnahme erfolgt nicht ausschließlich durch Trinken. Über ein Liter Wasser steckt in der festen Nahrung, die wir täglich zu uns nehmen (Abb. 8.3). Unsere Nahrungsmittel haben im Schnitt einen Wassergehalt von 60 %. Spargel enthält sogar 93 % Wasser. Aber auch wenn unser Essen staubtrocken wäre, würden immer noch 300 Milliliter Oxidationswasser bei der Nahrungsverbrennung übrig bleiben.

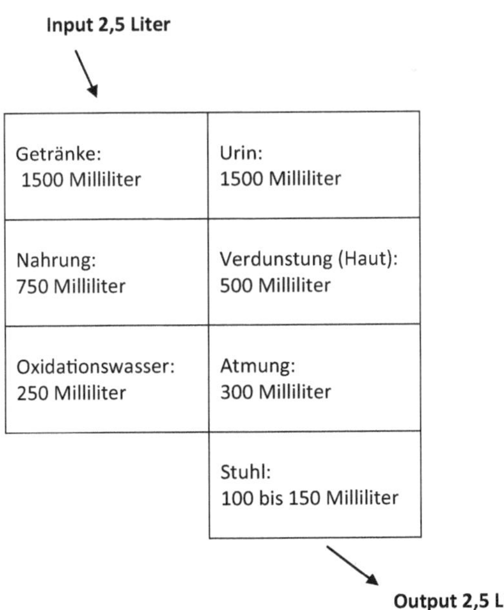


**Abb. 8.3** Durchschnittliche Wasserbilanz. (In Anlehnung an Silbernagel S et al. 2018)

(Das ist einer der Tricks von Kamelen: in den Höckern speichern sie Fett und bei dessen Verbrennung wird sowohl Energie als auch Wasser gewonnen.) Zur Vermeidung einer Negativbilanz muss also nur die verbleibende Differenzmenge getrunken werden. Das wäre dann mindestens ein halber Liter. An diese untere Grenze sollte man nur bei ausgesprochenem Wassernotstand gehen, denn das Risiko für Steinbildung ist bei einem maximal konzentrierten Harn, den die Niere dann produzieren muss, erhöht. Als guten Anhaltspunkt können wir unter Normalbedingungen anderthalb Liter als tägliche Wasserration anpeilen (www.urologenportal.de). Das wären 6 Schoppengläser. Eines davon darf hin und wieder auch mit Rotwein gefüllt sein. Wilhelm Buschs Spruch: „Rotwein ist für alte Knaben eine von den besten Gaben" gilt ebenso für die Mädels – und nur, solange ihn beide in Maßen genießen.

Da die Verdunstungsmenge je nach Umgebungstemperatur und körperlicher Aktivität stark schwankt, kann unter Umständen ein erheblicher Mehrbedarf bestehen. Auch bei Einnahme von wassertreibenden Substanzen (Diuretika) muss die erhöhte Ausscheidungsmenge berücksichtigt werden. Dass Alkohol den Wassersparmechanismus zunichtemacht, ist ja mittlerweile zur Genüge bekannt. Der Nachdurst nach Alkoholkonsum hat also seine Berechtigung.

**Alles klar?**

- Der Wasser-Output ist äußerst variabel!
- Um die täglich anfallenden Abfallstoffe entsorgen zu können, müssen die Nieren mindestens einen halben Liter Urin produzieren.
- Eine ideale Trinkmenge kann nicht pauschal angegeben werden. Unter Normalbedingungen liegt sie bei circa anderthalb Litern pro Tag.

**Methoden zur Abschätzung der richtigen Trinkmenge** Einen Hinweis auf die Wasserversorgungslage kann uns die Farbe des Urins geben, die von wasserhell bis dunkelgelb variieren kann. Liegt die Farbintensität im oberen Bereich, ist es an der Zeit, etwas zu trinken (Morgens darf es ruhig etwas dunkler sein) (Abb. 8.4).

Die objektivste Kontrolle bietet die über den Tag hinweg produzierte **Urinmenge.** Kommen **ein bis zwei Liter** zustande, haben Sie sich ihr

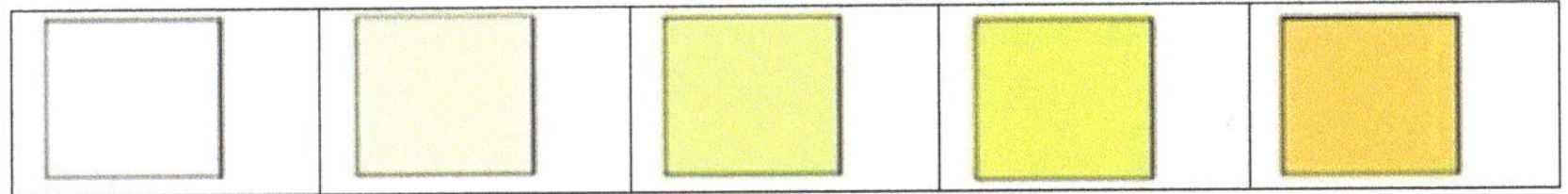

**Abb. 8.4** mögliche Farbintensitätsstufen von Urin

Sternchen verdient. Nutzlos ist es, täglich mehr als drei Liter Urin abzusondern. Dabei ist nichts gewonnen. Der Körper wird dadurch weder besser entgiftet, noch werden die Nieren sauberer, wenn mehr Wasser durchfließt.

> Die Wasserversorgungslage des Körpers kann an der Urinfarbe und noch besser an der täglich produzierten Urinmenge erkannt werden.

**Unterversorgung mit Wasser** Sinkt die Urinmenge unter die Untergrenze von einem halben Liter pro Tag ab, ist das als echtes Alarmzeichen für eine massive **Unterversorgung** mit Wasser zu werten. Folge davon ist eine Abnahme des Körperwassers, der Fachbegriff dafür ist **„Dehydratation"** („hydor" ist griechisch und bedeutet Wasser). Die weitere Folge davon ist die **Exsikkose,** die Austrocknung des Körpers (von lateinisch „ex" = aus und „siccus" = trocken). Auswirkungen des Volumenmangels der Körperflüssigkeiten sind veränderte Fließeigenschaften des Blutes mit erhöhter Thromboseneigung und ein Blutdruckabfall. Bei schwerer Exsikkose sammeln sich harnpflichtige Substanzen im Blut an. Unruhe, Benommenheit/Apathie, Krampfanfälle und Bewußtlosigkeit können auftreten. Bei einem Defizit von 15 % des Körperwassers tritt der Tod ein (Deetjen P 1976).

Ursache einer Exsikkose kann neben einem primären Wassermangel auch ein übermäßiger Flüssigkeitsverlust durch Schwitzen, Erbrechen und Durchfall sein. Durchfallerkrankungen bei Säuglingen und Kleinkindern führen häufig zu dieser dramatischen Notfallsituation. In der

Sommerhitze des Jahres 2003 kam es in Deutschland, Frankreich und Italien zu tausenden von Todesfällen, von denen ein großer Anteil die auf der Basis statistischer Berechnungen mit hoher Wahrscheinlichkeit auf eine Exsikkose zurückzuführen waren (Robert Koch Institut 2004). Auch eine erhöhte Urin-Ausscheidung (bei Zuckerkrankheit, Nierenerkrankungen oder der Einnahme von Diuretika) oder eine Unterversorgung aufgrund von mangelndem Durstempfinden (insbesondere bei alten Menschen) können eine Dehydratation bewirken.

Leitsymptome der Exsikkose sind:

- stehende Hautfalten (insbesondere auf dem Handrücken und über dem Schlüsselbein)
- eingefallene Halsvenen

Als weitere Symptome sind zu beobachten:

- Trockenheit von Haut und Schleimhäuten
- Verstopfung
- eventuell eine erhöhte Körpertemperatur (Durstfieber)
- Nierenschmerzen

Der Füllstand der Wasserspeicher wirkt sich, wie nicht anders zu erwarten, auf das Körpergewicht aus. Deshalb ist die gezielte kurzzeitige Dehydrierung vor dem offiziellen Wiegen ein gängiges Mittel zur Erhöhung der Erfolgschancen bei Profiboxern. Durch diesen Trick lässt sich die Einstufung in eine niedrigere Gewichtsklasse erreichen. Nach anschließender ausreichender Flüssigkeitsaufnahme sind die Kilos am Tag des Kampfes alle wieder drauf (www.ran.de). Gesund ist dieses Vorgehen absolut nicht.

---

» **Das Absinken der Urinmenge auf weniger als einen halben Liter pro Tag ist ein Alarmzeichen.**

---

**Überversorgung mit Wasser** Eine Wasserüberversorgung (Hyperhydratation) durch Trinken hinzukriegen ist nicht ganz einfach. Der Körper entwickelt einen regelrechten Widerwillen gegen eine übermäßige Flüssigkeitszufuhr. Gefährlich ist es, bei großem Durst (wie z. B. während eines Marathonlaufs) sehr schnell sehr viel zu trinken. Einen Riesenschwall an Wasser kann die Niere nicht schnell genug wegschaffen. Es braucht Zeit, bis der Regulationsmechanismus für eine vermehrte Wasserausscheidung in die Gänge kommt. Bis dahin sind wir unter Umständen schon tot.

Soweit, so gut. Eine Vorstellung vom täglich erforderlichen Wasserquantum haben wir gewonnen. Es gibt jedoch noch mehr zu beachten.

### 8.2.2 Wasser ist nicht alles

„Wasser ist zum Waschen da, falleri und fallera…doch kein Mensch kann so tief sinken und das Wasser einmal trinken" sangen 1956 fröhlich die 3 Peheiros. Und im Mittelalter gab man ja auch schon den Kindern Wein zu trinken, weil das Wasser nicht hygienisch war.

Doch Spaß beiseite. Wasser ist unverzichtbar und es ist auch der Hauptbestandteil der meisten Getränke (und der festen Nahrung) Dass große Mengen davon, in kurzer Zeit getrunken, eine waschechte Wasservergiftung (Wasserintoxikation) hervorrufen können, haben uns die zwei oben erwähnten Beispiele gelehrt. Die eigentliche Ursache für das Ableben war in beiden Fällen ein Salzdefizit in den Körperflüssigkeiten. Der dehydrierte Frankfurter Marathonmann beging den Kardinalfehler, große Mengen reines Trinkwasser gegen seinen immensen Durst zu trinken, nachdem er vorher stark geschwitzt und mit dem Schweiß auch Salz verloren hatte. Die verhinderte Gewinnerin des kalifornischen Radiowettbewerbs hat schlichtweg ihre Kanalisation überfordert. Wie bei Starkregen kam es zum Rückstau der krassen Wassermassen. Die Überschwemmung führte zu einer Volumenzunahme des Blutplasmas und der Gewebeflüssigkeit. Durch den Verdünnungseffekt erniedrigte sich der relative Salzgehalt in diesen Körperflüssigkeiten. Als Folge des Salzdefizits werden osmotische Kräfte wirksam: Wasser strömt in Richtung der höheren Salzkonzentration, also in diesem Fall in die Zellen hinein. Dadurch quellen diese auf und können sogar platzen. Die räumliche Ausdehnung ist vor allem im Gehirn ein Problem. Ein Hirnödem bildet sich aus, Kopfschmerzen stellen sich ein und schließlich sterben durch den Druckanstieg Hirnareale ab. (Umgekehrt kann das Gehirn bei massivem Flüssigkeitsmangel und entsprechend hoher Salzkonzentration im Extrazellulärraum auch schrumpfen.)

„Nur Wasser trinkt der Vierbeiner, der Mensch, der findet Bier feiner" – dieser Spruch, ebenfalls von Heinz Erhard, bringt uns hier allerdings auch nicht weiter. Wenn manche Zeitgenossen unter dem Motto „Hau wech" zu große Mengen Bölkstoff in sich hineinschütten, stellt sich das sogenannte Biertrinkersyndrom ein, das sich in Müdigkeit und Gleichgewichtsstörungen bis hin zum Bewußtseinsverlust äußert. Schuld daran ist in diesem Fall nicht der Alkohol, sondern die Tatsache, dass mit den beträchtlichen Urinmengen, die nach reichlichem Bierkonsum zusammenkommen, auch viel Salz verloren geht. Das Biertrinkersyndrom also in erster Linie ebenfalls ist ein schnöder Salzmangel (Abb. 8.5).

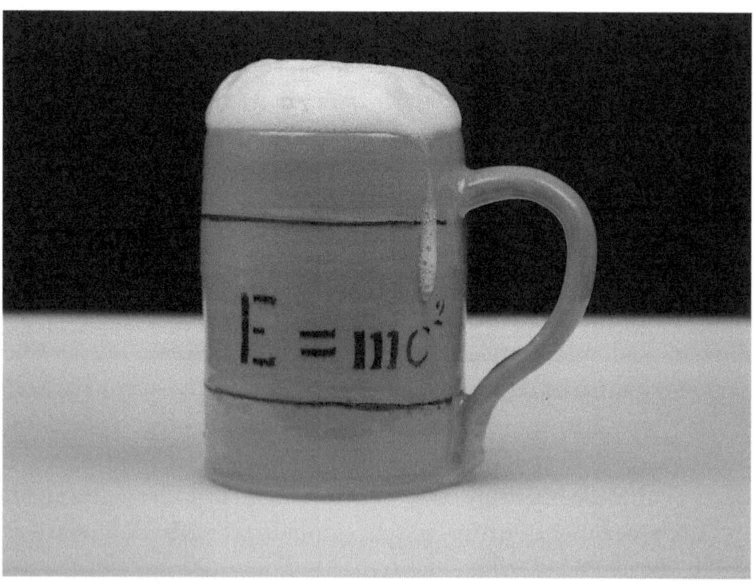


**Abb. 8.5** Zu viele Mass zu schnell getrunken…

Wahrscheinlich sind Sie jetzt gründlich verwirrt. Trinkwasser ist ja normalerweise ungesalzen und ein niedriger Salzgehalt ist im Hinblick auf eine gemeinhin empfohlene salzarme Diät eher erwünscht. Unter normalen Umständen ist das voll ok. Gefährlich wird es erst, wenn man außergewöhnlich starke Flüssigkeitsverluste mit salzarmen Getränken kompensiert. Weil salzfreier Urin ein Ding der Unmöglichkeit ist, muss eben auch das ausgeschiedene Salz entsprechend nachgeliefert werden.

**Alles klar?**

- Sowohl im Urin als auch im Schweiß geht dem Körper Salz verloren.
- Das Trinken großer Mengen salzarmer Getränke kann zu einem Salzdefizit führen.

## Kochsalzgehalt von Speisen und Getränken

Unter normalen Umständen ist die Salzversorgung mehr als ausreichend. Natriumchlorid, das gute alte Kochsalz, ist zwar ein unentbehrlicher Bestandteil des Organismus, unser Essen enthält jedoch in der Regel zu viel davon. Der Schätzwert für den täglichen Mindestbedarf beträgt ca. 1,4 Gramm Kochsalz. Diese Menge ist schon beinahe in einem Brötchen enthalten. Der Durchschnittsdeutsche verzehrt täglich 8–10 Gramm Kochsalz. Die Hauptquellen sind Fertigprodukte, Brot, Wurst und Käse. Wahre Salzbomben sind Fertigsoßen. Gemüse und Früchte enthalten sehr wenig Salz. Der Speisesalzgehalt ist eine Pflichtangabe der Lebensmittelkennzeichnung.

Die Einschätzungen verschiedener Organisationen für eine **optimale Tagesration** sind sich ziemlich ähnlich:

- Die **DGE** (Deutsche Gesellschaft für Ernährung) empfiehlt eine tägliche Salzmenge von 6 Gramm, als absolute Obergrenze werden 10 Gramm genannt (Deutsche Gesellschaft für Ernährung 2013).
- Die **WHO** (Weltgesundheitsorganisation) rät sogar zu weniger als 5 % (Das ist noch nicht einmal ein Teelöffel voll). Ihre Mitgliedsstaaten haben sich zum Ziel gesetzt, den Salzkonsum bis zum Jahr 2025 um 30 % zu senken. Das würde die Zahl der Todesfälle angeblich um 2,5 Mio. senken (World Health Organization 2016).

Allerdings gibt es kein Patentrezept für alle Fälle – über den Nutzen einer salzarmen Diät gibt es durchaus widersprüchliche Aussagen (Stolarz-Skrzypek K und Staessen JA 2015). Ein hoher Salzkonsum hat vor allem negative Auswirkungen bei Übergewicht, Diabetes, Nierenerkrankungen und allgemein bei Stress und er kann zu erhöhtem Blutdruck führen. Tatsächlich scheint die zugeführte Salzmenge aber nur bei einem Teil der Bevölkerung einen Einfluss auf den Blutdruck zu haben. Man bezeichnet diese Menschen als salzsensitiv. Menschen mit eingeschränkter Nierenfunktion sollten in jedem Fall eine salzrestriktive Diät einhalten.

**Zusammenhang zwischen Natrium- und Kochsalzgehalt**
In Wasser gelöst zerfällt das Salzmolekül in die Ionenpaare Natrium (mit positiver Ladung) und Chlorid (mit negativer Ladung). Regulationstechnisch hat die Natur das Natriumion als Indikator für das richtige Salz-Wasser-Mischungsverhältnis in unseren Körperflüssigkeiten ausgesucht. Der Volumenhaushalt und damit die Gewebespannung (der Gewebetonus) wird von der Gesamtmenge an Wasser und Natrium bestimmt.

> Natrium gibt den (Gewebe-)Tonus an.

Langsam dämmert uns, warum wir bei dem, was wir zu uns nehmen, manchmal auf das Salz und dann wieder auf den Natriumgehalt achten sollen. Bei festen Nahrungsmitteln steht die Angabe des Salzgehalts im Vordergrund, auf den Etiketten der Getränkeflaschen wird in der Regel der Natriumgehalt angezeigt. Über den Daumen gepeilt lässt sich beides mit einem Umrechnungsfaktor von 2,5 auf einen Nenner bringen. Die einfache Erklärung: Natrium hat einen Masseanteil von ungefähr 40 % am Kochsalzmolekül.

Allerdings kann Natrium außer mit dem Chlor auch mit anderen Partnern zusammen auftreten, wie beispielsweise im Geschmacksverstärker

Natriumglutamat (E621). Genauso wie es verschiedene Arten von Zucker gibt, gibt es auch verschiedene Salze. Unsere tägliche Natriumration bekommen wir aber fast ausschließlich über das Kochsalz geliefert.

Es ist nicht ganz einfach, die Empfehlungen zum Salzverzehr zu befolgen.Eine Vorstellung davon, wieviel Salz bzw. Natrium sich in unserem Essen und in verschiedenen Getränken versteckt, sollen die Tabellen vermitteln (Quelle: Angaben auf den Etiketten der Lebensmittel bzw. Angaben der zuständigen Wasserwerke) (Tab. 8.1 und 8.2).

Gesunde Menschen dürfen beim Mineralwassereinkauf die Lesebrille getrost zu Hause lassen. Der Salzgehalt von Trinkwasser spielt nur eine vergleichsweise marginale Rolle für die Salzversorgung. In München müsste man 110 Liter Leitungswasser trinken, um den Tagesbedarf zu decken. So viel schafft nur ein Kamel, nachdem es durch die Wüste gezogen ist. Dass destilliertes Wasser giftig sei, ist auch so ein Ammenmärchen. Manche Gesundheitsapostel trinken Aqua destillata sogar als Entschlackungsmittel. Es ist nichts anderes als Regenwasser, nur sauberer (Regenwasser kann allerlei Verunreinigungen aus der Luft enthalten). Die DGE (Deutsche Gesellschaft für Ernährung) warnt allerdings vor dem ausschließlichen Gebrauch, da dem Körper auf Dauer Kalium- und Natriumionen entzogen werden.

Zur Vermeidung des Biertrinkersyndroms könnten Biertrinker im Übrigen auch einfach eine Prise Salz ins Bier geben. Auch mit einer kleinen Mahlzeit ließe sich ein Salzdefizit locker vermeiden.

**Tab. 8.1** Salzgehalt von Nahrungsmitteln (Angaben in Gramm pro 100 Gramm)

| | |
|---|---|
| Aufbackbrötchen | 1,1 |
| Vollkornbrot | 1 (0,7 Gramm pro Scheibe) |
| Tiefkühlpizza | 1,7 |
| Cornflakes | 1,5 |
| Chips | 2,5 |
| Gouda | 2 |
| Roher Schinken | 5 |
| Grillsaucen | 2,8 |
| Sojasoße | 16,9 |
| Maggi Würze | 24,5 |

**Tab. 8.2** Natriumgehalt von Trinkwasser und anderen Getränken (Angaben in Milligramm pro Liter)

| | |
|---|---|
| empfohlene Obergrenze für Natrium im Trinkwasser | 200 |
| Als „natriumhaltig" gekennzeichnetes Trinkwasser | Mehr als 200 |
| Trinkwasser mit der Kennzeichnung „geeignet für die Zubereitung von Säuglingsnahrung" oder „geeignet für eine natriumarme Ernährung" | Weniger als 20 |
| Achtung: natürliche Mineralwässer können einen hohen Natriumgehalt aufweisen! | |
| Der Natriumgehalt im Leitungswasser ist regional unterschiedlich und kann bei den zuständigen Wasserwerken erfragt werden. Beispielhaft seien die Werte von vier Städten aufgeführt | |
| München | 5 |
| Fürth | 8,6 |
| Köln | 36 |
| Berlin | 38 |
| Auch andere Getränke haben in der Regel einen geringen Natriumgehalt | |
| Bier | 40 (abhängig vom verwendeten Brauwasser) |
| Wein | 50 (abhängig vom Boden) |
| Natürliche Fruchtsäfte | ca. 2–25 |
| Hinweis: Gemüsesäfte können unter Umständen ebenfalls kräftig gesalzen sein | |
| Ausnahmen stellen isotonische und Elektrolytgetränke dar. Sie sind in erster Linie für Ausdauersportler konzipiert und enthalten neben Natrium auch andere Mineralstoffe, die beim Schwitzen gleichfalls verloren gehen | |
| Elektrolytgetränke | 400–1000 |

## 8.2.3 Regulationsmechanismus Durst

Das Beruhigende: Im Hinblick auf ein gesundheitsbewusstes Trinkverhalten dürfen wir im Normalfall unseren Trinkgelüsten vertrauen. (Die nach alkoholischen Getränken sind hier wieder einmal nicht gemeint). Die Natur hat uns mit einem wunderbaren Regelmechanismus ausgestattet – bei Wassermangel setzt gewöhnlich der Durst ein. Die Kontrolle der Wasseraufnahme wird über einen zentralnervösen Durstmechanismus gesteuert (Deetjen P 1976).

### Regulationsmechanismen des Durstes

Durst ist sowohl psychisch als auch nerval gesteuert. Er wird über zwei Triggermechanismen ausgelöst. Das sind a) ein Flüssigkeitsmangel und b) eine erhöhte Elektrolytkonzentration. Osmorezeptoren im Hypothalamus reagieren auf einen Anstieg des osmotischen Werts. Der Hypothalamus ordnet zunächst die Freisetzung von ADH zur Drosselung der Wasserausscheidung an, dann setzt der Durst ein. Damit kein ständiges Trinkbedürfnis besteht, gibt es eine Durstschwelle. Sie wird bei einem Wasserdefizit von ca. 0,5 % des Körpergewichts überschritten, bei Schwangeren liegt sie niedriger.

Sobald die aufgenommene Wassermenge ein eingetretenes Defizit ausgeglichen hat, erlischt der Durst. Es gibt sogar einen Mechanismus, der sich „präresoptive Durststillung" nennt: Schon bevor die getrunkene Flüssigkeit aus dem Verdauungstrakt resorbiert wurde, weiß der Körper, dass da noch was kommt. Das ist auch gut so, dadurch wird theoretisch eine Überversorgung vermieden. (Warme Getränke, wie z. B. Tees, sind übrigens besser zur schnellen Durststillung geeignet, weil sie nicht erst noch lange im Magen angewärmt werden müssen.)

**Alles klar?**

- Die Wasseraufnahme wird über den zentralnervösen Durstmechanismus gesteuert.
- Osmorezeptoren im Hypothalamus reagieren auf einen Anstieg des des osmotischen Wertes.
- Zunächst wird der Wassersparmechanismus angeworfen, dann setzt der Durst ein.
- Damit kein ständiges Trinkbedürfnis besteht, gibt es eine Durstschwelle.

### Durst – ein verschüttetes Gefühl?

Weil wir ständig ausreichend mit Getränken versorgt sind, kennen wir kaum richtigen Durst. Die Flüssigkeitsaufnahme ist bei unsereins größtenteils über Angewohnheiten und bedingte Reflexe gesteuert und die

Trinkmenge entspricht meist nicht dem Flüssigkeitsbedarf. Um auf der sicheren Seite zu sein, ist die ständige Wasser-Überversorgung Mode geworden. Interessanterweise gibt es in unserer Sprache auch kein Wort für den Zustand nach der Durststillung, also eine Entsprechung für das Adjektiv satt. Das Kunstwort „sitt", das anlässlich einer Ausschreibung im Jahr 1999 vorgeschlagen wurde, hat sich nicht durchgesetzt. Es hört sich auch irgendwie komisch an.

Bei Wassermangel wird die Speichelsekretion heruntergefahren und die Schleimhäute in Mund- und Rachenraum trocknen aus. Neben der ausgetrockneten Kehle entsteht ein diffuses Gefühl des Unbehagens. „Durst ist schlimmer als Heimweh" sang Gus Backus 1967. Durst ist eigentlich ein starkes Gefühl. Leider hat der moderne Mensch teilweise verlernt, seine leiblichen Bedürfnisse wahrzunehmen. Der Dalai Lama hat es sinngemäß folgendermaßen formuliert: „Von den Ereignissen der Außenwelt völlig in Anspruch genommen, nehmen wir uns nicht die Zeit, unsere Empfindungen genauer zu betrachten. Wir sind dauernd abgelenkt". Besonders durch Stress werden körperliche Bedürfnisse ausgeblendet, und dann kann das Trinken schon mal vergessen werden. Das Durstgefühl kann zudem tatsächlich – wie andere Körperfunktionen auch – im Alter nachlassen. Auch gibt es Menschen und Tiere mit fehlendem und solche mit übersteigertem Durstgefühl. Die Fachbegriffe dafür sind „Adipsie" (griechisch „adipsos" = „ohne Durst") bzw. „Polydipsie" („polydípsios" = „vieldurstig").

Die meisten durstigen Leute bemerken ihren Mangelzustand, wenn ihnen ein Glas Wasser oder etwas Saftiges angeboten wird. Anstatt die Hammermethode der Vieltrinker anzuwenden, sollten wir also gelegentlich in uns hinein hören und wieder ein Gespür dafür bekommen, wie sich Durst anfühlt, um von der höchst sinnvollen Feinregulierung der Wasserversorgung zu profitieren.

---

**» Lernen Sie, auf Ihren Durst zu hören!**

---

Die Natur hat also für den Normalfall vorgesehen, dass wir gerade so viel trinken, wie uns der Durst vorgibt. Beim Salz wird es uns nicht so leicht gemacht. Es gibt kein Organ bzw. keinen Mechanismus für das Erkennen eines Salzmangels. Wadenkrämpfe können ein Hinweis auf Untersalzung sein.

## 8.3 Aufschlussreiche Selbstbeobachtung – es darf gespielt werden

Es entspricht der Neugier, dem Ordnungssinn und dem Spieltrieb des Menschen, die Welt und auch den eigenen Körper zu vermessen. Anhängern der „Quantified Self Community" steht allerhand elektronischer Schnickschnack zur Verfügung: Fitness-Tracker in Form einfacher Schrittzähler, Smartwatches, Schlafsensoren, „Smart Clothes" (Kleidung mit integrierten Vitalitätssensoren) und es gibt unzählige Smartphone-Apps zur Überwachung und Analyse gesundheits- und fitnessrelevanter Daten.

Die Ausscheidungsfunktionen fallen bei der körperlichen Selbstüberwachung in aller Regel unter den Tisch. Sportler kennen vielleicht ihr Lungenvolumen, aber wer kennt schon das Fassungsvermögen seiner Blase? Das wollen wir nun umgehend ändern!

### 8.3.1 Das Blasentagebuch

Das Führen eines Blasentagebuchs kann eine lohnenswerte Sache sein! Nicht aus Kontrollwahn, sondern aus dem einfachen Grund, dass sich aus der Beobachtung des Eigenprodukts Urin unter Umständen sachdienliche Hinweise zur Optimierung von Gesundheit und Wohlbefinden ergeben. Man braucht keine App dafür. Der wichtigste Ausrüstungsgegenstand ist ein glasklarer Messbecher mit Deziliter-Skalierung, wie er in jedem Haushaltswarengeschäft erhältlich ist (Abb. 8.6).

Mithilfe dieser modernen Matula (Harnschauglas) darf im Experimentierlabor Badezimmer nach Herzenslust gepanscht werden. Nur Mut! Allein schon zu beobachten, wie der Urin über den Tag hinweg seine Farbe verändert, ist total spannend!

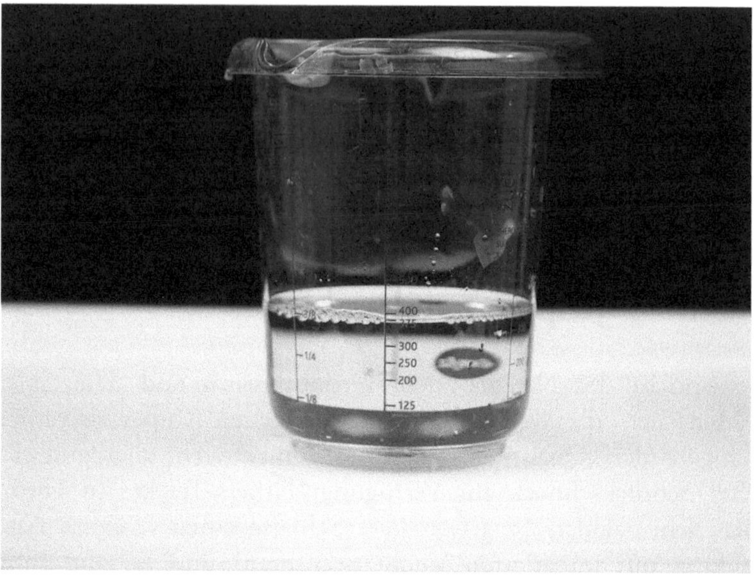


**Abb. 8.6** Die moderne Matula

Am besten starten Sie an einem Tag, an dem Sie alleine zuhause sind. Fangen Sie bei jedem Toilettengang jeweils die gesamte Urinmenge in dem Messbecher auf, beginnend mit der ersten Blasenentleerung am Morgen. Lesen Sie zuerst die Menge ab. Dann setzen Sie, so wie die Harnbeschauer des Mittelalters, Ihre Sinne ein. Weil sich der Urin, wie wir wissen, beim Stehenlassen verändert (er dunkelt nach, wird trüb, ein unangenehmer Geruch entwickelt sich), muss er „fangfrisch" begutachtet werden. Beurteilen Sie Farbe und Farbintensität und achten Sie auf eventuell vorhandene Auffälligkeiten wie ungewöhnlichen Geruch, Trübung oder Schaumbildung. Der Verlauf einer Blasenentzündung bis hin zur Genesung lässt sich am Erscheinungsbild des Urins ganz prima nachvollziehen.

Speziell Interessierte dürfen auch noch Urinstäbchen einsetzen um beispielsweise die Dichte (das spezifische Gewicht) oder den pH-Wert zu bestimmen. Das sind sinnvolle Zusatzbestimmungen, vor allem für Menschen, die mit Harnsteinproblemen zu kämpfen haben. Auch für die Überprüfung auf Zucker gibt es Stäbchen für den Hausgebrauch. (Entsprechende Hinweise dazu finden sich in Kap. 5). Die

Bestimmung von Ketonkörpern kann aufschlussreich sein für Leute, die eine ketogene Diät durchführen (Mehr dazu siehe ebenfalls Kap. 5). Körpergewicht und Blutdruck sind weitere interessante Parameter, die zur Vervollständigung des Gesamtbildes beitragen. Waage und Blutdruckmessgerät müssen jedoch keinesfalls bei jedem Toilettengang zum Einsatz kommen. Last but not least ist die Registrierung der Intensität des Harndrangs vor der Blasenentleerung ein hervorragendes Mittel, um herauszufinden, wie die eigene Blase tickt. Weil Flüssigkeits-Input und -Output im direkten Zusammenhang miteinander stehen, sollten unbedingt auch Trinkmengen und die jeweilige Getränkeart in die Beobachtung aufgenommen werden.

Uhrzeit, Harnmenge, Farbe usw. – es gibt eine Menge zu protokollieren und deshalb ist es sinnvoll, ein **Pipiprotokoll** zu führen, vorzugsweise im Tabellenblatt-Format. Wenn man pro Beobachtungstag ein Tabellenblatt anlegt und die einzelnen Blätter zu einem **Blasentagebuch** zusammenfügt, wird es schön übersichtlich. Die folgende Mustertabelle ist nur als Anregung gedacht und kann nach Bedarf abgewandelt werden (Abb. 8.7).

**Auswertung des Blasentagebuchs**

Sobald zwei bis drei Seiten ausgefüllt sind, können Sie sich an die erste Auswertung machen. Sicher lässt es Ihr Forscherherz höher schlagen, wenn sich aus den Aufzeichnungen schlüssige Zusammenhänge ergeben. Vielleicht können Sie bereits eine Wechselbeziehung zwischen Trinkmenge und Urinmenge sowie -farbe erkennen?

Zunächst einmal dürfen Sie ganz und gar zufrieden sein, wenn Ihre Blase über den Tag hinweg vier- bis fünfmal ein dringendes Bedürfnis kundgetan hat und die aufgefangenen Urinmengen jeweils zwischen 300 und 500 Milliliter lagen. Wenn die Flüssigkeit im Messbecher dann auch noch hell- bis goldgelb, klar und geruchlich unauffällig war und keine Schaumbildung auftrat, ist das richtig super. Morgenurin ist im Normalfall dunkler, konzentrierter und hat eine vergleichsweise hohe Dichte. Der pH-Wert spiegelt in erster Linie die Art der Ernährung wider. Zur Erinnerung: bei eiweißreicher Ernährung liegt er im sauren, bei vegetarischer und eiweißarmer Ernährung im alkalischen (basischen) Bereich (siehe Kap. 5, Abschn. 5.2.4). Ein hoher pH-Wert -auch das wissen wir bereits – kann jedoch auch durch eine Harnwegsinfektion verursacht sein. Passend zu einem solchen

Pipiprotokoll

Tag 1/Datum:

| Uhrzeit | Harndrang (+,++,+++) | Harnmenge (Milliliter) | Urinfarbe (hell/dunkel ...) | Trinkmenge | Getränk | Körpergewicht | Blutdruck | freie Wahl |
|---|---|---|---|---|---|---|---|---|
| | | | | | | | | |
| | | | | | | | | |
| | | | | | | | | |
| | | | | | | | | |
| | | | | | | | | |
| | | | | | | | | |
| | | | | | | | | |
| | | | | | | | | |
| | | | | | | | | |
| | | | | | | | | |
| | | | | | | | | |
| | | | | | | | | |
| | | | | | | | | |
| Summe | | | | | | | | |

| Auffälligkeiten/Bemerkungen |
|---|
| |

**Abb. 8.7** Pipiprotokoll

krankhaften Zustand wären ein trübes Erscheinungsbild und ein unangenehmer Geruch des Urins.

Nicht jede Auffälligkeit gibt Anlass zur Sorge. So gibt es eine Reihe von harmlosen Ursachen für Farbabweichungen und befremdliche Gerüche. Dies alles ist ebenfalls in Kap. 5 nachzulesen. Damit keine Missverständnisse aufkommen, ergeht an dieser Stelle noch einmal der dringende Appell: Überlassen Sie das Troubleshooting bei zweifelhafter Sachlage in jedem Fall einem Arzt. Ihre schriftlichen Aufzeichnungen können dann eine wertvolle Unterstützung für die Diagnosefindung sein.

Wenn Sie mehr als acht Mal am Tag pinkeln müssen und dabei jeweils nur kleine Mengen Harn lassen und ihre Blase Sie nachts mehrfach aus dem Bett treibt (bei älteren Menschen ist es an der Tagesordnung, dass sich die Blase des Nachts wenigstens ein Mal meldet), liegen Sie damit zweifellos außerhalb der Norm. Hinter derartigen Störungen kann sich, wie wir aus Kap. 7 wissen, eine ganze Bandbreite an mehr oder weniger gravierenden Gesundheitsproblemen verbergen, oder es können sich auch ganz einfach eklatante Verhaltensfehler eingeschlichen haben.

### 8.3.2 Blasen-Erziehung

Falls Sie zu der beachtlich großen Gruppe von Menschen gehören, die ihre Blase durch häufige vorzeitige Blasenentleerung regelrecht zur Überaktivität erzogen haben, können Sie deren Speicherkapazität „mit Geduld und Spucke“ wieder auf einen normalen Level bringen. Das A&O der Umerziehungsmaßnahme ist die Verzögerungstaktik. Durch ein paar Tricks und Ablenkungsmanöver kann das dringende Bedürfnis – unter Umständen mehrmals – für eine Weile verdrängt werden. Hilfreich dabei ist:

- Mehrmals hintereinander kurz den Beckenboden anspannen. Dadurch wird der Reflex zur Entspannung des Blasenmuskels ausgelöst.
- Ruhig durchatmen.
- Hinsetzen (wenn möglich).
- Für gedankliche Ablenkung sorgen.

Ziel ist, es so lange auszuhalten, bis mindestens 300 Milliliter zusammengekommen sind. Zur Erfolgskontrolle tragen Sie die jeweils zusätzlich abgewartete Zeit zwischen dem ersten Blasendrang und dem Gang zur Toilette in das Pipiprotokoll ein.

Menschen, die ihre Blase durch zu seltenes Entleeren bereits überdehnt haben und bei denen Harnmengen von mehr als 800 Milliliter zusammenkommen, können folgenden Trick anwenden: indem sie mit dem Daumen oberhalb des Schambeins in den Bauch zu drücken, werden die Dehnungsrezeptoren der Blasenwand aktiviert und Harndrang stellt sich ein.

Bevor solche Trainingsmaßnahmen in Stress ausarten: therapeutische Unterstützung kann auch hierbei ebenso kurzweilig wie zielführend sein.

## 8.4 Schlussbemerkung

Im Grunde ist Pinkeln nichts anderes als Entspannung pur. Bequem sitzen oder stehen, Verschlussdruck rausnehmen – den Rest besorgt die Spannkraft der Blase. Grund zur Eile besteht laut dem „Gesetz des Urinierens" sowieso nicht: Forscher des Zoos von Atlanta haben herausgefunden, dass alle Säugetiere ab einem Körpergewicht von drei Kilogramm etwa gleich lang urinieren, nämlich 21 Sekunden (Spiegel online 2014). Egal ob Elefant, Mensch oder Katze. Die Zeit kann man sich doch wahrlich nehmen. Und vor allem sollte man der Blase auch die Zeit geben, sich vollständig zu entleeren.

Probier's mal mit Gemütlichkeit, diesen Ratschlag des Bären Balu sollten wir viel öfter befolgen. In diesem Sinne verabschiede ich mich und wünsche:

---

» **Happy Näss!**

---

## Literatur

Almond CS, Shin AY, Fortescue EB, Mannix RC, Binstadt BA, Duncan CN, Olson DP, Salerno AE, Newburger JW, Greenes DS (2005) Hyponatremia among runners in the Boston Marathon. N Engl J Med 352:1550–1556

Deetjen P (1976) Die physiologische Bilanzierung von Wasser, Elektrolyten und Nahrungsstoffen. Infusionstherapie 3:67–70

Hoffmann MD (2019) Proper hydration during ultra-endurance activities. Sports Med Arthrosc Rev 27:8–14

Hosokawa Y, Johnson EN, Jardine JF, Stearns RL, Casa DJ (2019) Knowledge and belief toward heat safety and hydration startegies among runners: a preliminary evaluation. J Athl Train 54:541–549

Kavouras SA (2002) Assessing hydration status. Curr Opin Clin Nutr Metab Care 5:519–524

Lennartz V (2011) Wochenblatt Mannheim: Perrey prägte Mannheims Gesicht. https://www.rhein-neckar-industriekultur.de/presse/industriekultur/perrey-pr%C3%A4gte-mannheims-gesicht

Lodhi MU, Saleem TS, Kuzel AR, Khan D, Sved IA, Rahim U, Igbal HI, Rahim M (2017) „Beer potomania" – a syndrome of severe hyponatremia with unique pathophysiology: case studies and literature review. Cureus 29:e2000

McKinley MJ, Denton DA, Oldfield BJ, De Oloveira LB, Mathai ML (2006) Water intake and neural correlates of the consciousness of thirst. Semin Nephrol 26:249–257

Mayer G (2011) Die Evolution der Nierenfunktion. J für Hypertonie – Austrian J Hypertens 15:9–12

Möllring, B (2003) Toiletten und Urinale für Frauen und Männer. Die Gestaltung von Sanitärobjekten in öffentlichen und privaten Bereichen. Dissertation, Universität der Künste Berlin

Noakes TD, Speedy DB (2006) Case proven: exercise associated hyponatraemia is due to overdrinking. So why did it take 20 Years before the original evidence was accepted? Br J Sports Med 40:567–572

Perrier ET, Bottin JH, Vecchio M, Lemetais G (2017) Criterion values for urine-specific gravity and urine color representing adequate water intake in healthy adults. Eur J Clin Nutr 71:561–563

Robert Koch Institut (2004) Hitzefolgekrankheiten: Bericht zu einer Stellungnahme der Kommission „Hitzetote" der Arbeitsgemeinschaft der Wissenschaftlichen Medizinischen Fachgesellschaften (AWMF). Epidemiologische Bulletin 24:189–193

Silbernagel S, Despopoulos A, Draguhn A (2018) Taschenatlas Physiologie. Thieme, Stuttgart

Stolarz-Skrzypek K, Staessen JA (2015) Reducing salt intake for prevention of cardiovascular disease – times are changing. Adv Chron Kidney Dis 22:108–115

Zimmermann CA, Leib DE, Knight ZA (2017) Neural circuits underlying thirst and fluid homeostasis. Nat Rev Neurosci 18:459–469

## Internetquellen

https://www.bussgeldkatalog.org/wildpinkeln/. Zugegriffen: 17. Juli 2019

das Erste (2009) Welt in Zahlen – Schwitzen. https://www.daserste.de/information/wissen-kultur/w-wie-wissen/sendung/2009/welt-in-zahlen-schwitzen-100.html. Zugegriffen: 18. Juli 2019

Deutsche Gesellschaft für Ernährung (2016) Ausgewählte Fragen und Antworten zu Natrium. https://www.dge.de/wissenschaft/weitere-publikationen/faqs/natrium/. Zugegriffen: 17. Juli 2019

Deutsche Gesellschaft für Ernährung (2013) Ausgewählte Fragen und Antworten zu Speisesalz. https://www.dge.de/?id=485. Zugegriffen: 18.Juli 2019

Drösser C (2018) ZEIT ONLINE: Ist es für Männer ungesund, im Sitzen zu pinkeln? https://www.zeit.de/2018/52/maenner-pinkeln-sitzen-stehen-prostata-stimmts. Zugegriffen: 18. Juli 2019

FOCUS ONLINE (2008) Viel Wasser bringt nichts. https://www.focus.de/gesundheit/ernaehrung/news/ernaehrung-viel-wasser-bringt-nichts_aid_268154.html. Zugegriffen: 18. Juli 2019

Klein F (2007) WELT: Der Fisch, der sich wie ein Vampir ernährt. https://www.welt.de/wissenschaft/tierwelt/article1346741/Der-Fisch-der-sich-wie-ein-Vampir-ernaehrt.html. Zugegriffen: 18. Juli 2019

Klo- und Toiletten-Kulturgeschichte. Die Karriere des stillen Örtchens (2018) https://www.br.de/themen/wissen/toilette-klo-kulturgeschichte-100.html. Zugegriffen: 6. Juli 2019

ran (2016) Rehydrierung: Wie Boxer über Nacht bis zu 10 Kilo zulegen. https://www.ran.de/boxen/news/rehydrierung-wie-boxer-ueber-nacht-bis-zu-zehn-kilo-zulegen-111497. Zugegriffen: 18. Juli 2019

Salzmann C (2011) Bernerzeitung. Frauen-Pissoir: Kein leichtes Unterfangen. https://www.bernerzeitung.ch/region/bern/frauen-pissoir-kein-leichtes-unterfangen/story/13734221. Zugegriffen: 17. Juli 2019

SPIEGEL ONLINE (2014) Säugetier Studie. Urinieren dauert bei allen Arten ähnlich lang. https://www.spiegel.de/wissenschaft/natur/saeugetiere-urinieren-dauert-bei-allen-arten-aehnlich-lang-a-977186.html. Zugegriffen: 17. Juli 2019

SPIEGEL ONLINE (2019) Hygiene. Warum der Pool nach Chlor riecht. https://www.spiegel.de/gesundheit/diagnose/hitzewelle-warum-es-im-freibad-nach-chlor-riecht-a-1273964.html. Zugegriffen: 17. Juli 2019

Urologenportal (2009) Stimmt es, dass man mindestens zwei Liter am Tag trinken soll? https://www.urologenportal.de/patienten/patienteninfo/haeufige-fragen/wasserbedarf.html. Zugegriffen: 17. Juli 2019

Urinieren im Sitzen (2018) https://www.prostata.de/magazin/prophylaxe-und-risikofaktoren/urinieren-im-sitzen. Zugegriffen: 17. Juli 2019

Wasserhelden (2016) Das Mineral Natrium im Trinkwasser – Besser natriumarm oder natriumreich? http://wasserhelden.net/unser-trinkwasser/inhaltsstoffe/natrium/. Zugegriffen: 17. Juli 2019

https://withberlinlove.com/de/2017/11/13/cafe-achteck-berlins-gruenes-pissoir/. Zugegriffen: 18. Juli 2019

WELT (2015) Triathlet (30) stirbt, weil er zu viel Wasser trank. https://www.welt.de/sport/fitness/article143731940/Triathlet-30-stirbt-weil-er-zu-viel-Wasser-trank.html. Zugegriffen: 17. Juli 2019

Woman dies after water drinking contest (2007) (http://www.nbcnews.com/id/16614865/ns/us_news-life/t/woman-dies-after-water-drinking-contest/#.XS8IrEdS-M9. Zugegriffen: 17. Juli 2019

World Health Organization (2016) Salt reduction. https://www.who.int/newsroom/fact-sheets/detail/salt-reduction. Zugegriffen: 17. Juli 2019

Zeh J (2016) Frage & Antwort. Sollten Männer im Stehen pinkeln? https://www.n-tv.de/wissen/frageantwort/Sollten-Maenner-im-Stehen-pinkeln-article16475536.html. Zugegriffen: 17. Juli 2019

# 9 Schlusswort

*Niemand irrt für sich allein. Er verbreitet seinen Unsinn auch in seiner Umgebung.*
Lucius Annaeus Seneca

Unsere abenteuerliche Expedition ins Reich der Niere ist zu Ende. An erster Stelle möchte ich mich bei Ihnen, liebe Reiseteilnehmer, für Ihr außerordentliches Durchhaltevermögen bedanken. Auf manchen Etappen war es schwierig, einen goldenen Mittelweg zu finden, der weder für die Einen zu anstrengend noch für die Anderen zu uninteressant und seicht sein sollte. Ich hoffe, dass die auf der Reise erlittenen Strapazen durch einen ausreichenden Unterhaltungs- und Erkenntniswert wettgemacht wurden. Ferner hoffe ich, dass ich einige Irrtümer ausräumen konnte und dass die groben Zusammenhänge klar geworden sind. Die Quintessenz der Tour soll die Abb. 9.1 darstellen.

Viele liebe Menschen haben dazu beigetragen, dass ich die Reise guten Mutes bewältigt und wohlbehalten überstanden habe. Danke an alle Freunde und Verwandten, dass ihr meine lange Auszeit mit so viel Geduld ertragen habt. Danke an Ina, Jutta, Michael und Ute für allerlei wertvolle Hinweise und anderweitige Unterstützung. Danke an Anneliese, die mich so manches Mal durchgefüttert hat. Danke an Sabine



I. Kühlmann, *Urin – Eine Entdeckungsreise durch Niere, Blase und Co*,
https://doi.org/10.1007/978-3-662-59687-6_9

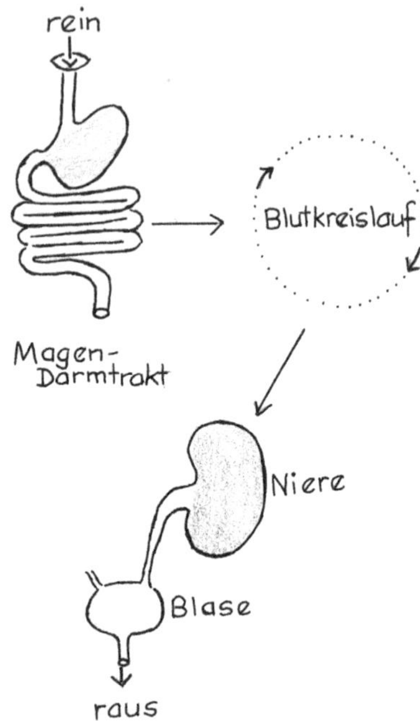


**Abb. 9.1** Der wahre Weg der Pipientstehung

für den vitamin- und mineralstoffreichen Reiseproviant und die vielen aufmunternden Telefongespräche. Danke an Kinga für den technischen Lehrgang, der es mir erst ermöglichte, aus der Ferne mit euch allen in Kontakt zu bleiben (und für vieles mehr). Danke auch an Klaus für die positive Bewertung einiger Reiseberichte. Danke an Rolf, nicht zuletzt dafür, dass du den Garten in Schuss gehalten hast. Danke an Louise Lauppe, dass du ein Kompostklo eingerichtet und mir Fotos davon geschickt hast.

Philip Rosenstock bin ich sehr dankbar für seine sprachlichen und inhaltlichen Verbesserungen der ersten Etappenberichte. Mein besonderer Dank geht auch an Helmut Ettenhuber für die professionellen ersten Reiseskizzen.

Der absolute Spitzenplatz in meiner Dankesskala gebührt meinem Bruder Reiner. Unzählige Sonntagvormittage hast du damit zugebracht, meine Reiseschilderungen zu lesen, zu korrigieren und mit tierärztlichen Hinweisen zu ergänzen. Du hast mich davor bewahrt, den einen oder anderen Unsinn zu verbreiten. Am Ende hast du mich dann zur Buchmesse gefahren und hast dort meine Tasche geschleppt. Damit ich beim Verlag meiner Wahl vorsprechen konnte, hast du mir die Hände freigehalten und mir den Rücken gestärkt.

Danke auch an das Team vom Springer-Verlag, das die Reiseschilderungen in eine ansehnliche Form gebracht hat. Vor allem danke ich Frau Sobich für viele konstruktive Gespräche.

Merlin, ich weiß nicht, ob dir klar ist, wie sehr du die ganze Zeit deiner Mutter zur Seite gestanden hast. Die nächste schöne Reise machen wir hoffentlich zusammen – deine zwei Mädels, du und ich.